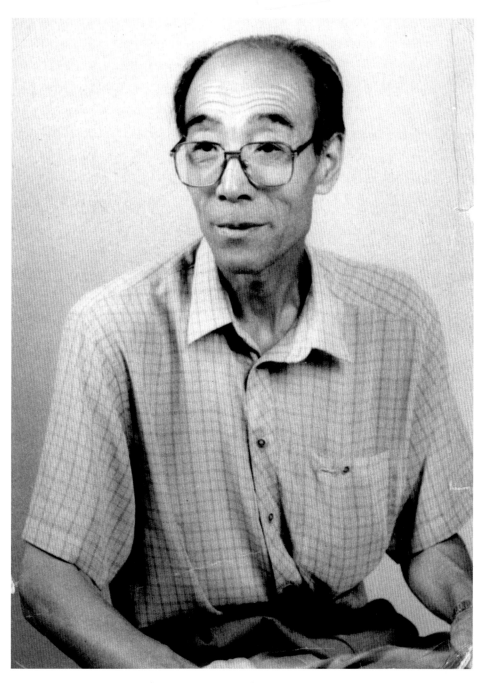

王维昌先生

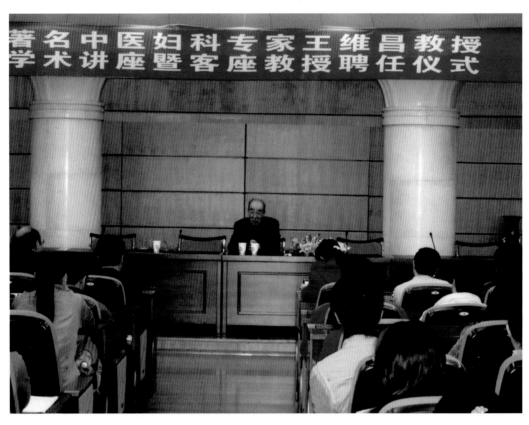

王维昌先生学术讲座

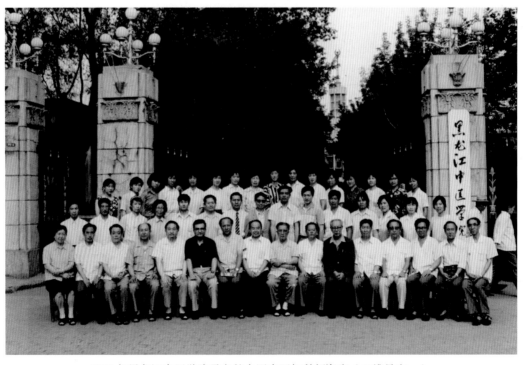

1985年黑龙江中医学院承办的全国中医妇科师资班（王维昌右一）

龙江医派丛书

姜德友　常存库　总主编

王维昌妇科学术经验集

王国才　刘桂兰　主编

科学出版社

北　京

内 容 简 介

王维昌教授从事临床、教学工作五十余年，专注医疗、不慕虚名，学贯中西、博闻强识，才思敏捷、师古不泥，在中医领域建树极多，尤擅妇科，诊治妇科及临床各科常见病、疑难病甚众，起沉疴于生死，挽倾颓于一线，有中医"铁嘴"之美誉，为近代龙江中医妇科之泰斗名家。本书全面收集了先生的生平轶事、诊疗病例、授课讲稿等，总结学术思想，遴选特色医案，对疾病治法方药进行探析。较为全面地展示了王维昌教授的临证诊疗理念和处方用药特色，冀以启迪后学，借鉴参考。

本书可供中医药研究人员及临床工作者、中医药院校师生及广大中医药爱好者学习、参阅。

图书在版编目（CIP）数据

王维昌妇科学术经验集 / 王国才，刘桂兰主编. —北京：科学出版社，2020.2

（龙江医派丛书 / 姜德友，常存库总主编）

ISBN 978-7-03-064275-2

Ⅰ. ①王… Ⅱ. ①王… ②刘… Ⅲ. ①中医妇科学-中医临床-经验-中国-现代 Ⅳ. ①R271.1

中国版本图书馆 CIP 数据核字（2020）第 018322 号

责任编辑：鲍 燕 / 责任校对：王晓茜
责任印制：李 彤 / 封面设计：北京图阅盛世文化传媒有限公司

科学出版社 出版
北京东黄城根北街 16 号
邮政编码：100717
http://www.sciencep.com

固安县铭成印刷有限公司 印刷
科学出版社发行 各地新华书店经销
*
2020 年 2 月第 一 版 开本：787×1092 1/16
2022 年 12 月第四次印刷 印张：14 3/4 插页：1
字数：350 000

定价：88.00 元
（如有印装质量问题，我社负责调换）

"龙江医派丛书" 总编委会

总 主 编 姜德友　常存库

编　　委 （按姓氏笔画排序）

马龙侨	马伯艳	王　历	王　宇	王　兵
王　非	王　瑶	王　磊	王东岩	王芝兰
王远红	太　鑫	田旭生	白玉宾	丛慧芳
冯　军	冯晓玲	吕姵瑶	朱　峰	乔　羽
任为民	刘　明	刘　征	刘华生	刘春红
刘晓晶	刘雅芳	孙　洋	李　军	李凤莲
李文英	李阳光	李富震	杨云松	吴文刚
邱海丽	冷德生	宋立群	张　茗	张　浩
张友堂	张宗利	张海丽	张福利	陈　飞
陈岩波	陈宝忠	林　静	林晓峰	罗庆东
周雪明	郑　杨	郎笑飞	赵文静	赵春森
赵桂新	柳成刚	段永富	姜雪岩	姚　丽
姚素媛	高长玉	高恩宇	郭伟光	桑希生
黄鹏展	常佳怡	常惟智	常滨毓	符　强
隋博文	韩凤娟	韩彦华	韩洁茹	鲁美君
谢晶日	解　颖	裴　丽		

学术秘书 李富震

总　序

　　中医药学源远流长。薪火相传，流派纷呈，是中医药学的一大特色，也是中医药学术思想和临床经验传承创新的主要形式。在数千年漫长的发展过程中，涌现出了一大批的著名医家，形成了不同的医学流派，他们在学术争鸣中互相渗透、发展、融合，最终形成了中医药学"一源多流"的学术特点及文化特色。

　　开展中医药学术流派的研究，进一步挖掘和揭示各医学流派形成和发展的历史规律，不仅仅是为了评价流派在中医药传承和发展中的作用及历史地位，更为重要的是以史为鉴，古为今用，不断丰富中医药学术理论体系，从而推动当代中医药学研究的创新和发展，促进中医药事业的繁荣与发展。

　　黑龙江地处祖国北疆边陲，白山黑水之畔，与俄罗斯、日本、韩国都有密切交往，具有独特地域地理气候特点及历史文化底蕴。通过一代代中医药人的不懈努力，在龙江大地上已逐渐形成了以高仲山、马骥、韩百灵、张琪四大名医为首的黑龙江名中医群体，他们在黑龙江省特有的地域环境和文化背景下，在动荡不安、不断更迭的历史条件下，相互碰撞争鸣撷取交融，以临床实践为重点的内科、外科、妇科、儿科、五官科、骨伤科、针灸科等，协同发展，各成体系，学术经验多有特点，并有论著传世，形成了风格独特的"龙江医派"，孕育了北寒地区中医药防治疾病的优势与特色，成为我国北方地区新崛起的医学流派。

　　当今，"龙江医派"已融汇成为区域中医学术传承创新的精华，筑建起黑龙江中医学术探讨的平台，成为黑龙江中医事业发展和人才培养的内生动力。中医龙江学派的系统研究将为学派的学术内涵建设提供良好环境，为黑龙江中医文化品牌和地域社会文化的优势形成做出卓越贡献。

　　"龙江医派丛书"不仅全面、系统地搜集整理了有关"龙江医派"的珍贵文献资料，而且利用现代研究方法对其进行了深入的分析、研究和提炼。"龙江医派"反映了近百年来中医药不畏艰苦、自强不息、不断发展壮大的奋斗历程，为中医药学的理论研究和创新实践提供了坚实的学术基础。相信本丛书的出版，对于继承和发扬"龙江医派"名老中医学术思想和临床经验，激励中医药新生力量成长有着重要的教育意义，亦将对推动黑龙江中医药学术进步与事业发展产生积极、深远的影响。同时，对全国中医药学术流派的挖掘、整理、研究也有重要的启迪，更期盼同道能将丛书所辑各位名家临床经验和学术思想综合剖析，凝炼特点，彰显"龙江医派"所独具的优势和特色。谨致数语为之序。

中 国 工 程 院　院士
中国中医科学院　院长
天津中医药大学　校长

2012 年春日

i

总 前 言

中国地大物博，传统文化源远流长，中医学就是在中国的自然和人文环境中发育成长起来的。由于自然和人文条件的差异，中医学在其发生发展过程中就必然地形成了地方特色，由此便出现了林林总总的地方流派。龙江医派是近现代我国北疆新崛起的中医学术流派，是黑龙江省独特的历史、文化、经济、地理、气候等诸多因素作用逐渐形成的，是在白山黑水中、在黑土文化历史背景下孕育成长起来的，有着鲜明的地域文化特色。黑龙江省委书记张庆伟在全省中医药发展大会上指出：龙江医派是通过一代代中医药人不懈努力而形成的。特别是在其百余年的发展过程中，以高仲山、马骥、韩百灵、张琪四大名医为代表的新时代黑龙江名中医群体，不断创新，薪火相传，形成了鲜明的学术特色和临证风格，凸显了对北方地区疾病防治的优势。龙江医派体现了中医学术流派必须具备的地域性、学术性、继承性、辐射性、群体性等特点，有自身的贡献和价值。梳理龙江医学发展历史脉络，总结龙江医派的学术经验和成就，对促进龙江中医的进步，发展全国的中医事业都有重要意义。

1 龙江医派的文化背景

龙江医派的形成和发展与黑龙江流域的古代文明、文明拓展和古民族分布、少数民族文明的勃兴、黑土文化特点及黑龙江省特有精神具有密切联系。

黑龙江古代文明和古人类距今已 18 万年，黑龙江省兴凯湖曾出土形态各异的 6000 年前陶器。黑龙江省有三大族系：一是东胡、鲜卑系——西部游牧经济；二是秽貊、夫余系——中部农业渔猎经济；三是肃慎、女真系——东部狩猎捕鱼经济。全省共有 53 个少数民族。公元 5～17 世纪，北方少数民族所建立的北魏、辽、金、元、清五个重要朝代都兴起于黑龙江流域，他们创建了独具特色的鲜卑文化、渤海文化、金元文化、满族文化、流人文化及侨民文化。所以，黑龙江地区具有开放性、多元性、豪放性、融合性、开创性等多种黑土文化特点。同时黑龙江历史积淀出的闯关东精神、抗联精神、北大荒精神、大庆精神、龙医精神，激励着一代又一代的龙江人不断进取。

2 龙江医派的形成与发展

龙江地区医疗实践经跌宕起伏、脉冲式发展历程，形成了独树一帜的诊疗风格及用药特色，其学术思想鲜明，具北疆寒地特点。

2.1 龙江中医的孕育

有了人类就有了医疗保健活动。据史料记载，旧石器时代晚期，黑龙江流域就有了中华民族先人的生息活动，西汉时期黑龙江各民族就已经处于中央管辖之下。经历代王朝兴衰、地方民族政权的演替，黑龙江地区逐步发展为多民族聚居的省份，有丰富的地产药材。各族人民利用地产药物和不同的民族文化，积累了特色鲜明的医药经验和知识，形成了满医、蒙医、朝鲜医等不同的民族医学，还有赫哲、鄂伦春等特殊的民族医药经验和知识。黑龙江的中医学在历史上不可避免地吸收了各方面的医药知识和经验，如此就使龙江医派的学术中融汇了地方和民族医药因素，逐步形成了地方医学流派的内涵和风格。

在漫长的古代，黑龙江区域的医疗主要是少数民族医药内容，汉民族的中医学基本是从唐宋以来逐步兴盛起来的。唐代时渤海国接受唐王朝册封后，多次派遣人员赴唐学习中原文化，中原文化大规模输入北方渤海国，并向日本等周边国家和地区出口中药材，这样的反复交流活动，促使黑龙江的中医学术逐步积累起来。金代女真人攻陷北宋汴梁，掳中原人十余万，其中就有大批医药人员，包括太医局医官，此外还有大量的医药典籍和医药器具，这极大地促进了中医药在黑龙江的传播和发展。

到了清代，随着移民、经商、开矿、设立边防驿站、流放犯人等活动的进行，中医药大量进入黑龙江，专业从事人员日益增多，中医药事业随之发展起来并逐渐形成了阵容和规模。

2.2 龙江医派的雏形

由于民族因素和地方疾病谱及地方药物等物质文化原因，黑龙江中医药经过漫长的孕育，到清末民初，初步形成了龙江医派格局。当时的黑龙江中医有六个支系，分别为龙沙系、松滨系、呼兰系、汇通系、三大山系和宁古塔系。

龙沙系的主流是由唐宋以来至明清的中原医药辗转传承而来的，渊源深远，文化和经验基础雄厚。他们自标儒医，重医德，讲气节，注重文化修养，习医者必先修四书五经以立道德文章之本，然后才研读《内经》《伤寒论》等医药典籍。临证多用经方，用药轻，辨证细。1742 年（清乾隆七年），杭州旗人华熙，被流放齐齐哈尔，在此地行医，其对天花、麻疹患儿救治尤多。1775 年（清乾隆四十年），吕留良的子孙发遣到齐齐哈尔，有多人行医，最有名望者为吕留良的四世孙吕景瑞。1807 年（清嘉庆十二年），晋商武讷从中原到黑龙江带来药物贸易，该人擅针灸并施药济人，文献记载他曾把药物投井中治疗了很多时疫病人，此系医风延及黑龙江的嫩江、讷河、克山、望奎一带。

松滨系起于黑龙江的巴彦县，因沿松花江滨流传而得名。该派系医家多以明代医书《寿世保元》《万病回春》为传承教本，用药多以平补为主，少有急攻峻补之品，理论上讲求体质禀赋，临证上重视保元固本，应用药物多以地产的人参、黄芪、五味子等为主，治疗以调养为主要方法。

呼兰系世人多称为"金鉴派"，源于光绪年间秀才王明五叔侄于1921年（民国十年）所创之"中医学社"。该社讲学授徒专重《医宗金鉴》，并辅之以明清医书《内经知要》《本草备要》《温病条辨》，依此四种医书为基础授业。此派医家用药简洁精炼，擅长时方，治热性病经验丰富。此医系门人数百，分布于黑龙江的哈尔滨、绥化、阿城、呼兰一带。

汇通系以阎德润为代表。阎德润先生1927年留学日本仙台东北帝国大学，1929年夏获医学博士学位，1934年任哈尔滨医学专门学校校长，1938年至1940年任哈尔滨医科大学校长兼教授。先生虽习西医，但是热爱中医，从1924年开始，陆续发表《汉医剪辟》等文章，并著有中医专著《伤寒论评释》等。他是近代西医界少有的以肯定态度研究中医而成就卓著者。其授课时除讲解生理、解剖等西医知识外，还研究中医名著，主张中西医汇通，见解独到，是黑龙江近现代中西医汇通派的优秀代表人物。

三大山系属走方铃医性质，串雅于东北各地区。据说此派系王氏等三人以医艺会友而结派，为此派的开山祖师，三人姓名中都有"山"字，故又名为"三大山派"。哈尔滨道外北五道街有"王麻子药店"，以王麻子膏药著称，此即为三大山派人物之一。同派人物流落到此，可管吃住，但是临别时须献一治病绝技，以此作为交流，增长提高治病技艺。该派偏重奇方妙法，忽视医理探究，除惯用外用膏药外，多习针灸之术，而针灸又以刺络泄血手法称绝。

宁古塔系在今宁安市一带，古为渤海国，此系军医官较多。1665年（清顺治十二年），流徙宁古塔的周长卿擅长医术，为居民治病，是宁古塔中医的创始人。1822年（清道光二年），宁古塔副都统衙门有从九品医官杜奇源。1824年（清道光四年），副都统衙门有从九品医官刘永祥行医治病，衙门不给俸禄，只给药资银每月12两。1862年（清同治元年），宁古塔民间中医有李瑞昌，擅长内科。1875年（清光绪元年），宁古塔有医官刘克明行医治病。1880年（清光绪六年），有练军退役军医黄维瑶，持将军衙门的带龙旗的执照在宁古塔城设四居堂诊所。此时城里还有专治黑红伤的中医刘少男、串乡游医李芝兰。1880年（清光绪六年）吴大澂来宁安，次年设立种痘局预防天花。据1911年（清宣统三年）统计，宁古塔有中医内科医生19人，外科医生4人，妇科医生2人，儿科医生3人，喉科医生2人，眼科医生1人，齿科医生1人。宁古塔一地，中医已形成人才比较全面的群体。

2.3 龙江医派的发展壮大

民国初年以降,龙江医派逐步发展壮大。一代名医高仲山可谓龙江医派发展壮大的关键人物。他积极组织学术团体,筹办中医教育,培养了一大批龙江中医俊才,整合和凝聚了龙江中医的各个支系,组织领导并推动了龙江医派在现代的进步。其时虽无龙江医派之名,但却具备了龙江医派之实。

高仲山 1910 年生于吉林省吉林市,祖辈均为当地名医。他幼读私塾,1924年于吉林第一中学毕业,后随父学医。1926 年为深造医学,他远赴沪上,求学于上海中国医学院,师从沪上名医秦伯未、陆渊雷等。1931 年毕业并获得医学学士学位,后来到哈尔滨开业行医。1932 年高仲山在哈尔滨开办"成德堂"门诊,当年夏末,松花江决堤,霍乱病流行,染病者不计其数,高仲山用急救回阳汤救治,疗效显著,名声远扬。同时他自编讲义开展早期中医函授教育。1941 年创办"哈尔滨汉医学讲习会",培养了 500 余名高水平的中医人才,后来成为龙江医派的中坚力量。1955 年高仲山先生被国务院任命为黑龙江省卫生厅副厅长,负责中医工作。这一时期他四处访贤,组织中医力量,先后创办了哈尔滨中医进修学校、黑龙江省中医进修学校、牡丹江卫生学校、黑龙江省中医学校、黑龙江省卫生干部进修学院等中医院校。1959 年在原黑龙江省卫生干部进修学院基础上创建了黑龙江中医学院,标志着黑龙江省高等中医教育的开始。

1934 年高仲山先生还在哈尔滨组建中医学术团体,集中了黑龙江的中医有识之士。1937 年创立"哈尔滨汉医学研究会"任会长,开创龙江医派先河,1941年又成立"滨江省汉医会"任会长,并在各市、县设立分会。同年任伪满洲国汉医会副会长,1945 年任东北卫生工作者协会松江分会会长,1946 年任哈尔滨市特别中医师公会主任委员,1949 年任东北卫生工作者协会哈尔滨市医药联合会主任。新中国成立后,他还于 1956 年创办"黑龙江省祖国医药研究所",20世纪 70 年代成立了"黑龙江省中医学会"。

20 世纪 40 年代初,高仲山先生创办了《哈尔滨汉医学研究会月刊》,1940年更名为《滨江省汉医学月刊》并发行了 53 期。1958 年创刊《哈尔滨中医》,1965 年创办《黑龙江中医药》。

在高仲山先生的率领下,黑龙江汇聚了数百名中医名家,形成了龙江医派的阵容和规模。

3 龙江医派之人才与成就

龙江医派经长期吸收全国各地中医人才,终于在近现代形成了蔚为壮观的队伍阵容。在汇聚积累人才的同时，龙江中医不仅在临床上为黑龙江的民众解决了疾苦，且在学术上作出了突出的贡献。

3.1　龙江医派之人才队伍

龙江医派的人才队伍是经过漫长的时间逐步积累起来的，自唐宋移民直至明清才使黑龙江的中医人才队伍初具规模。随着近现代东北的开发，中医人才迅速集中，而新中国的建立，为黑龙江中医人才辈出创造了优越条件。

在 20 世纪 40 年代末，哈尔滨就产生了"四大名医"，此外，当时名望卓著的中医有左云亭、刘巧合、安子明、安世泽、高香岩、王子良、纪铭、李德荣、王俊卿、高文会、阎海门、宋瑞生、李修政、章子腴、韩凤阁、马金墀、孙希泰等，他们都是当时哈尔滨汉医学研究会和滨江省汉医会的骨干成员。各地还有汉医会分会，会长均由当地名医担任，计有延寿县罗甸一、宾县真书樵、苇河县林舆伍和杨景山、五常县杨耀东、望奎县阎勇三、东兴县宋宝山、珠河县王维翰、双城县刘化南、青冈县李凤歧、木兰县李英臣、呼兰县王明五、巴彦县金昌、安达县吴仲英和迟子栋、阿城县沈九经、哈尔滨市陈志和、肇东县李全德、兰西县杨辅震、肇州县孙舆、郭后旗佟振中等。其他如齐齐哈尔市韩星楼，依兰县孙汝续、付华东，佳木斯何子敬、宫显卿，绥滨县高中午，这是旧中国时龙江医派的精英和骨干，是后来龙江医派发展壮大的奠基人士。

新中国成立后，高仲山先生各地访贤，汇聚各地著名中医包括张琪、赵正元、赵麟阁、钟育衡、陈景河、金文华、白郡符、华廷芳、孙纪常、王若铨、吴惟康、陈占奎、孟广奇、胡青山、柯利民、郑侨、黄国昌、于瀛涛、于盈科、衣震寰、刘青、孙文廷、汪秀峰、杨乃儒、张志刚、高式国、夏静华、常广丰、阎惠民、翟奎、吕效临、崔云峰、姜淑明、李西园、刘晓汉、樊春洲、邹德琛、段富津等近百人。这些名医是龙江医派后来发展的中坚力量，并产生了黑龙江省"四大名医"，即高仲山、马骥、韩百灵、张琪。

高仲山（1910～1986），我国著名中医学家，中医教育家，现代黑龙江中医药教育的开拓者和奠基人，黑龙江中医药大学创始人。开创龙江医派，黑龙江中医药大学伤寒学科奠基人。黑龙江省四大名医之首。1931 年毕业于上海中国医学院，获学士学位，1937 年创办哈尔滨汉医研究会任会长，1941 年创办滨江省汉医讲习会，为全国培养中医人才五百余人，创办哈尔滨汉医学研究会月刊、创办滨江省汉医学月刊。1955 年任黑龙江省卫生厅副厅长。著有《汉药丸散膏酒标准配本》《妇科学》等，倡导中华大医学观，善治外感急重热病等内科疾病。

马骥（1913～1991），自幼随祖父清代宫廷御医马承先侍诊，哈尔滨市汉医讲习会首批学员。1941 年于哈尔滨市开设中医诊所。1950 年首创哈尔滨市联合医疗机构。1954 年后，曾任哈尔滨市中医进修学校校长，哈尔滨市卫生局副局长，黑龙江中医学院附属医院副院长，博士生导师，黑龙江中医药大学中医内科学科奠基人，黑龙江省四大名医之一，善治内科杂病及时病。

韩百灵（1907～2010），1939 年在哈尔滨自设"百灵诊所"行医。黑龙江中医药大学博士生导师，黑龙江省四大名医之一，国家级重点学科中医妇科学科奠基人，全国著名中医妇科专家，在中医妇科界素有"南罗北韩"之称，被授予"国医楷模"称号，荣获中华中医药学会首届中医药传承特别贡献奖，著有《百灵妇科学》《百灵妇科传真》等。创立"肝肾学说"，发展"同因异病、异病同治"理论，善治妇科疑难杂病。

张琪 1922 年生，哈尔滨汉医讲习会首批学员，1951 年创办哈尔滨第四联合诊所，黑龙江中医药大学博士生导师，黑龙江省中医学会名誉会长，黑龙江省中医肾病学科奠基人。黑龙江省四大名医之一，国家级非物质文化遗产传统医药项目代表性传承人，2009 年被评为首批国医大师，为当代龙江医派之旗帜、我国著名中医学家。著《脉学刍议》《张琪临床经验荟要》《张琪肾病医案精选》等。创制"宁神灵"等有效方剂，提出辨治疑难内科疾病以气血为纲，主张大方复法，治疗肾病倡导顾护脾肾。善治内科疑难重病，尤善治肾病。

1987 年黑龙江人民出版社出版了《北疆名医》一书，书中记载了 70 多位黑龙江著名中医的简要生平、学术经历以及他们的学术特点和经验，从中反映出龙江医派的学术成就及特点。

从 20 世纪 80 年代末开始，国家和省市陆续评定了国医大师和几批全国老中医药专家学术经验继承工作指导老师、省级名中医、省级德艺双馨名医、龙江名医等。从这些名中医的数量、学历和职称等因素看，龙江医派的队伍构成已经发生了很深刻的变化，表现了龙江医派与时俱进的趋势。

3.2 龙江医派之学术成就

龙江医派作为龙江地方的学术群体，在近现代以来，不仅在医疗上为黑龙江的防病治病作出了历史性的贡献，在学术上也为后人留下了弥足珍贵的财富。这些学术财富不仅引导了后学，在医学历史上也留下了痕迹，具备了恒久的意义和价值。

在新中国成立之前，高仲山先生为发扬中医学术，培养后学，曾编著了多种中医著述，既为传播学术上的成果，又可作为学习中医的教材读本。这些著述有《黄帝内经素问合解》《汉药丸散膏酒标准配本》《高仲山处方新例》《湿温时疫之研究》《时疫新论》《血证辑要》《中医肿瘤学原始》《妇科学》等十余种，其中《汉药丸散膏酒标准配本》为当时中成药市场标准化规范化作出了重要贡献。

新中国成立后，老一代中医专家也都各自著书立说，为龙江医派的学术建设作出了可贵的贡献。如马骥著《中医内科学》《万荣轩得效录》，王度著《针灸概要》，白郡符著《白郡符临床经验选》，孙文廷著《中医儿科经验选》，华廷芳著《华廷芳医案》，吕效临著《吕氏医案》《医方集锦》等，张秀峰著《张秀峰医案选》等，韩百灵著《百灵妇科》《中医妇产科学》《百灵临床辨证》《百灵论文集》等，张金衡著《中药药物学》，肖贯一著《验方汇编》《临床经验选》等书，吴惟康编《针灸各家学说讲义》《中医各家学说及医案分析》《医学史料笔记》等，张琪编《脉学刍议》《张琪临床经验荟要》《国医大师临床丛书·张琪肾病医案精选》《跟名师学临床系列丛书·张琪》《中国百年百名中医临床家丛书·张琪》《国医大师临床经验实录·张琪》等，李西园著《西园医案》等，孟广奇编《中医学基础》《中医诊断学》《金匮要略》《温病学》《本草》《中医妇科学》《中医内科学》《中医临床学》等，杨乃儒著《祖国医学的儿科四诊集要》，杨明贤著《常用中药手册》《中药炮制学》，陈景河著《医疗心得集》，邹德琛著《伤寒总病论点校》等，郑侨著《郑侨医案》《郑侨医疗经验集》，高式国著《内经摘误补正》《针灸穴名解》等，栾汝爵著《栾氏按摩法》，窦广誉著《临床医案医话》，陈占奎著《陈氏整骨学》，樊春洲著《中医伤科学》，邓福树著《整骨学》等。

这些论著表现出老一代中医学人的拳拳道业之心，既朴实厚重，又内涵丰富，既有术的实用，又有道的深邃幽远。正是这些前辈的引领，才使今天的龙江医派人才如林，成果丰厚，跻身于全国中医前列。

4　龙江医派之学术特点

龙江医派汇聚全国各地的医药精粹，在天人合一、整体观念、病证结合、三因制宜等思想指导下，融合了黑龙江各民族医药经验，结合黑龙江地方多发病，利用黑龙江地产药物，经过漫长的历史酝酿，认识到黑龙江地区常见疾病的病因病机特点是外因寒燥、内伤痰热，气血不畅，并积累了以温润、清化、调畅气血为常法的丰富诊疗经验及具有地区特色的中医预防与调养方法。

4.1　多元汇聚，融汇各地医学之长

龙江医派的学术，除了融合早期地方民族医药经验之外，还通过从唐代开始的移民等方式从中原和南方各地传播而来。这种从内地传入的方式从宋代以后逐步增多，至明清达到一个高潮，已经初步形成人才队伍，这种趋势到近代随东北开发而达到顶点。可以说，龙江医派的学术根源是地方民族医药经验与全国各地医学的融合，因此也就必然会显示出全国各地医学的特色元素。

唐代渤海国派遣人员到中原学习，带回了中原医学的典籍，这就使中原医学的学术思想和临床经验传播到了黑龙江地区，从而龙江医学也就吸收了中原医学的营养。

北宋末年，金人攻陷汴梁，掳掠了大批医药人员以及医学典籍和器物，其中就有北宋所铸造的针灸铜人。这在客观上是比较大规模的医药传播，使中原医药在黑龙江传播得更加广泛和深入。

到明清时期，随着移民、经商、开矿、设立边防驿站、流人、马市贸易等，中医药开始更大规模地传播到黑龙江，并逐渐成为龙江医学的主流，如顺治年间流入的史可法药酒以及流放至宁古塔的方拱乾、陈世纪、周长卿、史世仪等名医，乾隆年间杭州旗人流放齐齐哈尔并在当地开展医疗活动，吕留良的子孙在齐齐哈尔行医等，这都是南方医学在黑龙江传播的证明。而清代在龙江各地行医者大多为中原人，清宣统时仅宁古塔一地就有了比较齐全的各科医生，说明全国各地的医药学术已在龙江安家落户，这对龙江医派的学术特点影响至深至广。

近现代的黑龙江各地中医人员的籍贯出身，更能反映出龙江医派学术的来源。多数名医祖籍为山东、河北、河南，另有祖籍为江南各省者。如果上溯三代，他们绝大多数都是中原和南方移民的后裔，故龙江医派也就包容了各地的学术内涵。

因为黑龙江省地处北部边陲，古代地广人稀，从唐代以后是最主要的北方移民地之一，到清代形成移民高潮。移民是最主要也是最有效的文化传播方式，龙江医派融合全国各地的医药内容就是历史的必然。移民地区虽然原始文化根基薄弱，但是没有固有文化的限制，因此有利于形成开放的精神，可以为不同的医药学内容的发展传承搭建舞台。这可能是今天黑龙江的中医事业水平跻身全国前列的文化基因。

4.2　以明清医药典籍为主要学术内容

中医学发展到明清时期达到鼎盛，医书的编写内容比较丰富，体例也日益标准化。这些医书因为理法方药内容较全面，只要熟读一本就可满足一般的临床需要，故为龙江中医所偏爱习诵，如"四百味""药性赋""汤头歌"《濒湖脉学》等歌诀。此外，人们多以明清时期明了易懂的医书作为修习的课本，如《寿世保元》《万病回春》《医宗必读》《万科正宗》《温病条辨》《本草备要》等。《医宗金鉴》是清代朝廷组织国家力量编著的，其中对中医基础理论、诊断、药物、方剂以及临证各科都有全面系统的论述，既有普及歌诀，也有详细解说，确实是中医药学书籍中既有相当深度广度，又切合临床实用的优秀医书。因此龙江医派的大多数医家都能熟记《医宗金鉴》内容，熟练应用该书的诊疗方法。

直到高仲山先生自沪上毕业而来黑龙江兴办汉医讲习会，使"四大经典"以及近现代的中医课程在黑龙江成为习医教材。新中国成立之前，得益于高仲山先生对中医教育的积极努力，黑龙江地区涌现了一大批高素质的中医人才。

4.3　龙江医派学术的地方特色

龙江医派的学术来源有多元化特点，既有全国南北各地的医药传入，又有地方民族医药观念和经验，这些都是龙江医派学术特色和风格形成的基础。同时，黑龙江地处北方，地方性气候、地理特点以及民众体质禀赋、风俗文化习惯长期以来深刻地影响了龙江医派医家的学术认知，这也必然会给龙江医派医家群体学术思想、理论认识和临床诊治特点和风格打上深刻的地方性烙印。

首先，善治外感热病、疫病。黑龙江地区纬度较高，偏寒多风，而且冬季漫长，气温极低，寒温季节转变迅速，罹患伤寒、温病者多见，尤其春冬两季更为普遍。地方性高发疾病谱使龙江医派群体重视对伤寒和温病的研究，对北方热性病、疫病的诊治积累了丰厚的经验，临床应用经方和时方并重而不偏。黑龙江省各地方志对此都有大量记载，如清末民初，黑龙江地区发生大规模流行的肺鼠疫，经伍连德采取的有效防治措施，中医顾喜诰、西医柳振林、司事贾凤石在疫区医院连续工作数月，救治鼠疫患者2000余例，成功遏制了鼠疫的蔓延，其中中医在治疗鼠疫方面起到了独特有效作用。许多医家重视以仲景之法辨表里寒热虚实，善用六经辨证和方证相应理论指导临证，同时对温病诸家的理法方药也多能融会贯通，互相配合，灵活应用。而且龙江医派大多数医家无论家居城乡、年龄少长，都能对《医宗金鉴·伤寒心法要诀》和《温病条辨》背诵如流并熟练应用，寒温之说并行不悖，可见一斑。

其次，善治复合病、复合症、疑难病。本地区民众豪放好酒，饮食肉类摄入较多，蔬菜水果相对偏少，而且习惯食用腌制品，如酸菜、咸菜等，造成盐摄入量过高，导致代谢性疾病如糖尿病、痛风等多发，高血压、心脑血管疾病在本地区也十分常见。黑龙江地区每年寒冷时段漫长，户外运动不便，加之民众防病治病、养生保健意识相对薄弱，客观上也造成了疾病的复杂性，单个患者多种疾病并存，兼症多，疑难病多，治疗棘手。龙江医派医家长年诊治复合病、复合症、疑难病，习惯于纷繁复杂之中精细辨证，灵活运用各种治法，熔扶正祛邪于一炉。面对疑难复杂病症，龙江医家临证谨守病机，重视脾肾，强调内伤杂病痰瘀相关、水血同治，或经方小剂，药简效宏，或大方复法，兼顾周全，总以愈疾为期。

再次，本地区冬季寒冷，气候以寒燥为主，民众风湿痹痛普遍，加之龙江地区冰雪天气多见，外伤骨折、脱位高发。龙江医派医家对此类疾患诊治时日已久，骨伤科治疗经验独到丰富，或以手法称奇，或以药功见著，既有整体观，又讲辨证法，既有家传师授的临床经验，又有坚实的中医理论基础，外科不离于内科，心法更胜于手法。值得一提的是，许多龙江医家注意吸收源于北方蒙古等善于骑射的少数民族的骨伤整复、治疗方法，从而也形成了龙江医派骨伤科学术特色的一部分。

另外，众多医家在成长之中，对黑龙江地产药材如人参、鹿茸、五味子、北五加、北细辛等的特殊性能体会深刻，进而可以更好地利用它们临证遣方用药。更因龙江民众一般体质强壮，腠理致密，正邪交争之时反应较剧，所以一般地说，龙江医派医家多善用峻猛力强之品，实则急攻，虚则峻补，或单刀直入，或大方围攻，常用乌头、附子、大黄、芒硝、人参、鹿茸等，所以多能于病情危重之时力挽狂澜，或治疗沉疴痼疾之时，收到出人意料之效。

龙江医派医家也多善用外治、针灸、奇方、秘术。黑龙江是北方少数民族聚集之地，本地区少数民族医药虽然理论不系统，经验零散，但是在漫长的历史中积累了很多奇诡的治病捷法。比如龙江大地赫哲族、鄂伦春族、达斡尔族及部分地区的蒙古族民众等普遍信奉的萨满文化，就包含许多医学内容，这些内容在民间广为流传，虽说不清医理药性，但是临证施用，往往立竿见影。此外，常用外用膏药、针挑放血、拔罐火攻、头针丛刺、项针等治疗方法在龙江医派中也是临床特色之一。

5 龙江医派近年所做工作

为弘扬龙医精神，发展龙江中医药事业，以龙江医学流派传承工作室及省龙江医派研究会为依托，龙江医派建设团队做了大量工作，为龙江医派进一步发展奠定了历史性基础，并列入黑龙江省委、省政府颁发的《"健康龙江 2030发展"规划》中。

5.1 抢救挖掘整理前辈经验，出版"龙江医派丛书"

为传承发扬龙江医派前辈学术精华，黑龙江中医药大学龙江医派研究团队一直致力于前辈经验的抢救搜集挖掘整理工作，由科学出版社先后出版的《龙江医派创始人高仲山学术经验集》《华廷芳学术经验集》《御医传人马骥学术经验集》《王德光学术经验集》《邓福树骨伤科学术经验集》《邹德琛学术经验集》《崔振儒学术经验集》《吴惟康学术经验集》《王选章推拿学术经验集》《张金良肝胆脾胃病学术经验集》《国医大师卢芳学术经验集》《白郡符皮肤病学术经验集》《黑龙江省名中医医案精选》《龙江医派学术与文化》《寒地养生》《黑龙江省民间特色诊疗技术选集》《国医大师张琪学术经验集》《王若铨内经讲稿》等著作，引起省内外中医爱好者的强烈反响，《龙江医派丛书》已被英国大英图书馆收录为馆藏图书。

"龙江医派丛书"反映了龙江中医药事业近百年来不畏艰苦、自强不息的发展历程以及取得的辉煌成果，其中宝贵的学术思想和经验对于现代中医临床和科研工作具有重要的实用价值和指导意义，同时也是黑土文化的重要组成部分。

5.2 建设龙江医学流派传承工作室，创立龙江医派研究会，搭建学术交流平台

国家中医药管理局龙江医学流派传承工作室作为全国首批 64 家学术流派工作室之一，以探索建立龙江医派学术传承、临床运用、推广转化的新模式为己任，着力凝聚和培育特色优势明显、学术影响较大、临床疗效显著、传承梯队完备、资源横向整合的龙江中医学术流派传承群体，既促进中医药学术繁荣，又更好地满足广大人民群众对中医药服务的需求。

为更全面地整合龙江中医资源，由黑龙江省民政厅批准、黑龙江省中医药管理局为业务主管部门，成立黑龙江省龙江医派研究会，黑龙江中医药大学姜德友教授任首任会长。研究会为学术性、非营利性、公益性社会团体法人的省一级学会，其宗旨是团结组织黑龙江省内中医药工作者，发扬中医药特色和优势，发掘、整理、验证、创新、推广龙江中医药学术思想，提供中医药学术交流切磋的平台，提高龙江中医药的科研、医疗服务能力。龙江医学流派传承工作室与黑龙江省龙江医派研究会相得益彰，为提炼整理龙江医派学术特点及诊疗技术并推广应用，为龙江医派学术文化创建工程，做出大量卓有成效的工作。

5.3 举办龙江医派研究会学术年会，推进学术平台建设

为繁荣龙江中医学术，营造学术交流氛围，2014 年，黑龙江省龙江医派研究会举办首届学术年会，与会专家以"龙江名医之路"为主题进行交流探讨。第二届学术年会于 2015 年举办，龙江医派传承人围绕黑龙江省四大名医及龙江医派发展史进行主题交流。同时通过《龙江医派会刊》的编撰，荟萃龙江中医药学术精华。

5.4 建立黑龙江省龙江医派研究中心，深化和丰富龙江医派学术内涵

2016 年 10 月经黑龙江省卫生和计划生育委员会批准，在黑龙江中医药大学附属第一医院建立龙江医派研究中心。中心依托黑龙江中医药大学附属第一医院和国家中医临床研究基地、黑龙江省中医药数据中心，旨在通过临床病例

研究黑龙江地区常见病、多发病、疑难病的病因病机、证治规律，寒地养生的理论与实践体系等，现已编纂《龙江医派现代中医临床思路与方法丛书》24 册，由科学出版社出版，发表相关论文近百篇。

5.5 建立龙江医派传承基地，提升中医临床思维能力，探索中医临床家培养的教育途径

龙江医派传承工作室先后在台湾、深圳、三亚、长春、东港、丹东、天津、满洲里及黑龙江省多地建立传承基地，主要开展讲座、出诊及带教工作，其中三亚市中医医院已成为我校教学医院及本科生实习基地，现已进行多次专家交流出诊带教工作。

受黑龙江省中医药管理局委托，2013 年进行"发扬龙江医派优势特色，提升县级中医院医疗水平"帮扶活动，研究会于黑龙江省设立十个试点单位，2014 年通过讲座、义诊等一系列活动，使各试点县后备传承人诊疗水平和门诊量均有不同程度的提升。2015 年，受黑龙江省中医药管理局委托，龙江医派研究会及工作室，在全省各地市县中医医院全面开展龙江医学流派传承工作室二级工作站的建设，全面提升黑龙江省中医院的学术水平与医疗服务能力，并编撰《龙江医派养生备要》，向全省民众发放。

旨在研究培养中医药人才、发挥中医药优势的"龙江医派教育科学研究团队"，于 2014 年被批准为黑龙江省首批 A 类教育教学研究团队，团队致力于建设一批学术底蕴深厚、中医特色鲜明的教育研究群体，以期探索中医人才的成长规律，培养能够充分发挥中医特色优势的中医精英。

通过在中医药大学举办"龙江医派杯"中医经典知识竞赛、英语开口秀、龙江医派杰出医家马骥基金评选及颁奖等活动，开设中医学术流派、龙江医派学术经验选讲课程，以激发学生学习中医的热情，强化其对龙江医派的归属感及使命感。

5.6 创办龙江医派学术文化节，创新中医药文化传播模式，打造龙医文化名片

通过创办龙江医派学术文化节，建立龙江医派网站，打造龙江医派学术文化品牌，宣传中医药文化思想，扩大龙江医派影响力。2012 年以来，举办高仲山、马骥、华廷芳、孟广奇、吴惟康等龙江医派著名医家百年诞辰纪念活动，使全省各界感受到龙江中医药的独特魅力及前辈先贤披荆斩棘、励精图治的创业精神。龙江医派各项工作的推进，得到中国中医药报、新华网、人民网、东北网、黑龙江日报等数十家媒体平台的大量报道，在学术界及龙江民众中获得良好声誉，并载入《黑龙江中医药大学校史》《中国中医药年鉴》。时任黑龙江省委

书记孙维本同志欣然题词："龙江医派、功业辉煌。"

工作室团队以黑龙江省中医药博物馆的建设为契机，大力挖掘黑龙江省中医药学术文化历史资源，梳理明晰龙江医学流派发展脉络，建成龙江医学发展史馆，所编写的《龙江医派颂歌》在同学中广为传唱，激发杏林学子对龙江中医的热情。黑龙江省龙江医派研究会会长姜德友教授，经过多年对龙江医派名家事迹、学术思想、德业精神等的多方面研究，提炼总结出八大龙医精神，其内容是勇于开拓的创业精神、勤奋务实的敬业精神、求真创新的博学精神、重育贤才的传承精神、执中致和的包容精神、仁爱诚信的厚德精神、铁肩护道的爱国精神、济世救人的大医精神。充分展现出龙医风采，成为黑龙江省特有的中医文化之魂。

通过对龙江医派底蕴的发掘和打造，使其成为黑龙江中医药学术界理论产生和创新的土壤，成为黑龙江省中医从业者的凝聚中心，成为黑龙江中医学术探讨的平台和学术园地，成为黑龙江省中医药人才培养与成长的核心动力，成为引领、传承、传播黑龙江中医学术的主体力量，成为黑龙江中医文化品牌和中医人的精神家园，成为龙江医药学的特色标志，成为我省非物质文化遗产，成为黑龙江的重要地理文化标识。相信，在新的历史时期，龙江医派将会作出新的学术建树，为丰富祖国医学的内涵作出更大的贡献。

"龙江医派丛书"总编委会

2019 年 8 月

序

  王维昌先生为近代龙江中医妇科之泰斗名家，才思敏捷，师古不泥，学验俱丰，医德昭彰，医术精湛，是一位坚定的中医理论实践大家。

  其生于中医世家，天赐聪颖，自幼耳濡目染，弱冠即钟情于岐黄，矢志不渝，后求学于黑龙江中医药大学，博闻强识，诸多典籍信手拈来，理论与实践相印证，善于思考应用灵活，是以早年即闻名于乡里，后留校任教，以其广博之学识、过人之口才深受学生喜爱，诊室从师者门庭若市，课堂旁听者络绎不绝。后任附属医院妇科主任，临床诊疗，中西互参，注重疗效，不慕虚名，虽倡导勤求古训，临证却不拘于成规，常能独辟蹊径，对于妇科疾病沉潜力研，疗显效彰，其他系统疾患亦有涉猎，对于许多现代医学束手无策之诸多疾病，常起沉疴于生死，挽倾颓于一线。其以独特的人格魅力和高超的医疗水平获得了众多同道和广大患者的高度认可，有中医"铁嘴"之美誉。

  其应诊之余指导学生无数，传道解惑，无不倾囊而授，始终践行中医以临床疗效为准绳理念，然有生之年忙于诊务，虽言传身教众多，但未能系统归纳整理出版，今喜闻《王维昌妇科学术经验集》一书付梓出版，卷中尽述其几十载临证经验及医案精粹，使同道得以一览其学思，实为杏林之幸事，使其青囊之秘术得以示众，其精益求精之大医之道得以传承，堪为世业医者之典范。谨致数语，爱之为序。

国医大师 张琪

戊戌年八月于冰城

目　录

总序
总前言
序

医 家 传 略

一、幼承庭训，投身杏林 …………………………………………………… 3

二、沉潜力研，疗效卓著 …………………………………………………… 4

三、言传身教，恪尽职守 …………………………………………………… 6

学术思想和特点

一、理论推崇经典，临床尤重金鉴，活用经方时方，方证相应 …………… 10

二、倡导"天癸"学说 ……………………………………………………… 18

三、妇科疾病注重脏腑辨证、整体论治 …………………………………… 21

四、重视标本逆从 ………………………………………………………… 34

五、因人因时制宜 ………………………………………………………… 37

六、妇科疾患以气血为要 ………………………………………………… 43

七、主张三位一体用药 …………………………………………………… 48

八、用药刚猛 ……………………………………………………………… 51

九、重温补通利，善用血肉有情之品 …………………………………… 57

著 作 撷 粹

一、妇女的生理特点 ……………………………………………………… 64

二、妇科疾病病因病机 …………………………………………………… 69

三、妇科疾病诊断要点 …………………………………………………… 72

四、妇科疾病治疗法则 …………………………………………………… 74

五、月经病 ………………………………………………………………… 76

六、带下病 ………………………………………………………………… 88

七、妊娠病 ………………………………………………………………… 89

医 案 选 析

一、月经病 ……………………………………………… 96
　　1. 月经先期 …………………………………………… 96
　　2. 月经后期 …………………………………………… 96
　　3. 月经先后无定期 ………………………………… 100
　　4. 经期延长 ………………………………………… 102
　　5. 月经过多 ………………………………………… 103
　　6. 月经过少 ………………………………………… 105
　　7. 痛经 ……………………………………………… 107
　　8. 闭经 ……………………………………………… 111
　　9. 经间期出血 ……………………………………… 113
　　10. 崩漏 …………………………………………… 114
　　11. 经行头痛 ……………………………………… 117
　　12. 经行发热 ……………………………………… 118
　　13. 经行乳房胀痛 ………………………………… 118
　　14. 经断前后诸证 ………………………………… 119
二、妊娠病 …………………………………………… 120
　　1. 胎漏、胎动不安 ……………………………… 120
　　2. 恶阻 …………………………………………… 124
　　3. 滑胎 …………………………………………… 127
　　4. 子嗽 …………………………………………… 131
三、产后病 …………………………………………… 135
　　1. 恶露不绝 ……………………………………… 135
　　2. 产后身痛 ……………………………………… 137
　　3. 缺乳 …………………………………………… 139
　　4. 产后大便难 …………………………………… 140
　　5. 产后小便不通 ………………………………… 142
　　6. 产后腹痛 ……………………………………… 143
　　7. 产后发热 ……………………………………… 145
四、妇科杂病 ………………………………………… 148
　　1. 不孕症 ………………………………………… 148
　　2. 妇人腹痛 ……………………………………… 156
　　3. 癥瘕 …………………………………………… 160
　　4. 脏躁 …………………………………………… 166
五、前阴病 …………………………………………… 171
　　1. 阴痒 …………………………………………… 171
　　2. 阴痛 …………………………………………… 174
　　3. 阴疮 …………………………………………… 178

4. 阴吹 ……………………………………………………………………… 181

5. 阴肿 ……………………………………………………………………… 183

6. 阴挺 ……………………………………………………………………… 186

7. 阴枯 ……………………………………………………………………… 189

8. 白驳风 …………………………………………………………………… 190

9. 硬下疳 …………………………………………………………………… 191

六、乳房疾病 ………………………………………………………………… 192

1. 乳癖 ……………………………………………………………………… 192

2. 乳痈 ……………………………………………………………………… 194

3. 乳核 ……………………………………………………………………… 195

4. 乳泣 ……………………………………………………………………… 197

5. 乳岩 ……………………………………………………………………… 198

七、其他疾病 ………………………………………………………………… 200

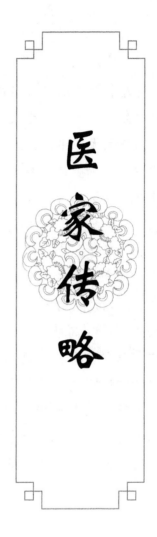

医家传略

王维昌先生，黑龙江省著名中医临床大家，以妇科著称，对内科杂证的治疗也有独到之处！先生一生为人正直，淡泊名利，在中医各方面均见解独到、建树颇多。历任黑龙江中医药大学妇科教研室主任及附属医院妇科主任、黑龙江省卫生厅中药评审委员会委员、黑龙江省名中医。他幼承庭训，博览群书，对中医经典著作熟记于心，每于临证之中，常常随口背出相应的经典条文。先生辨证精准，用药独特，临床效果卓著，特别对于现代医学束手无策之疾病，常能力挽狂澜，病起沉疴。每于其出诊之日，患者常于凌晨挂号排队，因从其学习者众多，其诊室之内白大褂一片，更是医院内的一道独特风景。先生从医生涯五十余载，以过人的才智、渊博的学识、敏捷的思维和雄辩的口才为世人所称道，民间亦有"高马韩张，赶不上铁嘴王维昌"之言。先生在中医学领域，尤其在妇科学方面高屋建瓴、躬身实践，身体力行提升中医药诊治疑难杂症的水平和临床疗效，解除了广大龙江百姓的疾苦。他头上并无名目繁多、令人眩目的光环，但几十年对中医事业的酷爱、扎扎实实的工作精神直接影响着周围的一代中医人，作为北疆一代名医、一位坚定的中医理论实践大家，先生人品、医术及独特的个人魅力为世人所敬仰！

一、幼承庭训，投身杏林

王维昌先生生于吉林省德惠县，祖上四代业医，其父及岳父均为当地一代儒医，可谓医学世家。先生从小在浓重的中医氛围中耳濡目染，弱冠即热爱岐黄，矢志不渝。他自幼天资聪颖，具有过目不忘的本领，年少即已能背诵《汤头歌诀》《医学三字经》及大段的《医宗金鉴》，且能温故知新，反复研读，直到晚年时，卧于病榻，亦能对许多古文章句信手拈来，倒背如流，足见其对中医之挚爱与钻研。

先生的父亲在当地是有名的中医，他幼承庭训，随父应诊，经过长年研心学习已奠定了深厚的中医根基，结合临床经验，先生年少时便对很多疾病有独到见解，并开始看病开方，技艺日臻成熟，逐渐小有名气，当地百姓更是赞称其"老王家的小王大夫"。1956年先生如愿以偿地以全校第一的成绩考入黑龙江中医学院（现为黑龙江中医药大学），成为该校建校以来首届学生。一个人的光环总是离不开背后付出的汗水，先生的成就不仅仅依赖于他的过人天资，更离不开他的刻苦钻研、善于思考。先生在校期间学习非常认真，可谓书不释手，无时无刻不在思考着，也正是因为如此，先生对于中医经典条文的背诵不但能够张口就来，还总是能够有独到见地，成为该届学生中的佼佼者。其后跟随高仲山等多名老先生在临床实习，多年的临床实习也为他日后做临床奠定了良好的基础。1961年先生毕业以后便以优异成绩留校，在当时的"时病教研室"从事教学、临床、科研工作。多年的教学，让先生奠定了坚实的理论基础。后担任黑龙江中医药大学附属医院妇科主任。

近半个世纪的磨砺，使先生在医、教、研等各方面都取得了令人叹服的业绩。先生常言"心里有底儿，手下有准儿"，作为医者，定要心中有数，有扎实的基础，才能做好临床。不单为医如此，任何职业都应这样。先生教导学生之时常告诫：中医不仅仅是一种文化，同时还是一门艺术，学中医没有任何捷径，就是多背、多看、多想，临诊之时自然会得心应手。对中医的发展，先生则认为在继承和发扬祖国药学遗产的过程中，既不墨守成规，也不抱残守缺，更反对和西医贴、靠、套，而要古为今用，洋为中用，发扬中医特色，发挥中药优势，发展中医的专长，为全人类的健康服务！

二、沉潜力研，疗效卓著

中医的生命在于临床疗效，王维昌先生几十年来始终将临床疗效作为追求的唯一目标。他常言："如果仅有理论无临床疗效也只能是空头理论，使后来者无以信服，很难增强专业兴趣，中医也就后继乏人了。"因此，他将疗效视为立命之本，以此启迪后人。疗效决定于辨证，片面的一方一药只能是"废医存药"，辨证施治才是中医之灵魂。无论是教学还是临床都能体现王维昌先生的辨证施治观，他善于透过纷繁复杂的临床症状，审明主证，找到疾病的症结，立法用药，切中肯綮。许多疑难杂症，药中病所，每起沉疴。每日患者盈门，声名鹊起，曾被誉为"四小名医"之一，名噪黑龙江省内外。

先生是仲景先师所倡导的"勤求古训，博采众方"的忠实实践者。上自《黄帝内经》《难经》，下及清代诸家及近代名家之著述，无不博览，均做深入研究，细心体悟，用之临床。尤其对《景岳全书》及《医宗金鉴》推崇备至，一证一方临床用之方便效验，但他师古不泥古，临床多有发挥。他很留心前人医案，以资今日之借鉴。先生胸襟博大，视野开阔，治学兼收并蓄。他的处方不拘一格，用药处方出奇制胜，往往收到意想不到的效果，尤其在急重症的诊治上足见其临证功力。仅举一例可窥一斑，一中年女性因恼怒而致呕吐频作，初起诸医家多用疏肝降逆和胃之品，呕吐月余不停，每日不能进食，胃脘坚如磐石，无大便，呕吐黑褐色痰涎，身体羸瘦。先生诊毕认为该患由气怒伤肝，横逆犯胃，胃气上逆而致病，病久则中焦衰败，胃脘硬如磐石，上下不通而格拒。以往采用降逆之法，则金石之品更伤其胃，所以也是月余不效的原因。他则采用反治法，顺其病势，以升清阳之法。他认为：清阳不升则生䐜胀，浊阴不降则生恶逆，若清阳升则浊阴降，胃气和顺则诸症尽释。方用东垣升阳益胃汤，一剂即效，大便通，呕吐止，其效如桴鼓。中医典籍浩如烟海，往往穷及毕生难寻究竟。先生治学的座右铭是"每日一药，三天一方，每周一病，必有一得"。在诊务繁忙的情况下常读书至深夜，几十年来从未敢怠惰，可见他对中医事业的至诚之心。

近几年来，子宫内膜异位症的发病率逐渐增多，先生认为虽然西医对此病的发病病因并未明确，但从临床症状来看，其发病主要是由于沉痼痼冷而致寒凝血瘀。故患者多以痛经、畏寒肢冷、少气懒言，甚则经行吐泻为主要表现。病因多是由于经行感受风寒，或流产，或房事不节等因素造成。寒凝于下焦，局部气血不畅而致痛经，阳气不布而致手足不温，故治当以温经散寒、活血化瘀为主。妇人不同时期胞宫的生理状态不同，故治法偏重自然不同，故于经前期以温经散寒、理气止痛为主，血得温则行，故脉道畅通，血行则瘀散，诸症皆消。而经间期则在温经散寒的同时兼以活血化瘀，软坚散结。这种治疗方法在临床上已取得了很好的疗效。对于月经病的治疗，老师曾用几句话做了一个很好的概括：老年妇女重在脾，中年妇女重在肝，青少年重在肾，同时联系月经期不同时期所属脏腑不同，经期为肺所主、经后期为肾所主，经间期为肝所主，月经前期则为心所主，而脾则始终贯穿整个周期。

先生在中医教学、临床之余非常重视中医科研，认为好的验方必应加以总结提高。先生早在1984年成功研制治疗妇女盆腔炎的"康妇消炎栓"，该药是治疗妇科疾病的直肠给药栓剂，对治疗附件炎、盆腔炎有显著疗效，该药在1992年获部优质产品奖，投产至今产值过亿，产生了良好的经济和社会效益。另有治疗宫颈糜烂的"宫颈消炎栓"，其剂型新颖，直接贴敷在宫颈上，带有载体，大大地缩短了疗程，提高了疗效。他对中药熟稔，已被多家中药厂聘为终身顾问。虽已退职，并未退休，仍在发挥他的余热，并筛选研制出疗效稳定的各种制剂20余种，其中三种制剂很有市场潜力并作为博士后研究课题进行开发研究。

三、言传身教，恪尽职守

师者，传道授业解惑者也。古之学医，乃师承师授，家庭沿袭，门第观念较重，为师之道也仅是让徒弟背熟经文、汤头之后，点拨一二而已。而今建立学院是在课堂上系统地讲授中医的理论知识，无广博的学识很难胜任为师之道。仅此尚有不足，中医之学古奥难懂，需有能言善辩的表达能力才能真正成为优秀的中医传道人。

敏捷的思维、雄辩的口才为王维昌先生为师奠定了基础。他几十年曾先后为本科生班、西学中班、师资进修班、中医进修班、提高班及各类学习班讲授《中医妇科学》，累计达120余班次。曾为西学中班第四期编写《妇科学讲义》。他几十年来不管给哪类性质的学习班讲课从不拿讲稿，一支粉笔、一张嘴就能做到游刃有余，足见其记忆力惊人，无不令人称奇。授课之道条理清晰，系统而不紊乱，课堂上坚持以论名理，以案实论，力求论实而理透，加之言辞婉雅清新，内容妙趣横生，听者无不叹为"月下清泉，流于石上"，足见其对中医理论理解之透彻。大凡深奥的理论经他讲述后均变得简练易懂，他能将枯燥的学问讲述得妙趣横生，讲到关键处百余人的课堂鸦雀无声，讲到绝妙处令人捧腹满堂喝彩，课堂上下融为一体，听课之人无不为其讲课艺术所折服。他为人直爽，谈吐幽默，驾驭语言能力强，学生们很轻松地就掌握了所学的内容，这一切来源于他平日的厚积薄发，时人送一雅号——"铁嘴"。学生中流传着这样一句话："入中医学院不听王维昌先生的课，不随其临证是从医一大憾事"。

先生出诊之时跟随学习者众多，先生看病的同时不忘给大家实例教学，每每在诊后与学生交流，给大家讲授自己的思想经验，兴起之时时常回忆起过往出诊时的很多经历，感慨良深，告诫大家：为医者，医术固然非常重要，医德同样不能丢弃。中医之生命在学术，学术之根源本于临床，临床水平之检验在于疗效，而疗效之关键在于人才。王维昌先生在几十年的行医生涯中，非常关心青年一代的成长，乐于培养中医后继人才，对他的学生总是循循善诱，不厌其烦，悉心指点，毫无保留。即使卧病在床，每每学生探望之时，先生不忘传授经验，谈古论今，解答大家的困惑，让大家备受感动。严师方能出高徒，先生经常教导学生临床一定要从最基本抓起，除了四诊和基本的病因病机要掌握之外，中药的药性药味也不容忽视。先生给随诊学生立下学习目录，《黄帝内经》《濒湖脉学》《汤头歌诀》《药性赋》《医宗金鉴》等，这些书中的一些条文也成为老师每每临床遇到相关知识时检测学生的"题库"了，让学生可以从基础到临床逐步提升。先生治学严谨，经常会为纠正一个问题花上大量时间。他在应诊之时经常会让学生进行问诊，学生问完之后，他便会帮助学生分析问诊情况，指出其不足。就算是诊脉的手法，先生也会不厌其烦地纠正学生的不足，总能一语说到要处，令人叹服。每天随其出诊的有实习生、见习生、进修生、研究生，先生都一视同仁。临床就病人现场讲解，触类旁通，深入浅出，谈笑风生而令人受益、折服。或许给学生讲课已经不仅仅是先生的工作，而已经成为他的习惯、爱好，并且先生独到的见地总能让学生豁然开朗。先生教学从不刻板，总是幽默而不失严谨，引经据典，触类旁通，把抽象的原理描述得很形象。多年来他培养教导的各类学生数以千计，其中卓有建树的不乏其人，可谓桃李满天下。

先生为人幽默风趣，处事低调，但学术严谨、认真，才学过人，语言诙谐，见识超群。他常感叹中医后继乏人，先生从不尚空谈，注重疗效。

先生一生从未停止过对医学事业的追求，他有着年轻的心态、豁达的胸襟，年迈之时仍每日一如既往地应诊，工作繁忙。他的一生并无太多传奇经历，但先生恪尽职守，对中医的严谨态度让人们钦佩不已。几十年来他对中医的认识颇有见地，临床经验极其丰富，每日临证心得所记已盈尺，但恐稍有谬误而贻误别人，故从未著书示人。但在先生心中，始终有一个最大的愿望，那就是在有生之年，将自己毕生经验字斟句酌，流于笔端，落于纸上，以飨后人。

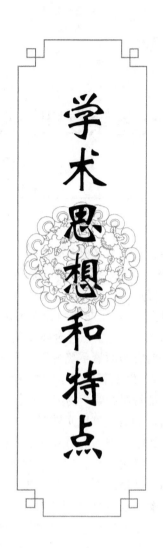

学术思想和特点

一、理论推崇经典，临床尤重金鉴，活用经方时方，方证相应

中医经典犹如木之根、水之源，是中医临床实践的重要理论基础，而《黄帝内经》《难经》《伤寒论》《金匮要略》及温病等著作作为中医学的经典著作，一直备受推崇，先生非常注重中医经典的学习，认为扎实的中医理论是进行中医临床实践的重要基础和保障。先生常言："医学一道，非《内经》不足以明其理，熟读《内经》增人智慧，于临床可以左右逢源，而《伤寒论》与《金匮要略》是中医理论联系实际的典范，是将中医辨证论治理论贯穿于理法方药的最系统古籍，不熟伤寒、金匮，不明理法方药之关系，临床实践就成了无根之水。"以上著作先生均能熟练背诵，常常信手拈来，即使晚年卧床，亦可默背经典段落，临证每遇到柴胡汤证、桂枝汤证等典型病例，先生均能将书中相关条目背诵出来并加以讲解。同时，临床实践过程中，先生尤其推崇《医宗金鉴》，此书乃清代乾隆年间钦定御制的医学丛书，集前人医学之精粹，为中国中医药发展历史的首部统编教材，且其编撰未受西医学之影响，编撰过程中广征天下医籍，专设医馆汇聚中医大家，"令太医院堂官并吴谦、刘裕铎等，将平日真知灼见，精通医学、兼通文理之人，保举选派。如不足数，再于翰林院及各部院官员内，有通晓医学者，酌量查派"，为中医药传承之汇总，全书采集了上自春秋战国，下至明清时期历代医书的精华，1749年即被定为太医院医学教育的教科书，并有"使为师者必由是而教，为弟子者必由是而学"之论，先生对其每一条条文均深入研究，细心体悟，用之临床，同时强调"背"在中医学中的重要性，认为《医宗金鉴》其论述颇为丰富，与临床实践非常贴近，且其简明易记，在临床过程中，先生面对患者之疾病，常与书中内容相印证，原文随口而出，临证常获奇效。

先生上自《内经》《难经》，下及历代诸家及近代名家之著述，无不博览，被称为"中医学的百科全书"，对历代的方剂均能灵活应用，根据患者情况，善于透过纷繁复杂的临床症状，根据主证，寻找主要矛盾，根据疾病的症结，立法用药，切中肯綮，对于经方、时方信手拈来，且能根据患者具体情况合理化裁，创制新方应用于临床，许多疑难杂症，药中病所，疗效卓著，屡起沉疴。

（一）尚经典理宗内难，临床实践推崇金鉴

《内经》作为中医理论之基石，历代均备受推崇，先生对其反复研读，精深思辨，多数段落熟记于心，并对其论述常有独到见解，且先生学术严谨、认真，才学过人，见识超群。先生不尚空谈，注重疗效，一生临床经验丰富，将理论与临床紧密结合，在临床过程

中，处方不拘一格，用药出奇制胜，常效如桴鼓，令人叹为观止。

先生常言："《内经》所论之理字字珠玑，中医历家之言皆为实践之体悟，若能将《内经》理论与临床紧密结合，其效必彰，然近人不察，不以为然，空谈理论，将其束之高阁而不用，而导致疗效不显。"先生临证时中医之观点论述信手拈来，将"实则泻其子，虚则补其母""培土生金""滋水涵木""瘀血不去，新血不生"等各种治法灵活有效地应用于临床。

1. 官修医籍，医有所宗，教有其绳

《医宗金鉴》作为清朝汇全国之力所编著之教材，其编撰之时"将大内所有医书发出，再命下京省，除书坊现行医书外，有旧医书无版者，新医书未刻者，并家藏秘书及世传经验良方，着地方官购买，或借抄录，或本人愿自献者，集送太医院命官纂修"。可以说将举全国之力，汇全国上下之医籍，集古今医家之大成，共 90 卷，15 个分册，有伤寒 17 卷，金匮 8 卷，名医方论 8 卷，四诊 1 卷，运气 1 卷，伤寒心法 3 卷，杂病心法 5 卷，妇科心法 6 卷，幼科心法 6 卷，痘疹心法 4 卷，种痘心法 1 卷，外科心法 16 卷，眼科心法 2 卷，针灸心法 8 卷，正骨心法 4 卷。图、说、方、论俱备，歌诀便于记诵，尤其切合临床实用。对临床各科均有较强指导性作用，为当时中医学最权威的教材在国内推广，为西医传入之前中医学教育之准绳，为受西医冲击之前中医学之集大成之作。

黑龙江省内老一辈医家对于《医宗金鉴》均较为推崇，以其为准绳进行临床治疗，多能对其进行背诵，先生尤其如此，先生常说："中医在于一个背字，《医宗金鉴》博古通今，朗朗上口，其中之论述汇历代医家之论，对于一种疾病的病因病机分型均论述极为清晰，其论点上通内难，下达各家，且其理法方药完备，若能背诵而出，应用于临床，必能获益良多。"

跟随先生学习之弟子，入门之初首先背诵妇科心法要诀之内容，背诵完成之后，再开始记诵杂病心法要诀及四诊心法要诀等分册，如此方能跟上先生之进度，能够初步了解先生处方用药之思路，先生出诊之时，非常注重理论与实践的结合，强调学以致用，常以《医宗金鉴》为蓝本进行指导教学，面对患者常考查学生问："此患之状，在《金鉴》中如何论述？"若弟子能够根据患者表现，回忆到原文，并能够背诵出来，常能获得老师夸奖，若不能答出，则遭到训斥，并根据患者情况结合原文进行讲解，曾有一妊娠患者，自述心烦不寐，先生问跟诊学生，此患之表现在《医宗金鉴》首先考虑什么情况？具体有何论述？学生多茫然无措，先生随口颂来："孕妇时烦名子烦，胎热乘心知母痊，子芩知麦苓芪草，犀热参虚膏渴煎，根据患者之描述，首先即应考虑子烦。"然后再根据患者表现详细分析病因病机，考虑治疗策略，经先生结合病例对原文进行论述，学生均表示印象深刻，时值数年之后，忆起当时场景，仿佛昨日，后期学生独立临证之时遇到此类患者，多能随口而出，常获显效。

2. 汇古论今，方论并载，蔚为大观

《医宗金鉴》乃清代乾隆年间钦定的医学丛书，"酌古以准今，荟繁而摘要"，该书不但有综合性，还具有经典性，将历代学说和证治精华收于其中，既有《伤寒论》《金匮要

略》经方论病，又有东垣、丹溪等中医大家的时方疗疾。采用歌诀题材对内、外、妇、儿等科分科论述，相当多的方剂至今仍是临床各种疾病的首选方剂。先生备加推崇此书，希望学生临床前好好背诵，认为其论述汇历代医家之论，其论点上通内难，下达各家。如论述神的名义之时，写道"神从精气妙和有，随神往来魂阳灵，并精出入阴灵魄，意是心机未动时，意之所传谓之志，志之动变乃思成，以思谋远是为虑，用虑处物智因生"，正是《内经》之论述，且更加朗朗上口。先生常说一名中医医生要想临床得心应手，应首先建立基本知识框架，再广涉诸家。《医宗金鉴》对于每种疾病的病因病机、分型、鉴别、方剂加减均论述极为清晰，如同样是腹部包块类疾病，某些著作可能统一以癥瘕或积聚概括，而《医宗金鉴》明确指出"癥积不动有定处，瘕聚推移无定形"，同时有"脐旁左右一筋起，突起如弦疝证名，僻在两肋名曰癖，高起如山疝病称""肠覃石瘕气血分，寒客肠外客子门，二症俱如怀子状，辨在经行经不行"的论述，将历代的论述进行汇总，对不同疾病进行明确鉴别，并于后列出治法方药，先生曾诊治一患者，自诉卵巢囊肿病史半年余，初时彩超示：左侧卵巢囊肿大小 23mm×25mm，盆腔积液 22mm×20mm。后经中西药治疗后，彩超多次复查均示：左侧卵巢囊肿大小 37mm×28mm，盆腔积液 34mm×12mm，后就诊于先生，刻下仍经行腹部隐痛，月经初色鲜红，后深褐，可持续 7 日，脉缓，舌淡红，苔薄白。治以消坚散结、理气消积，药用：丁香 10 克，木香 5 克，茴香 10 克，川楝子 10 克，橘核 25 克，荔枝核 25 克，青皮 25 克，莪术 25 克，三棱 10 克，通草 10 克，乌药 15 克，延胡索 25 克，白茅根 15 克，皂刺 15 克，土茯苓 35 克，14 剂，水煎服，日 1 剂早晚分服。两周后复查彩超示：子宫内膜厚 10.8mm，盆腔积液 22mm×26mm，卵巢囊肿已去，后加减服药两周而诸证悉除，随访复查未再现异常。此方即《医宗金鉴》之香棱丸加减，以丁香、木香理气消癥，茴香温暖下焦，川楝子、青皮理气散结，莪术、三棱化瘀消癥，同时加上乌药、延胡索增强其理气之功，用白茅根、通草以利水而给邪以出路，皂刺、土茯苓清热解毒，消瘀散结，全方共奏理气消癥、祛邪散结之功。先生常说学习中医者可以《医宗金鉴》而登堂入室，通过背诵此书并应用于临床之后，再旁涉诸家，学习其他书籍，对其中论述精彩之处或本人尚未掌握之处进行学习，补充自己的知识体系构架，如此方能得心应手。

先生几十年学无止境，其临床建树颇多，斟酌古今，融会贯通，从实践出发，敢于提出自己的独到见解，他从不轻信，也不妄断，必经实践来检验，务求脚踏实地。多年来，在中医妇科临证中，其用药打破了许多陈旧的框架，提出了自己新颖的用药特点，其观点均源于平素的临床实践，绝非居兰室臆想而出，大大提高了妇科病的临床治疗效果。对于妇科常见病每用必验，在妇科疑难病的临床治疗方面多有突破，如子宫肌瘤、卵巢囊肿、乳腺小叶增生、子宫内膜异位症等，其用药特点药味少，用量大，效专力宏，每每收效明显，其遣方用药，必遵理法，丝丝入扣，真正做到理论与实践的紧密结合。

（二）临证擅抓主症，方证相应

先生在诊病过程中，强调一定要抓主症，根据主症的特点，结合四诊所收集的资料，对脏腑功能进行分析、进行辨证，主症一般是患者最痛苦的表现，是最希望解决的主要矛盾，根据主症内容进行分析后，通过方证相应的思路进行处方用药，能够做到化繁为简，执简御繁。

1. 四诊合参，临证尤重主症

在临证过程中，先生强调四诊合参。

（1）望诊很重要，《难经》有言"望而知之谓之神"。而望诊从患者一进诊室门，就已经开始，从患者的身形步态到表情面色乃至指甲毛发，凭借丰富的诊疗经验，就已掌握了患者的基本病情。例如，一名月经先期的患者，刚一坐下说月经总提前，先生就问是不是经常干咳，睡觉不好，患者吃惊地问他是怎么知道的，是不是中医都会算啊？先生大笑着说，那是那是，中医很神。你看你印堂向上一片红赤，右颊红，就知道热扰心肺。还有一位患者刚一坐下，手一伸预让诊脉，先生笑着说："你是不是常胃不舒服，头晕，没劲，睡不好觉，经前拉肚子？"患者说："你还没把脉怎么知道了？真是太神了，我就是来看月经前拉肚子的。"患者走后，学生们就问是怎么一回事，先生说中医自古讲究望诊，看这个患者面色即为脾胃气虚的表现，气血生化不足，就会导致血不养心等症状，哪里是神奇，是中医望诊知机，先生望而知之的例子举不胜举。

（2）问诊、闻诊，先生常说要有技巧，要善于围绕主症有规律、有思路地问，于错综复杂的症状中，进行鉴别，抓住病机。如患者主诉月经过少，既可能是实证，也可能是虚证，还可能是虚实夹杂证。实证既可能是瘀血阻滞，也可能是肝气郁滞，或痰湿内阻；虚证既可能是气血两虚，也可能是肝肾亏虚，心脾两虚，或脾胃气虚等。问诊时就要围绕月经的期、色、质、量、味、带血时间等进行询问，然后再询问兼证。先生还强调书籍里没有记载的因素也要问到，如月经过少还可能是患者节食减肥造成的，种种情况都要通过问诊了解到。问诊时，先生还会问到职业、生活方式等，常举《医宗金鉴》中"师尼室寡异乎治，不与寻常妇女同"告诫学生，职业与生活方式对疾病的影响也不可忽视，为医者应善于收集各种资料以备辨证。先生强调，切诊为四诊之末，是对望、闻、问的资料进行分析判断的验证。正如《素问·徵四失论》所论："诊病不论其始，忧患饮食之失节，起居之过度，或伤于毒，不先言此，卒持寸口，何病能中，妄言作名，为粗所穷，此治之四失也。"三诊收集的症状资料，结合脉诊进行分析，对之前的判断进行验证和再判定。先生诊病四诊合参，围绕主症进行判断分析，将整个患者的情况完整地收集，清晰地展现出来，为辨证处方提供资料。

2. 据证处方，机圆活法

先生诊病之时常于谈笑风生之间洞悉疾病，完成对疾病的辨证，其处方用药思维极其敏捷，辨证处方思路灵活多变，处方用药过程中，对于四诊所收集的资料，先生非常强调辨证灵活，由于五脏六腑密切相关，人体气血津液互相沟通，疾病之表现错综复杂，需要明晰病之本、病之标、病之变，认真分析，仔细辨别才能洞悉疾病的本质。

王维昌先生常言，任何一本书籍都不可能将一种疾病或症状表现的所有可能原因全部论述清楚，而临床过程中所遇到的主诉、主症可能的原因也各不相同，一定要灵活分析。先生常言对于失眠之患者，书籍不可能论述患者因为骨折或者其他原因疼痛得睡不着觉；对于呕吐的患者，书上对其分型时，恐怕也难以论述到由于怀孕而出现的妊娠反应之呕吐，这就要求从医者切不可生搬硬套，一定要根据自己所掌握的医学知识对患者的症状表现进行分析，机圆活法，灵活进行治疗。

3. 方证相应，执简御繁

方证相应作为中医临证处方的重要方法和手段，其理论首见于张仲景之《伤寒杂病论》，其中有"病皆与方相应者，乃服之"，并多次提到柴胡证、桂枝证等论述，且历代医家对此均有发挥，徐灵胎有言："余始亦疑其有错乱，乃探求三十年，而后悟其所以然之故，于是不类经而类方。盖方之治病有定，而病之变迁无定，知其一定之治，随其病之千变万化，而应用不爽。此从流溯源之法，病无遁形矣！"这是对于方证相应的重要论述，直至近代，颇多医家推崇方证相应之思路。

王维昌先生认为方证相应之思路与抓主症原则需统一认识，现代著名伤寒学者刘渡舟认为"使用经方的关键在于抓住主症"，方证相应应该充分实践仲景"但见一证便是，不必悉具"的诊疗原则，根据患者主症或主要状态，进行分析判断，应用方证相应原则，选择方剂进行治疗，但先生强调，所谓的方证相应绝非对症治疗，在治疗疾病的过程中，所定患者之证乃根据患者的症状表现进行分析判断之后，根据分析的病因病机辨证的结果，然而这个辨证之落脚点在于方证。例如，对于热入血室之证，其辨证思路在患者某次月经感受外邪，之后每次月经期即有寒热往来或其他类似于感冒的症状，以此为主要表现的患者，即以小柴胡汤加归地丹进行治疗，此方与此证即属方证对应关系。若患者无论何病，以"身大热、汗大出、口大渴、脉洪大"四大症为主要表现，或为四大悉俱，或一种为突出表现，即可辨为白虎汤证，处以白虎汤加减进行治疗；若患者体无他病，唯有易外感一患，则先生多辨为补中益气汤证，处以此方加减，此类病例数不胜数。先生认为，方证相应能将主症与方剂进行直接对应，可化繁为简，执简御繁，甚至对于主症不突出之患者，身体的整体状态表现符合此类方剂，即可大胆施用，多能奏效。

4. 治病擅抓主症，临证尤重脏腑辨证

中医最伟大的瑰宝之一就是辨证论治，先生非常注重中医辨证，他常教导说一些医生偏重验方、偏方等方剂，忽略了中医辨证特点，抓不住病机，就用不好药物。方剂不是砌墙，不是药物的罗列。西医通过一系列检查检验能够定位定性分析疾病，中医同样可以。先生善以脏腑为纲，定位定性辨证论治，常引经据典论述以脏腑为纲的依据，"三才者，天地人，天道阴阳以化万物，地道五行以运万事，人道五脏以应万类。人以天地之气生，四时之法成，秉阴阳消长之变，应五行生克之制，以天覆地载之躯，应天以生阴阳，类地以成五脏，人以阴阳之消长盛衰而变，以五行之生克制化而运"。先生诊余涉猎河洛，研究数理，常言祖先伟大，以河图洛书外应宇宙万物，内应人体脏腑。人以五脏为本，各司其职，在天应风寒湿燥火，在体合筋骨脉肌皮，在味品酸苦甘辛咸，在音闻角徵宫商羽。人生秉于五脏，人长依于五脏，虚邪贼风害人，莫不累于五脏。故中医辨证虽繁杂，脏腑辨证可提纲挈领。以脏腑辨证为要，以定性明辨伤者为何物，以定位虑查伤患于何处，以明阴阳寒热之虚实，以查五脏六腑之赢虚，明晰病之本、病之标、病之变，如此就能明晰

疾病的发生发展变化，进行合理施治。

（三）病证结合，活用经方时方

病证结合作为临床诊疗疾病的重要原则，在临床中尤其需要重视，辨证论治虽然是中医的重要特色，但并不代表病的概念就应该忽视，事实上"以病为纲，辨证论治"才是临床中最应该提倡的，一般认为张仲景的《伤寒论》为辨证论治之鼻祖，然而本书中无处不充斥着病的概念。无论是《伤寒论》中"太阳病，桂枝证"，还是《金匮要略》中病脉证并治的篇名，无时无刻不在说明病的重要性。先生认为，辨证论治虽然重要，但是证一定要在了解病的基础上进行判断，特别是对于妇科疾病，了解疾病认识疾病非常重要，一定要对病有准确的诊断，做到心中有数，然后再进行辨证，处方用药方能有的放矢，对疾病有一个全方位的认识，对疾病的产生、发展、病程、预后有一个充分的判断。

在治疗的过程中，先生无论对于经方时方，均能信手拈来，且能根据自己的经验，对其进行加减变化而灵活应用于临床。先生在方剂的应用过程中，通过对药味、药性、药效的熟练掌握，对其进行加减变化，使之更加适合现代临床所能遇到的患者，先生据此创制加减疗效卓著的新方剂达百余首。

1. 病证结合，执中参西

病代表了某一疾病病因病机发生发展预后全过程的整体规律，证代表了现阶段或者对于某一患者整体状态的判断，中医学整体观念、辨证论治的形成与历代中医行医传承的特点密切相关。自古中医学注重对人体的整体的研究，从宏观角度，从人体的整体观念对其全面认识，现如今中医学分科细化，对于某一种疾病研究不断深入，特别是借助现代科学手段，通过与现代医学的融合，对疾病的认识不断加深，对疾病发生发展规律了解不断深入。

王维昌先生认为作为现代中医，在治疗疾病的过程中，认识疾病是第一步的，了解疾病的发生发展规律即对病的认识尤为重要，当然此处对病的认识包括现代医学及中医学的认识，只要是有助于了解其发生发展规律，了解其现阶段情况及预后，均应掌握。先生在诊治疾病过程中，常常分阶段治疗，首先是对疾病的主要矛盾进行分析，进行处理，在此时根据对疾病发展规律的掌握，就要预见到服药后患者的情况如何，会有怎样的变化，接下来进行怎样的处理。这就要求医生在治疗疾病过程中，首先应对疾病具有全方位的认识。例如，对于不孕不育的治疗，首先要明晰其产生的原因，为男方疾患还是女方疾患，或为排卵问题或为输卵管问题甚或复发性流产，各种原因数不胜数，对这些情况不了解，盲目治疗，则必定难以奏效。先生强调，病症结合固然必要，执中参西则是作为中医临床的必要原则，虽然明晰了疾病的发生发展规律，但治疗的过程中一定不要被现代医学的疾病所束缚，仍然应该强调辨证论治，例如，对于崩漏的患者，可能为功能性子宫出血也可能为子宫内膜癌的流血，在治疗疾病的过程中，认识疾病是非常必要的，对于是哪种疾病，一定要有明确的诊断，这样才能知道该患者可能的病因病机及预后，不耽误病情，但是在治疗过程中，一定要保持中医为本，根据中医理论进行辨证，无论由于何种疾病所导致，或治以补气止血、或健脾摄血、或凉血止血，均可以同样的方剂进行治疗，这就是中医异病同治之理。

在诊疗疾病的过程中，要了解现代医学的检查结果和临床诊断，但是对中医一定要有绝对的信心，先生作为"铁杆中医"，常言现在的中医师们虽可借鉴一定的现代医学检查，但是辨证处方一定不能被现代医学检查束缚，不能被现代医学对疾病的认识捆住了手脚，即使是在患者生死存亡的关口，也应当冷静思维，仔细辨证，不可人言无救就不施以诊治。他曾治疗一位亚急性肝坏死的患者，西医院已经认为没有治疗的价值了，建议家属将患者拉回家准备后事，家属听闻先生之名望，就请他诊治，只为不留遗憾，先生为其查色诊脉，见高热昏迷、汤水不进，处以安宫牛黄丸配羚羊角丝、玳瑁高位灌肠，经数次调方后患者热渐退，神识渐复，调整用药数月竟然神奇康复，患者举家欢欣，对先生再生之恩万分感激。先生常言，中医之广博、临床疗效之神奇，远不止于此，身为中医，对中医药有坚定的信心，师古不泥，灵活应用，方能有所成就。

2. 灵活化裁，活用经方时方

无论经方时方，均为历代医家实践之产物，经临床广泛验证而流传至今，可广泛应用于临床。先生将历代诸家之方剂广泛掌握，应用于临床实践，同时结合自身经验，对其进行加减，使之更加适用于现今疾病的治疗。

王维昌先生认为方剂的配伍暗含了中医的理、法、证。方随法立，法依证生。证者，证候也，是疾病某一阶段的客观反映，既有规律性，又有特殊性。先生主张方证相应，更强调经方、时方随证加减，灵活应用。因为"方"是随"证"立的，"证"会随着环境、气候、人的生活方式等变化，方自然就需要灵活变通。既可以经方、时方加减，也可以经方、时方互相融合。例如，对于脾不统血的崩漏用归脾汤加诃子、五倍子、海螵蛸等涩血止血药治疗，疗效较单用归脾汤显著。而对于围绝经期的烘热汗多，汗后畏寒，少寐，心悸心烦，舌淡脉弦少力，则常用经方柴胡加龙骨牡蛎汤与时方牡蛎散合用，和解清热，安神镇惊，益气固表，敛阴收汗。

先生反复强调，经方、时方都是历代医家实践经验所得，不可有门户之见，应该博采众方，应用临床。先生从医五十多年来，规定自己每日一药，每日一病，博览诸家方书，结合临证经验，拟定了多首行之有效的方剂，如温经汤一方古代已有大温经汤、小温经汤等数个方剂，先生在其基础上进行加减变化，自创温经汤应用于寒阻胞宫之疾患；先生所创制之沉香止呕汤应用于经行呕吐不止等疾患，疗效颇佳，乃为王清任之膈下逐瘀汤加减所成；少腹逐瘀汤乃温经活血种子安胎之名方，先生根据临床经验，在其基础上加益母草、泽兰二药，命名为温经逐瘀汤，应用于少腹瘀血积块疼痛或不痛，经漏，不孕之患；《医宗金鉴》之香棱丸乃为治疗肠覃之方，先生在此基础上进行加减，创制香棱逐水汤，治以行气温中、散结逐水，用以治疗输卵管积水等由于冲脉阻滞所引起的不孕，疗效颇佳；先生以补中益气汤为基础，加苏叶、薄荷二药，命名为阳虚外感方，以补益脾肺、解表散寒，治疗阳气不足易外感之患；在治疗不寐时，先生对血府逐瘀汤进行加减，治疗心经瘀血之不寐，以酸枣仁汤加减养血安神、清热除烦，治疗虚烦不寐，以黄连阿胶汤加减滋阴降火、交通心脉，治疗阴虚火旺、心肾不交之不寐；以黄芪桂枝五物汤加味补气、散寒、活络，治疗风寒湿之痹证，诸如此类不胜枚举。

先生理论实践基础源于《内经》及《医宗金鉴》等诸多著作，记诵其条文并灵活应用于临床，在诊疗过程中，擅抓主症，根据主症进行问诊，结合四诊八纲灵活辨证。在认识疾病过程中，以病为纲，执中参西，了解疾病发生发展的过程及规律，在此基础上又坚持中医辨证处方用药，其辨证过程思维极其敏捷，无论经方、时方均能信手拈来，并能根据自身经验进行灵活加减应用，故能治常人所不治，能常人所不能，成为一代大家。

二、倡导"天癸"学说

"天癸"一词，最早见于《素问·上古天真论》曰："二七而天癸至，任脉通，太冲脉盛，月事以时下，故有子……七七，任脉虚，太冲脉衰少，天癸竭，地道不通"，又"二八，肾气盛，天癸至，精气溢泻……八八，天癸竭，精少，肾脏衰，形体皆极，则齿发去"。前贤对"天癸"未做明确的定义解释，后世医家对此也见解纷纭，没有定论。

王维昌先生广读医书，融古通今，对天癸形成了独到见解，先生提出："天壬地癸者，乃天地之元精元气也。""天癸"即"天水"，意为"先天之水"，即指来源于父母，先天所获之"水"，天癸乃天真之气化生的壬癸之水，是先天即有，与生俱来，具有推动人体发育与生殖活动的功能。先生对天癸的理解具体如下。

（一）天癸学说与八卦

《内经》在女子七岁、男子八岁时，但言肾气盛实、齿更发长，而未言"天癸至"，此时男女尚无生育能力，皆为少男少女。少男在《周易》为艮，少女应兑，故男女均从此二卦起而数之。兑在"洛书"配七，女为阴，七为奇数，偶得奇数，是阴中有阳之意，故女子之数起于七。男为阳，艮在"洛书"配八，八为偶数，奇得偶数，是阳中有阴之义，故男子之数起于八。明代医易学家张介宾所著的《类经》曾解释到："男子属阳，当合阳数，女子为阴，当合阴数，而今女反合七，男反合八何也？盖地万物之道，惟阴阳二气而已，阴阳作合，原不相离，所以阳中必有阴，阴中必有阳，儒家谓之互根，道家谓之颠倒，皆所以发明此理也。"这种解释，进一步阐发了太极图阴中有阳、阳中有阴、阴阳互根的深刻含义，同时，也使女子以七起数、男子以八起数的问题得到了较圆满的解释。"天"是天真、天然之意，即非人力所能为，来自先天，指先于身生之先天；"癸"古代用作事物序列排定的序号，为天干第十位，五行属水，故"癸"可作为"水"的代名词。字义本身含有阴阳互根，即是肾主先天，属水，癸为天干之一，亦属水，天干化五行，壬癸化水，一为阳水，一为阴水，故称"天癸"。十天干之中，阳以丙为最，阴以癸为极，癸水之性至柔。而代表水的坎卦，外为阴爻所附，阳爻居中，表明它并非纯阴之死水，而是潜含阳气生发之机的物质，万物闭藏，怀妊于下，撰然萌芽，虽蛰藏至深，然萌动之热最不可遏。一遇时机成熟，则发挥出神奇的效应。

（二）天癸学说与父母

王维昌先生根据《医宗金鉴》说："天癸乃父母所赋，先天生身之真气也。"《灵枢·决气》有："两神相搏，合而成形，常生先身，是谓精。"先生提出天癸诞生于精子和卵子结合成受精卵之时，它源于先天，禀始于父母。天癸可以促进胎儿形成和发育，集父母之精灵于胎儿体内，使胎儿具有父母的特征，与现代医学中的遗传相似。同时先生提出天癸不仅受肾气盛衰所主导，其后天的发育仍有赖水谷精微的滋养，得养者才能如期而至，如期而竭；失养者每多后期而至，先期而竭。正如《医宗金鉴·调经门》认为"先天天癸始父母，后天精血水谷生"。

（三）天癸与生长发育

王维昌先生根据《内经》所述，提出天癸的"至"与"竭"的生命过程中，天癸始终存在，不但具有促进人体生长发育的功能，还特别具有促进生殖功能的作用，其至竭与生殖功能相始终。同时先生指出天癸支配着男女第二性征，正如《黄帝内经素问集注》中所言：男子天癸溢于冲任，充肤热肉而生髭须；女子天癸溢于冲任，充肤热肉为经行而妊子。天癸二七、二八而生，七七、七八而竭，只存在于生命的育龄阶段。在二七、二八以前，天癸尚未发生，所以少男、少女的生殖系统均呈幼稚型，没有第二性征的差异，不能化生生殖之精，因而不具备生殖能力。在七七、七八之后，天癸水平则急剧降低，女子绝经，不再产生卵子，失去生育能力；男子虽仍能产生一定数量的精子，但精子质量则大为降低。同时，由天癸支配的男女第二性征，开始萎缩，性欲及性功能都大为下降。

（四）天癸与脏腑功能

王维昌先生根据《素问·上古天真论》："肾者主水，受五脏六腑之精而藏之，故五脏盛乃能泻。今五脏皆衰，筋骨解堕，天癸尽矣，故发鬓白、身体重，步行不正而无子耳。"提出五脏的盛衰对天癸的至与竭有着重大的影响。天癸蓄极而泌，脏腑机能犹如朝阳；天癸消亡，脏腑机能衰退。因此人的生长壮老过程，必然会受到肾中精气支配和制约。当女子年达49岁、男子年达64岁左右，生理上，随着肾气的衰减，天癸衰少，精血日趋不足，脏腑机能失调，或早或迟地出现体能、精神心理、性功能等方面的改变。男子则精少，性机能衰退，女子则月经紊乱至绝止，内外生殖器萎缩，颜面憔悴，头发开始斑白，牙齿易碎裂，易倦怠乏力，健忘少寐，情绪易波动等。肾主骨，生髓，天癸藏之于肾，天癸衰少，肾虚，骨髓失养则骨质疏松、人体逐渐变矮、肌肉关节疼痛；天癸衰少，肾气不足，膀胱气化失司，则出现尿失禁、膀胱炎、反复感染。

（五）天癸与月经周期

王维昌先生根据《医宗金鉴》："男子二八天癸至，属阳应日精日盈，女子二七天癸至，属阴应月月事通。"提出每一个月经周期是天癸的节律性用于胞宫的外在表现。于女子二七之时，循经脉源源流注胞宫，化胞宫气血为经血，女子每月按时行经受天癸月节律的影响，若女子先天禀赋不足，则藏于肾中的天癸亦随之不足，天癸每月盛衰规律失常，化胞宫气血为经血的原动力亦屡弱，可引起月经先期、后期、先后不定期等月经疾病。不仅如此，天癸的盛衰和异常现象与妇科带、胎、产、杂等疾病都有密切关系：先天天癸虽得后天气血养育，也需渐积跬步，其化物之用才得显现。若天癸萌发过早，未至之时而先至则出现性早熟、初潮过早等。若天癸当至不至，则月事不能以时下，月经初潮过晚。天癸是生殖器官发育的原动力，女子"二七"后，随着天癸的规律泌至，女性的第二性征逐渐显现，子宫逐渐具备了孕育胚胎的能力，如若先天禀赋亏虚，天癸衰少，则出现第二性征发育不良，甚至出现遗传性疾病（五不女）。

王维昌先生根据对天癸的深入理解，撷取古方，融汇今论，自拟天癸汤，广验妇科各种疾病，皆获良效，为先生的代表方。天癸汤由菟丝子、枸杞子、首乌、熟地黄、麦冬、阿胶、鹿角胶、五味子、覆盆子、巴戟天、仙茅、淫羊藿、王不留行、当归组成。天癸汤融汇二仙汤、一贯煎、五子衍宗丸等诸方，具有填精益髓、滋阴壮阳、养血疏肝之功用，方中以菟丝子、枸杞为君，平补肾阴肾阳。臣以熟地黄、首乌填精益髓，温补肾阳；巴戟天温助肾阳，当归补血和血；佐以麦冬养阴润肺，取金水相生之意，还可防心火过亢致心肾不交；阿胶味甘、性平，入肺、肝、肾经，有滋阴补血、润燥止血、安胎的作用；鹿角胶益精血、补肝肾，自古就有精不足者，补之以味，方用二胶滋阴补血；覆盆子、五味子补肾固精，使所生之精血归藏于肾；再佐以小量仙茅、淫羊藿，蒸化阴药而成肾精，为填补天癸提供物质基础。使以王不留行，一防补药滋腻，二促血活经通，胞脉、胞络通畅，为天癸到达胞宫通畅道路。全方君臣分明，阴阳平补，阳生阴长，阴生阳旺，调补脏腑，必使天癸得以充足，天癸充足则女子月经周期规律、男子精强力壮；脏腑调和，则胞脉畅；肾中天癸源源而生，不断到达胞宫，则胞宫化物动力不绝；胎孕资粮丰厚，孕精方可结于胞宫，气血在天癸的作用下长养胎儿，直至成熟。

总之，先生认为天癸有先天与后天之分，天癸不仅受肾气盛衰所主导，其后天的发育仍有赖水谷精微的滋养，得养者才能如期而至，如期而竭，而天癸汤具有补肾精以养先天之天癸，健脾胃以滋后天之天癸的功效，是临床上治疗妇科不孕症、不育证、月经病等疾病的常用有效方剂，临床辨证灵活应用，效如桴鼓。

三、妇科疾病注重脏腑辨证、整体论治

　　人体以脏腑为中心，以经络为桥梁，将皮脉筋骨联系在一起，脏腑生化的气血精津液环流不息，使人体成为一个有机体。胞宫是女性特有的奇恒之腑，因而产生经、带、胎、产、乳等特殊生理。胞宫通过冲任督带四脉、十二正经与生化气血精津液的脏腑紧密相连，脏腑化生的气血充盛，则十二正经气血旺盛并流溢奇经，胞宫才能有经孕产乳的基础。所以四脉支配胞宫的功能是以脏腑为基础的。

　　《内经》以五行学说说明人体脏腑的生理功能、病理变化及相互关系，分别以木、火、土、金、水代表五脏之属性，作为临床分析研究疾病的依据。《内经》五行应用是以五脏为基础，五脏之间的生克制化，说明每一脏在功能上有他脏的滋养，不至于虚损，又能抑制他脏，使其不致过亢。本脏之气太盛，则有他脏之气制约；本脏之气虚损，则又可由他脏之气补之。这种生克关系把五脏紧紧联系成一个整体，具有协调的本能，表现在彼此之间相互维系、相互促进、相互制约，从而保持脏腑功能，以及人体内外的阴阳平衡。如果一旦出现五行相生相克的关系失调，如当生不生，当制不制，或相生不及，相制太过，便出现一系列的病理现象。故《类经》曰："造化之机，不可无生，亦不可无制。无生则发育无由，无制则亢而为害。必须生中有制，制中有生，才能运行不息，相反相成。"深刻阐释了《内经》"亢则害，制则生化"的基本含义。有了这样的制约，才有生化之机。

　　先生重视脏腑辨证，整体观念亦源于他对五行生克制化阴阳平衡的重视，认为妇科疾病的致病机理，虽有在气、在血、阴虚、阳虚、属热、属寒、属痰湿、属瘀滞的不同，但机体反应总是整体的，气血失调，阴阳寒热的转化，病理产物的形成，冲任的损伤，总离不开脏腑功能的损伤。

　　先生认为妇科疾病以肝脾肾三脏功能失常为主，其次为心，再次为肺，而五脏之间又相互影响，任何一脏有病，亦会通过相生、相克、相侮等关系累及他脏而致病。病因主要为饮食不节、情志失调、起居无常、劳逸过度。饮食不节，暴饮暴食，饥饱失调，嗜食生冷辛辣、肥甘厚腻可直接损伤脾胃，导致脾虚，脾虚不能运化水谷精微导致气血亏虚，不能运化水湿，水湿内停，湿郁化热，则形成湿热；情志失调，心理压力大，长期焦虑、抑郁、紧张，郁怒伤肝，忧思伤脾，肝郁太过可直接克犯脾土导致脾虚，肝肾同源，肝阴虚日久耗伤肾阴可导致肝肾精血亏虚。起居无常，熬夜、夜生活、睡眠不足，可直接耗伤心脾，导致气阴不足，气血亏虚。劳逸过度包括过度劳累与过度安逸，过劳包括劳心、劳力、房劳，其中房劳伤肾；劳力可伤及筋骨肌肉，损伤肝脾肾；劳心思虑损伤心脾。过度安逸，久卧伤气，久坐伤肉，影响气机的升降出入，使肝脾功能失调，使气血不畅，气滞、血瘀、湿滞；肝病及肾，是母子关系致病，肝病及脾是相克关系致病，此外还有先后天关系致病，如脾病及肾，肾病及脾。因为外感六淫、内伤情志、饮食起居失宜等因素引起脏腑生理功能及协调关系异常，气血精津液的生化就会异常，经脉传递入胞宫的气血失常，就会相应地引起月经病、带下病、妊娠病、产后病、各种妇科杂病。先生整理《内经》五脏、女子胞、冲任督带、气血精津液、十二经脉流注次序、《难经》等医学哲学提纲，以此为纲领，结合自己多年临证感悟，提出妇科疾病必须以脏腑辨证为纲，注重整体辨证，以气血辨证为要，突出行气化瘀的辨证论治思想。将月经周期 28 天各以 7 天为一期，共分为 4 期，经行期 7 天为肺所主，经后期 7 天为肾所主，经间期 7 天为肝所主，经前期 7 天为心所主，脾居中央，各期均离不开脾胃润养。并独树一帜创立了温中健脾汤、理金逐瘀汤、清心逐瘀汤、调经各半汤、去脂通经方、天癸汤、养血止理汤、益气止血汤、固肾止崩汤、补肝汤、七七汤、新七七汤、止带汤、止遗汤、安胎饮、保胎丸、产后血肿方、盛乳汤、化乳痞汤等以脏腑整体辨证为核心、以气血辨治为要点的代表方剂，用于治疗月经病、带下病、妊娠病、产后病、围绝经期病、妇人乳疾等，屡试不爽，如鼓应桴。

（一）妇科疾病与肾的关系

经络上，肾与胞宫有一条直通的经络联系，即《素问·奇病论》说的："胞络者，系于肾。"又肾脉与任脉交会于"关元"，与冲脉下行支相并而行，与督脉同是"贯脊属肾"，所以肾脉又通过冲、任、督三脉与胞宫相联系。

功能上，肾为先天之本，元气之根，主藏精气，《灵枢·本神》说："生之来，谓之精。"《素问·六节藏象论》说："肾者主蛰，封藏之本，精之处也。"《素问·金匮真言论》说："夫精者，身之本也。"精气是构成人体最宝贵的精微物质，是人身中的精粹部分，它藏之于肾，这种物质只可保养而不可使之匮乏。肾又为天癸之源，冲任之本。天癸，男、女皆有之，是肾中所藏精气充盛到一定程度所产生的对人体生长、发育、生殖起决定作用的一种精微物质，天癸即先天之精，对其阴精的物质性而言，可理解为"元阴"，对其功能上的动力作用而言，可理解为"元气"，是物质与功能的统一体。它源于先天肾气，又赖后天水谷精气的滋养。妇人从童稚开始，肾气逐渐长养，肾气盛实，促使天癸逐渐成熟，任通冲盛则月事以时下，阴阳和合而能有子。肾藏阴精为化血之源，精能生血，血能化精，精血同源而互相滋生，成为月经、胎孕的物质基础，主宰着胞宫的全部功能。素有"胞络者系于肾""经水出诸肾"之说，精又能化气，肾精所化之气称为肾气，肾中精气的盛衰，主宰着天癸的至与竭。女子生长发育到一定时期后，五七阳明脉衰，面始焦，发始堕，天癸逐渐衰少，六七三阳脉衰于上，面皆焦，发始白，七七任脉虚，太冲脉衰少，天癸竭，地道不通，故形坏而无子也。因先天禀赋不足；或是早婚多产，房事不节，久病失养，惊恐伤志等因素引起肾的生理功能失常，就会发生与其机制相关的妇科疾病。诚如《景岳全书·妇人规》云："妇人因情令人欲房事，以致经脉不调者，其病皆在肾经，此证最多，所当辨而治之。"肾气虚，精气不充，冲任不盛，可见崩漏、带下淋漓、月经不调或闭经、婚后不能摄精成孕或系胎无力而致不孕、胎漏、胎动不安、堕胎、小产等。肾阴虚，精血不足，冲任亏虚可致月经后期、月经量少、闭经、经断前后诸症、不孕等；阴虚内热，热迫血行可见血崩、胎漏等。肾阳虚，命门火衰冲任失于温煦，上不能暖土、下不能暖宫，可见妊娠腹痛、产后腹痛、宫寒不孕、月经后期、闭经、胎萎不长或堕胎、小产等。或阳虚气微，封藏失司，以致冲任失调，可出现崩漏、月经过多、经行泄泻等，病程日久肾阴阳两虚，则肾阴虚与肾阳虚兼证便夹杂出现。

据此，先生临证发微，推陈出新，以经方为基，加以化裁，自拟调经各半汤，补肾养血、活血化瘀，治疗肾虚型闭经；固肾止崩汤，养阴固涩止崩，治疗肾阴虚型崩漏；止带汤，补脾益胃，除湿止带，治疗脾肾阳虚型带下病；保胎丸，益气养血、补肾安胎，治疗肾虚型胎动不安等。

验案： 马某，女，16 岁，14 岁月经初潮，月经稀发，2～3 个月一至，因过劳熬夜致阴户下红 1 个月不去，量中等，伴腰酸、乏力、头晕。血常规：血红蛋白 60g/L，超声示内膜 8mm。先生常述青春期月经不调、崩漏多因天癸初至，尚未充盈完实，治疗上应重在补肾，刘完素《河间六书》云："妇人童幼天癸未行之间，皆属少阴，天癸既行，皆从厥阴论之，天癸已绝，乃属太阴经也。"治以补肾填精，固涩止崩。方用补肾止崩汤加减：熟地黄 40 克，云苓 20 克，山药 25 克，山萸肉 25 克，丹皮 15 克，泽泻 15 克，锁阳 25 克，三七 3 克，诃子 15 克，五倍子 10 克，海螵蛸 50 克。两剂而血少，四剂而血去，二诊：原方去三七，加入阿胶 15 克、炙鱼鳔 15 克。调治 1 个月而痊愈，随访一年未再复发。

滋肾丸，滋肾调经。**验案：** 于某，女，40 岁。于月经第 2 日惊吓后经行不畅，时断时止，诊为惊恐伤肾所致月经不调，治以滋肾调经。药用熟地黄 40 克，山萸肉 25 克，山药 25 克，鹿角胶 10 克，阿胶 10 克，胡芦子 25 克，补骨脂 25 克，狗脊 25 克，川断 25 克，桑寄生 25 克，杜仲炭 25 克，沙苑子 25 克。60 丸，每服 1 丸，日 2 次口服。服药 1 个月，正值经期，月经如常，随访半年，未再复发。先生认为经期因惊恐所致月经不调者，初惊多属气虚，一般用补中益气汤加鹿茸粉 3 克治疗，补中益气、固肾摄血；如惊吓当时血止，一般多以琥珀散理气活血调经以达畅。

由于肾与其他脏腑联系密切，故他脏病变，穷必及肾。肝肾同居下焦，素有"肝肾同源"之谓。肝藏血、肾藏精，精血皆由水谷精微所化，并相互滋生，故曰同源。素体肝阳偏亢，木火上炎，肾水不能上资木火，故可见水不涵木，肝肾亏损。新七七汤，滋补肝肾，调节阴阳，治疗经断前后诸证。**验案：** 杨某，女，49 岁，自 2005 年行子宫切除术后自感烘热汗出，夜热难耐，急躁心烦，腰酸冷如折，失眠多梦，疲倦乏力，舌质稍红，脉细。几经中西医诊治疗效不佳，后求治于先生。先生辨证诊为经断前后诸证，肝肾不足，阴阳失调，方用新七七汤滋补肝肾、调节阴阳。药用银柴胡 25 克，地骨皮 25 克，龙骨 50 克，牡蛎 50 克，白芍 25 克，防风 20 克，生晒参 25 克，浮小麦 15 克，麦冬 25 克，五味子 15 克，甘草 10 克，酸枣仁 25 克，麻黄根 10 克，锁阳 25 克。服 14 剂而告愈。

天癸汤，滋补肝肾、滋阴补阳、调理天癸，治疗肝肾精血亏虚，天癸不足所致的不孕症、月经不调、子宫发育不良、闭经、卵巢早衰、性冷淡、带下量少等效果尤佳。天癸汤由五子衍宗丸去车前子、一贯煎去川楝子加何首乌，再加仙茅、巴戟天、淫羊藿而成，全方补血填精益髓，阴中求阳，使阴得阳生，阳得阴长，生生不息。对于兼有脾虚者，每酌加人参、黄芪、茯苓、山药、炒白术等补益脾肾。并常用天癸丸（五子衍宗丸加寿胎丸）善后。天癸丸集补肾调经、种子安胎于一体，配伍严谨，疗效显著。天癸汤是先生临症应用最广泛，也是后世弟子继承推广应用最多的一首著名方剂，其疗效受到广大医患的广泛赞誉。**验案：** 鲁某，女，34 岁，自述月经量少三年有余，色淡有块，且经行小腹坠痛伴乏力。尽访中西医家治疗而经水难盈，时诊症见情志不舒，心烦，口干眼干，头晕心悸，气短乏力，腰膝酸软冷痛，毛发干枯，面色无泽，性欲淡漠，舌质暗红，脉沉弦、两尺弱。

诊为肝肾精血亏虚、天癸不足所致，即投天癸汤滋补肝肾，并于阳中求阴，使阴阳互生。药用仙茅 15 克，巴戟天 15 克，淫羊藿 20 克，首乌 15 克，熟地黄 25 克，菟丝子 25 克，枸杞子 15 克，麦冬 15 克，五味子 20 克，当归 25 克，王不留行 10 克，覆盆子 10 克，阿胶 10 克，鹿角胶 10 克。调治月余而经水满盈，诸症皆愈。

心与肾之关系，同样密切。心火居于上，肾水居于下，心火下降于肾，则肾水不寒；肾水上滋于心，则心火不亢，升降协调，则心神相济，即水火既济。若肾水不能上资心，心火不能降于肾，则阴阳升降失调，故心肾不交。止遗汤，调补心肾、固精止遗，治疗心肾两虚所致溲频、遗溺或遗精。**验案**：张某，女，59 岁。小溲不禁，笑即遗尿，尿无力，伴心神恍惚，健忘，舌淡苔白，脉细弱。诊断为遗尿（心肾两虚、水火不济），治宜止遗汤（桑螵蛸散化裁），调补心肾、涩精止遗。药用桑螵蛸 50 克，生晒参 15 克，当归 25 克，节菖蒲 15 克，远志 10 克，茯苓 20 克，生龙骨 50 克，龟板 15 克，刺猬皮 10 克，海螵蛸 50 克，巴戟天 25 克，益智仁 25 克，乌药 25 克。先生认为老年女性天癸已竭，肾气不足。肾与膀胱相表里，肾司二便，肾气不摄则小溲不禁，遗尿，尿无力，心藏神，肾之精气不足，不能上通于心，心气不足，神失所养，故心神恍惚，健忘。方中桑螵蛸甘咸平，补肾固精止遗，为君药。龙骨收敛固涩，镇心安神；龟板滋养肾阴，补心安神，共为臣药。桑螵蛸得龙骨则固涩止遗力增，龙骨得龟板则补肾益精之功著。佐以人参大补元气，配茯苓益心气，宁心神。石菖蒲、远志安神定志，促进心肾交通。加入巴戟天、益智仁、乌药、刺猬皮、海螵蛸，增强温肾固精、缩尿止遗之效，心肾同治，共奏调补心肾，交通上下，调补阴阳，补养气血，涩精止遗之功。先生化裁该方治疗溲频、遗溺等症疗效显著，若不效则治脾，多为清阳不升，治宜升阳益胃、涩精止遗。

五脏中肝脾肾的功能失调与妇科疾病的关系最为密切，肝藏血，肾藏精。肝藏血，需要肾精濡养；肾藏精，也靠肝血来补充；脾为后天，精血又皆赖后天之精不断充盈。可见精血与肝脾肾三脏密切相关，病机复杂的妇科病症往往肝脾肾俱病。**验案**：胡某，女，30 岁，未避孕而未孕 8 年。配偶正常，17 岁初潮，月经周期 40 ~ 50 天一行，时有月经 3 个月至半年来潮，量少色暗有血块，末次月经 1 月 30 日，2 年前诊断为多囊卵巢综合征，并行双侧卵巢楔形切除术。形体肥胖，带下量多，胸闷不舒，善太息，经前乳房胀痛，舌暗，苔薄腻，脉细弦滑。西医诊断为不孕症；多囊卵巢综合征。中医诊断为肝郁肾虚、痰湿阻滞型不孕症。治以疏肝健脾化痰，补肾调经。药用苍术 15 克，茯苓 15 克，香附 20 克，党参 20 克，陈皮 15 克，益母草 30 克，柴胡 15 克，当归 25 克，胆南星 15 克，甲珠 10 克。水煎服。二诊：服药 1 周，月经来潮，血色转红，量略多。前方加覆盆子 30 克、菟丝子 30 克、淫羊藿 15 克。水煎服。三诊：月经来潮，周期 35 天，量明显增加，诸证明显减轻。前方去胆南星、益母草，加枸杞子 30 克、巴戟天 15 克。服药至月经来潮。四诊：月经来潮，周期 37 天，量增多，体重减轻 7 斤。前方续服。五诊：月经来潮，周期 36 天，停药。六诊：停药 3 个月后，尿妊娠试验阳性。患者自幼形体肥胖，月经稀少，为脾虚痰湿之体，加之婚后多年不孕，情绪不畅，肝郁气滞，血行不畅，使冲任阻滞，经血稀少故不能摄精成孕，患者为多囊卵巢综合征，先生治疗以疏肝健脾、化痰补肾调经为先，初诊方中北柴胡、川楝子、甘草、香附、白术、当归、白芍疏肝柔肝，调理肝脾；茯苓、胆南星、苍术、陈皮醒脾化痰；当归、丹参养血活血调经；益母草祛瘀调经，又有利水消肿之功，可助祛瘀化湿；甲珠活血通络增加祛瘀调经之效。先生方中取舍适宜，加巴戟天、淫羊藿、枸杞子、覆盆子温补肾阳，滋养肾精之品，全方共奏疏肝健脾、补肾化痰助孕之效。对于多脏腑功能失调，病机错综复杂的多囊卵综合征，本案为肝脾肾同治，临证中先生亦多以健脾利湿为主、或以滋补肝肾为主，多以苍附导痰汤与天癸汤两方反复转方调治，疗效均较迅捷。

（二）妇科疾病与肝的关系

经络上，肝脉与任脉交会于"曲骨"，又与督脉交会于"百会"，与冲脉交会于"三阴交"，可见肝脉通过冲、任、督三脉与胞宫相联系。

功能上，肝藏血，主疏泄。性喜条达，恶抑郁。肝体阴而用阳，肝之阴血充足，则贮藏血液和调节血量的生理功能正常，如若肝血不足，肝失疏泄，则又有易郁、易热、易虚、易亢的特点。

肝与肾同居下焦，肾主闭藏，肝主疏泄，肝肾协调，使月经能定期藏泻，这是形成月经周期的关键。女子胞为奇恒之腑，形体似腑而功能似脏，它储蓄血液是为了准备藏精受胎，若未能受胎，则肝经的疏泄作用将经血泻出，以维持其新陈代谢。故胞宫之功能实以藏为主，盖肾主胞胎也。但若肝气郁结则血脉失畅而经候异常，故月经不调诸疾多责于肝。而七情之伤往往影响肝经，是以肝经与妇科关系甚为密切，叶桂在《临证指南医案》中曾提出"女子以肝为先天"之说。先生认为无论男女，肾主生殖，为先天之本，当无疑义。但女性一生经带胎产乳数伤于血，血易耗而气易结，故善忧愁思虑。情志因素对于女子生理病理的影响最为关键和直接，情志不舒，肝郁脾虚，气血亏虚；肝郁气滞，气滞血瘀；或肝郁化热，灼伤肝阴，肝肾同源，日久致肝肾精血亏虚，是妇科疾病最重要的致病途径。可见肝在妇科疾病中的重要意义，"女子以肝为先天"此之谓也。

肝之阴血充足，可抑肝阳之亢逆，妇人以血为基本，若素性忧郁或七情内伤或他脏病变伤及肝木，则肝的功能失常，表现为肝气郁结、肝经湿热、肝阴不足、肝阳上亢和由此而引发的相关病机，影响冲任，导致妇科疾病。肝气郁结则气血瘀滞，冲任不畅可见痛经、经前乳房胀痛、乳癖、闭经、缺乳、不孕症，肝郁化火，迫血妄行可见经间期出血、崩漏、胎漏等。肝经湿热下注可见带下病、阴痒；湿热蕴结胞中，阻滞冲任可发生不孕、盆腔炎性包块、癥瘕；肝阴不足，冲任失养，血海不盈可见月经过少、闭经、不孕、早衰等。先生融会古训、结合自己临床体会，认为经间期为肝所主，创立了补肝汤，益气养血、补肝，治疗经间期出血等症。补肝汤作为先生自创治肝之代表方之一，配合止血汤治疗月经失调之经间期出血，于月经后服7天，3个月为1个疗程，取得了显著疗效。**验案：**魏某，女，34岁，自述两次月经之间阴道少量流血，情志不舒，舌边尖红，脉弦细略数。先生四诊合参认为患者性情急躁易怒，多郁伤肝，肝血亏虚，不能涵养肝阳，疏泄太过，扰动冲任之脉，而致经间期出血。治当补肝养血、收涩止血，方用补肝汤。药用熟地黄30克，白芍20克，当归20克，川芎15克，酸枣仁15克，木瓜10克，旱莲草15克，枸杞子20克，阿胶10克，鱼鳔10克，麦冬20克，海螵蛸25克，五倍子15克，诃子15克。嘱患者经后一周服上方7天，服药3个月后诸症消失，随访一年未复发。

带下病虽有脾虚湿盛、肝经湿热、脾肾阳虚等证型，而以肝经湿热下注为多见，肝郁化热，湿热互结下焦，而成黄带，先生常用龙胆泻肝汤治疗。因肝经环阴器，而女子素多肝郁，最易化火，木郁土壅，克脾生湿，如湿热毒邪循肝经下注，常出现带下量多、色黄、气味臭秽等症状，故常以龙胆泻肝汤合五味消毒饮加减治疗。**验案：**吕某，女，32 岁，带下量多，色黄绿，气味臭秽半月余，伴阴户灼热瘙痛，急躁易怒，大便黏滞不爽，舌稍红，苔黄腻，脉弦略滑数。诊断为带下病（肝经湿毒型），治以清利肝经湿毒，方用龙胆泻肝汤合五味消毒饮加减：龙胆草 35 克，黄芩 15 克，焦栀子 15 克，土茯苓 50 克，石菖蒲 50 克，公英 25 克，地丁 25 克，紫草 15 克，败酱草 50 克，莪术 35 克，苦参 15 克，重楼 25 克，7 剂，水煎分早晚两次温服，治疗 1 周诸症皆除。

养血理气汤，养血理气、化瘀散结，先生常以之治疗因血虚气滞导致的各种病症，如乳腺小叶增生、痛经、月经不调、输卵管堵塞、不孕症等。**验案：**王某，女，36 岁，婚后 5 年未孕，经前少腹坠、乳胀，月经后期（周期 35～40 天），量少，有块，心悸乏力，起则头眩，面色㿠白，脉象弦细。输卵管造影示：左侧输卵管不通，右侧积水。先生常说乳胀说明胞歧不通，输卵管通则乳房不胀，胞歧属肝，少腹亦属肝，少腹坠因由寒，治以养血理气、温经散寒、化瘀散结。方用养血理气汤加三温、二核、川楝子，药用当归 20 克，川芎 15 克，酒白芍 50 克，熟地黄 25 克，阿胶 15 克，旱莲草 50 克，青皮 25 克，乌药 25 克，鹿角霜 50 克，钩藤 25 克，王不留行 25 克，三棱 15 克，莪术 25 克，小茴香 15 克，吴茱萸 15 克，干姜 10 克，川楝子 15 克，橘核 20 克，荔枝核 20 克。方中四物合阿胶养血和血；青皮、乌药行气，使补而不滞；旱莲草、鹿角霜肾阴阳双补；胞歧为肝所主，方中橘核、荔枝核、川楝子入肝经，行气化瘀，温经散结逐水。诸药合用，血脉流畅，邪无所依。服药 30 剂经前乳胀、少腹坠消失，彩超示右侧积水消退，经量增加，继服上方加减 14 剂，隔月复诊时停经 40 天，尿 HCG（＋），彩超示早孕 6 周，继以保胎丸善后。

木郁太过，克乘脾土，可致气血瘀滞和气血生化不足。盛乳汤，肝脾同治，疏肝健脾、通络下乳，治疗肝郁脾虚，气血不足导致的缺乳。**验案：**曾某，女，29 岁。产后 20 天，乳汁不足。伴乳房胀痛，急躁心烦，倦怠乏力，气短懒言，时有头晕，舌淡红、稍大，有齿痕，苔白，脉沉弦缓。诊断为缺乳（肝郁脾虚、气血不足）；治以健脾益气养血，疏肝通络下乳。药用黄芪 50 克，党参 30 克，茯苓 20 克，陈皮 10 克，炒白术 15 克，熟地黄 15 克，当归 20 克，天花粉 25 克，青皮 20 克，漏芦 20 克，甲珠 15 克，丝瓜络 15 克，王不留行 15 克，路路通 15 克，通草 10 克，猪蹄 3 只。7 剂水煎，药后乳汁较前增多。嘱其多饮汤品。继服前方 14 剂，乳汁充足。《景岳全书·妇人规》云："妇人乳汁，乃冲任气血所化，故下则为经，上则为乳。"缺乳的病因分虚实两端，即以乳汁化源不足或乳络不畅为主。须据乳汁稀稠，乳房软胀以辨之。虚则补之，补气养血，健脾和胃；实则疏之，疏肝理气，通络行乳。先生认为本案平素情志不舒，肝郁脾虚，产后乳汁化源不足，乳脉郁滞，乳汁渐少，乳房胀，属虚中夹实，故方中黄芪、党参、茯苓、陈皮、炒白术、熟地黄、当归以健脾利湿，益气养血；猪蹄为血肉有情之品，以补益精血；花粉养阴滋液以化生乳汁；甲珠、王不留行、漏芦、路路通、丝瓜络以活络下乳，其中甲珠、王不留行为通络下乳之要药。全方共奏健脾益气养血、疏肝通络下乳之功，以使乳汁化源充足，乳道通畅。

肝主藏血，是贮藏血液的重要脏器；心主血脉，为血液循环的动力，所以心血旺盛，肝血也就充盈，心血亏虚，肝血则不足；脾主运化，主统血，主升清，输布水谷精微，为气血生化之源，脾所运化的精微，需要借助血液的运行，才能输布于全身；而心血又依赖于脾所吸收和转输的水谷精微生成。可见心肝脾三脏与血液的生成运行关系密切。先生运用疏肝养肝、补益心脾之法治疗脏躁等症，亦卓有疗效。**验案**：邓某，女，47 岁。悲忧喜哭 2 周。失眠梦多，纳呆消瘦，胸胁胀闷疼痛，心悸，气短乏力，善太息，大便干、5～6 日 1 行，舌淡红，边有齿痕，苔白微腻，脉弦细。诊断为脏躁（肝郁脾虚、心神失养），治以养心安神，疏肝健脾。药用甘草 10 克，小麦 20 克，大枣 15 克，醋柴胡 15 克，白芍药 25 克，当归 25 克，薄荷（后下）10 克，茯苓 15 克，香附 15 克，法半夏 10 克，白术 15 克，橘红 15 克，胆南星 10 克，酸枣仁 20 克，党参 20 克，生姜 3 片。5 剂水煎，早晚温服。进服 1 剂即觉心中舒畅，不再落泪，夜卧安稳，2 剂后精神状态明显好转。5 剂后无胸胁胀满疼痛，诉心悸胸闷、气短汗出等症均缓解，病已去大半。二诊：诉大便日 1 行，偏干，仍有倦怠乏力、纳呆，偶太息，舌红，边有齿痕，苔薄微腻，脉细微弦。药守前方加黄芪 15 克，黄芩 15 克。5 剂水煎，药后情绪稳定，心情舒畅，对生活充满信心，食欲好，睡眠安稳，体重增加，大小便正常，舌红，苔薄白，边有齿痕，脉滑。继服上方 5 剂后以逍遥丸善后。随访 2 个月未复发。先生遵"肝苦急，急食甘以缓之"及《灵枢·五味》"心病者，宜食麦"之旨，治以甘麦大枣汤合逍遥散加减。方中小麦养心除烦；甘草补养心气，和中缓急；大枣补益脾胃，和血养血。三药合用，共奏养心安神、和中缓急之功。逍遥散中柴胡疏肝解郁；白芍养血柔肝；当归养血活血；茯苓、甘草健脾益气，使营血生化有源；薄荷疏散郁遏之气，透达肝经郁热；生姜和中降逆，且能辛散达郁；酸枣仁宁心安神；橘红、胆南星、党参益气化痰。诸药配合，养心安神，疏肝解郁，调和脾胃，使心血充足，神有所归，其病遂愈。

先生治肝之特点：主张多补肝、养肝、柔肝，少疏肝、泻肝。先生临床思辨、立法用药精准独到，巧治妇科疾病，医患誉其博学，赞其医术，堪称杏林大医。

（三）妇科疾病与脾的关系

经络上，足太阴脾经与任脉交会于"中极"，又与冲脉交会于"三阴交"，可见脾脉通过冲、任二脉与胞宫相连系。

功能上，女性经孕产乳等生理过程与脾密切相关。第一，脾运化水谷生成气血，充养肾精，循经下入胞宫成为月经的主要成分。正如《景岳全书·妇人规·经脉之本》云："月经之本，所重在冲脉，所重在胃气，所重在心脾化生之源耳。"又如《女科经纶》引程若水之言曰："妇人经水与乳，俱由脾胃所生。"脾运化水湿，调控水液代谢。第二，脾气具有转输气血的功能，如"脾气散精，上归于肺"；第三，脾主统血，脾摄血的功能使得血循脉道而行，并维持子宫、胞脉的正常功能而有经孕产乳的生理现象。正如《血证论》谓："血之运行上下，全赖乎脾。"脾之统摄对月经期、量如常有重要作用。因此，若脾虚则运化失司，不能化生精微物质导致气血虚弱；不能充养脏腑经络，导致肝脾肾、冲任、胞宫等重要脏腑经络的功能失调；或脾虚水湿内停、脾不统血，就会出现与之相应的经、孕、产、乳等疾病。

先生尤为重视脾胃后天之本在脏腑整体辨证中的基础作用，治疗中总离不开益气健脾之法顾护脾胃之中焦大本营，以固五脏六腑功能之生生不息，从根本上防治妇科疾病。自拟温中健脾汤，温中健脾、渗湿止泻，治疗经行泄泻；去脂通经方，健脾燥湿、活血降脂，治疗脾虚不运、痰湿脂膜闭塞子宫所致的闭经；茯苓导水汤，健脾益气、行气祛湿，治疗妊娠肿胀；盛乳汤，补气健脾、疏肝通络，治疗产后脾虚血少无法化生乳汁所致的缺乳；提宫汤，补中益气、升阳举陷，治疗脾虚中气下陷所致的阴挺等。

小建中汤主要治疗脾胃虚寒，阳气不能疏布全身所致的虚劳腹痛、四肢酸痛诸症。《金匮要略》云："虚劳里急，悸，衄，腹中痛，梦失精，四肢酸疼，手足烦热，咽干口燥，小建中汤主之；妇人腹中痛，小建中汤主之。"脾者土也，应中央，处四脏之中，为中州，治中焦，是以建中名焉。相当一部分患有慢性盆腔炎的患者表现出的症状与小建中汤的主症有相似之处，都有容易疲乏、心悸汗出、小腹绵绵作痛、腰骶酸痛和畏寒等反复发作之症，多经过抗生素或者清热活血中药治疗。先生认为"冲脉隶属阳明"，对于久病虚劳的慢行盆腔炎的患者，应从中焦入手治疗，并以之创立治疗慢性盆腔炎的著名方剂慢特灵，补虚行滞，温通化瘀，缓急止痛，使正气复原，邪气外出。**验案**：杨某，女，35岁，近两三年来小腹绵绵坠痛不拘时，加重1个月，并伴尿频涩痛，尿中带血。经色暗红，量适，经行不爽，稍有血块。经行前后，带下色如米泔，素体畏寒，面色苍白，腰骶酸痛，遇冷腹痛，尿频涩痛加重，胃胀，纳差。曾服中药汤剂加灌肠理疗等，效果不显。妇科检查宫体压痛（＋），双侧附件区压痛（＋）。尿分析：白细胞（＋），潜血（＋）。舌淡暗，苔薄白，脉沉。诊为妇人腹痛，淋证（中焦虚寒、气滞夹瘀）。治以温经益气养血、行气化瘀止痛，佐以利水通淋，先生认为女性泌尿系感染80%是盆腔炎症引起，每于慢特灵方中加入通草10克，白茅根50克而收奇效，组方：黄芪50克，当归20克，肉桂10克，炒白芍50克，莪术35克，川楝子15克，青皮25克，乌药25克，橘核25克，荔枝核25克，延胡索25克，通草10克，白茅根50克，甘草10克。14剂，水煎，早晚温服。复诊时称，小腹痛，尿频涩痛均缓解，无血尿，时逢月经欲来潮之际，仍觉四末不温，故应加强温经活血之力。上方加吴茱萸10克，小茴香10克，炮姜10克，茜草15克，鸡血藤50克，14剂，服后腹痛及诸症悉愈，一年来未再发作。验案：任某，女，48岁。患者自诉：眼干，鼻中火热，口渴2年余。该患月经30日一行，经期5天，量可，色红，有血块。面色萎黄，口唇开裂，肌肤干燥，爪甲不荣。口渴，欲饮水频繁，但不欲咽水，食后作胀，胃脘隐痛，饥不欲食，心烦，寐差，小便少，大便秘结，舌红，少苔，脉细数。时断为燥证（胃热津亏型）。治法为养阴清热，益气生津润燥。方用增液汤合补中益气汤加减。药用生晒参20克，黄芪30克，白术20克，黄连15克，银柴胡15克，陈皮25克，白芍25克，天花粉20克，石斛30克，当归20克，麦冬15克，玄参20克。15剂，每日1剂水煎，早晚分服。复诊患者自述药后胃纳转佳，睡眠改善，大便每日一行，小便量增加，口干缓解，面色亦有好转，但仍觉目干涩，每日午后口鼻干燥较重，舌红，脉细数。首诊方加玉竹15克，枸杞25克，15剂后诸证悉减。随证治疗近3个月，干燥症状基本消失，患者精神亦转佳，改以丸药调理，随访该患者1年，未见复发。先生认为：燥热之邪无论外伤、内感都极易伤阴，而致津液亏枯。在燥证发病过程中，脾胃的作用至为重要，因胃主受纳腐熟，脾主运化转输，脾胃功能失和，脾不能正常输布津液，是燥证产生和发展的内在因素，所以治疗大法除养阴生津外，必须兼顾脾胃，使胃能受纳水谷，脾能运化输布，再配以养阴生津润燥之品方可事半功倍。故用参、芪、术、草补益脾肺之气，黄连、银柴胡清脾胃虚热，天花粉、石斛、麦冬、生地黄、玄参养阴生津润燥，临证根据不同病情加减变化而痊愈。

心主血，脾统血，心与脾的关系，主要是主血与统血的关系。心主血脉而又生血，脾主运化为气血生化之源。心血赖脾气转输的水谷精微以化生，而脾的运化功能又有赖于心血的不断滋养和心阳的推动，并在心神的统率下维持其正常的生理活动。归脾汤心脾双补，复二脏生血、统血之职。先生以归脾汤化裁益气止血汤，临床常用以治疗气虚型崩漏疗效显著，围绝经期妇女崩漏因天癸将竭，经断前后先天之精已衰，全赖后天水谷精微的滋养，治疗上重在补脾益气，故老年妇女崩漏多用之。**验案：** 王某，女，45岁，该患反复不规则阴道流血半年余，诊时阴道暴崩下血十余日，伴眩晕欲扑，心悸气短，疲倦乏力，失眠健忘，面色㿠白，思虑过度，舌淡红，苔白有齿痕，脉沉细弱。诊为心脾两虚、脾不统血之崩漏，方用益气止血汤加减，补益心脾、固涩止崩。药用人参15克，黄芪50克，白术20克，甘草10克，当归20克，茯苓20克，木香5克，远志15克，龙眼肉15克，酸枣仁25克，白芍25克，阿胶15克，乌贼骨50克，五倍子10克，诃子15克（三止）。7剂而血止。后继服归脾汤30剂，月经恢复正常。诚如汪昂《医方集解·补养之剂》所说："此手少阴、足太阴药也。血不归脾则妄行。参、术、黄芪、甘草之甘温，所以补脾；茯神、远志、枣仁、龙眼之甘温酸苦，所以补心，心者，脾之母也。当归滋阴而养血，木香行气而疏脾，既以行血中之滞，又以助参、芪而补气。气壮则能摄血，血自归经，而诸症悉除矣。"

肾为先天之本，脾为后天之本，"生之来，谓之精"，先天之精源于父母，后天之精源于脾胃，先后天相互资助，以维持五脏六腑及天癸的正常生理功能。若脾虚土不制水，或肾水反侮脾土，脾病及肾，或肾病及脾，则导致脾肾气虚、脾肾阳虚。**验案：** 郑某，女，62岁，自诉阴中有物突出一年，坠胀不适，劳累加重，腰酸乏力，双侧下肢浮肿，晨起腹泻，舌体胖大有裂纹，苔白腻，脉细沉。诊断为阴挺（脾肾亏虚，中气下陷）。治以补益脾肾，托举固脱。药用补中益气汤加减：黄芪50克，炒白术15克，升麻10克，当归25克，木香5克，枳壳15克，桑寄生20克，川续断20，淫羊藿15克，菟丝子10克，山茱萸15克，茯苓20克，乌药10克，陈皮10克，厚朴15克，炙甘草10克。14剂水煎，早晚温服。药后子宫脱垂明显好转，腹泻减轻，乏力好转。上方加减治疗1月余，诸证痊愈。患者阴挺伴五更泻，病程较长，脾肾不足，先生遵循"虚则补之，陷则升之"的原则，以补中益气汤加味治之，黄芪甘温，长于补气，又能升发脾胃清阳之气，最适于中气下陷之证。桑寄生、川续断补益肝肾，通利血脉；菟丝子、山茱萸补肾固脱；菟丝子为补脾肾肝三经要药，补不足，益气力；白术健脾益气；升麻升阳举陷；木香、枳壳、乌药行气固脱；甘草益气且能调和诸药。诸药合用补益肝肾，补中益气，升阳举陷于一方，故取效明显。

如脾湿日久损伤脾阳，脾阳虚日久及肾，或肾阳虚日久及脾，致脾肾阳虚，见带下量多清稀如水，日久不愈，伴腰腹冷坠等症，此时不能单纯以脾湿论治，先生每以温先天命门，温肾阳以补脾阳，常以止带汤脾肾同治、温阳除湿。**验案：** 郭某，女，41岁，带下量多清稀如水，腰膝酸冷，大便溏薄，小便清长，乏力疲劳，口干，舌淡红，稍胖大，有齿痕，脉沉。诊断为带下病（脾肾阳虚型），治以温补脾肾、除湿止带，药用止带汤加减：桑螵蛸25克，海螵蛸50克，龟板15克，生晒参15克，龙骨50克，椿根皮25克，苍术25克，荆芥穗25克，山药25克，白果15克，赤石脂25克，紫石英25克，芡实15克，甘草10克。服方7剂诸症明显好转，又以此方加减再服半月诸症悉愈，随访一年未复发。

此类方药皆由先生临床细细揣摩、加减斟酌实践而成。后世医生亦多融会贯通，获益效验于临证应用之中。

（四）妇科疾病与心的关系

经络上，心与胞宫由一条直通的经络联系，即《素问·评热病论》所言"胞脉者属心而络于胞中"，又《素问·骨空论》说督脉"上贯心入喉"，督脉起于胞宫可见心又通过督脉与胞宫相联系。

功能上，心所主之血为经孕产乳的物质基础。如《仁斋直指方论》云："血藏于肝，流注子脏，而主其血者在心。上为乳汁，下为月水。"病理上，心主血功能失调，常易出现妇科疾病，如心气闭而不通则闭经。正如《素问·评热病论》："月事不来者，胞脉闭也。胞脉属心而络于胞中。今气上迫肺，心气不得下通，故月事不来也。"《素问·评热病论》："二阳之病发心脾，有不得隐曲，女子不月。"月经以血为物质基础，而心主血，肝藏血，脾统血，脏腑功能相互配合，共同维持全身血液的运行，以保证女子冲任二脉及胞脉的功能。心脾、心肝的调节异常均可以导致冲任及胞脉闭阻而影响月经的正常来潮，症见月经失调、崩漏等症。月经期、妊娠期妇人阴血本是不足，而气血又是相互依存的，正所谓"气为血之帅，血为气之母"。若血液亏虚，血行不畅，日久瘀滞可致气机不畅，而气机不畅不足以推动血液的运行，又可加重血瘀。此时若心又受病，必致胞宫受损而产生妇科疾病，症见月经量少甚或闭经，经行腹痛或头痛等。针对此，先生据多年临床经验自拟理金逐瘀汤，降气通心、化瘀通经，治疗心气不通、肺气不降所致闭经、痛经；清心逐瘀汤，凉血清心、逐瘀止痛，治疗经行头痛。**验案：**苑某，女，23岁。患者自述闭经3月余，伴失眠多梦，口舌生疮。既往月经规律，但月经量少，且经行小腹痛甚，面部痤疮，末次月经为2005年8月4日。时诊为心失所养，瘀血阻滞所致闭经、经行腹痛。治当养心清火，化瘀止痛。方用清心逐瘀汤。药用丹参25克，当归25克，桃仁20克，红花20克，枳壳15克，桔梗15克，牛膝20克，生地黄20克，柴胡15克，甘草10克。服药10剂后行经，经量较前稍多，仍色黑，经行腹痛减轻。二诊继服上方加减30剂后诸症消失，临床效果显著。随访一年未见复发。

心藏神，主神志，先生以左寸脉定心藏神、睡眠、神志之状况。肝主疏泄，调畅气机，若心血充足，心神得养，肝疏泄正常，则气血调和；若心血亏虚，或肝失疏泄，心神失养，心肝血虚，所致虚烦不得眠，先生善用酸枣仁汤加味治之。**验案：**徐某，女，47岁，心烦少寐，不易入睡，善恐，甚至彻夜不眠。伴心悸头晕，咽干口燥，腰酸，月经量少，舌红，脉弦细，左脉弱。诊断为不寐，月经量少（心肝血虚，肝肾不足）。治宜养血安神，清心除烦，滋补肝肾。方用酸枣仁汤合二至丸加减：炒酸枣仁50克，茯苓25克，知母25克，生甘草15克，川芎15克，合欢花25克，夜交藤50克，女贞子25克，旱莲草25克。酸枣仁药性平和，先生常以生者治多眠，炒者治失眠，补血养肝，益心安神；知母清热降火，滋阴除烦；茯苓宁心安神；川芎活血行气，调血疏肝；甘草清热去火，合二至补益肝肾、滋补精血；加入合欢花、夜交藤，以助养血舒郁、清心安神之功。服方14剂而睡眠安和，经量增加，以天王补心丹善后诸症皆愈。

心居阳位，五行属火；肾居阴位，五行属水。心火下济肾水，则肾水不寒；肾水上资心阳，则心火不亢，此谓"心肾相交，水火既济"，即"坎离相济"，是维持脏腑阴阳平衡的重要因素。如心火亢盛，亢则为害，可见心烦、失眠；肾水不足，"失于相承"可见腰酸膝软、头晕耳鸣，先生多选用黄连阿胶汤，治疗心肾不交、水火不济之更年期失眠，虽药价低廉，但辨证准确则药到病除。**验案**：杨某，女，56 岁，症见心烦，昼夜不眠，悲伤欲哭，舌红赤，脉虚数，即治以黄连阿胶汤合甘麦大枣汤，服药 15 剂而痊愈。

归脾汤心脾双补，复二脏主血、生血、统血之职，先生常以其治疗心脾两虚、脾不统血之闭经、崩漏，伴心悸怔忡、健忘失眠等症。**验案**：周某，女，32 岁，闭经 4 个月，闭无所苦，6 年前人工流产一次，有压力时月经不调，夜寐不佳，失眠多梦易醒，望诊视其上下唇颜色不一，知脾胃不和，压力较大，思虑过度，损伤心脾，遂以归脾汤补益心脾、益气生血。药用黄芪 50 克，生晒参 15 克，焦白术 15 克，茯苓 15 克，当归 25 克，炒枣仁 25 克，龙眼肉 15 克，木香 5 克，鸡内金 15 克，炒麦芽 15 克，甘草 10 克。以此方加减服 28 剂而月经如常，诸症痊愈，随访一年未再复发。

而对于他药久治无效或不愈的顽固性失眠，则多考虑心血瘀阻所致，常以血府逐瘀汤治疗而获奇效。**验案**：张某，女，49 岁，自诉失眠多梦，胸闷气短，善太息，烦躁不宁，烘热汗出，面色晦暗，神情抑郁，舌紫暗、有瘀斑，脉细涩。诊断为失眠（心血瘀阻型），治以血府逐瘀汤。药用桃仁 15 克，红花 10 克，生地黄 15 克，当归 15 克，赤芍 15 克，川芎 15 克，柴胡 15 克，桔梗 15 克，枳壳 15 克，怀牛膝 15 克，甘草 10 克，7 剂水煎服，每日 1 剂，分两次早晚温服。二诊：睡眠改善，烘热汗出、胸闷气短、神疲乏力等明显减轻，情绪调畅，舌淡暗稍紫、瘀斑淡，脉沉细无力。效不更方，继服 7 剂，诸症消失，睡眠安和。先生认为："心位于胸中""心主身之血脉"，脉是血液运行的管道，血液在脉中循行于全身，心主血和脉，脉为血之府，故"心即为血府"。先生尊古、崇古，然不拘于古，此病四诊为气机阻滞、心血瘀阻之征，遂投原方，未做加减，收效甚好。

（五）妇科疾病与肺的关系

经络上，《灵枢·营气》说："上额，循巅，下项中，循脊，入骶，是督脉也，络阴器。上过毛中，入脐中，上循腹里，入缺盆，下注肺中。"可见肺与督、任二脉是相通的，并借督、任二脉与胞宫相联系。

功能上，肺主气，主肃降，朝百脉而通调水道。输布精微于周身，若雾露之溉。精、血、津、液皆赖肺气之输布而达于子宫。肺与任、督二脉也有经络上的联系。心肺皆处于上焦，心主血，肺主气，共同调节气血之运行。《灵枢·经脉》有云："心主手厥阴心包络之脉，起于胸中。"《素问·水热穴论》有云："肾者至阴也，至阴者盛水也，肺者太阴也，少阴者冬脉也，故其本在肾，其末在肺，皆积水也。"由此可见肺气伤，则易波及于心肾。若肺被外热或七情之热致伤而损其气，则司卫之能受损。本主周身之气之肺受邪热而损，气机紊乱，内则不能随营气相随于上下，外而不能肥腠理，充皮肤，司开阖。且肺气不足，其气则无法宣泄而愤郁于胸中。内不能下至于大肠，外不能温暖肤表，上不能充养心气，下不能生旺肾气，基于此，在月经期间，或见经水若来若止或见闭经或见胸痛心烦，在妊娠期间或见子嗽、或见子肿；在产后期间可见恶露早止或难以排尽，以及产后血肿、咳喘之证。先生依据多年临床经验，又结合经典古方制定理金逐瘀汤，降肺气通心气以化瘀，治疗肺气不降、心气不通之闭经；产后血肿方，理肺消肿、活血化瘀，治疗产后血肿。定喘白果汤，宣肺降气、清热化痰，治疗产后喘证，均取得较好疗效。**验案**：王某，女，32

岁，产后 21 天，哮喘、咳嗽气急，痰多质稠不易咳出，早晨黄痰明显，微恶风寒，舌略红、稍胖大，有齿痕，舌苔黄腻，脉象滑数。诊断为产后喘证（风寒外束、痰热蕴肺），治宜宣肺降气、清热化痰、止咳平喘。方用定喘白果汤（定喘汤化裁），白果 15 克，炙麻黄 10 克，款冬花 15 克，半夏 15 克，桑白皮 15 克，海浮石 50 克，苏子 15 克，茯苓 15 克，陈皮 15 克，浙贝 15 克，麦冬 15 克，莱菔子 15 克，杏仁 10 克，甘草 10 克，服药 1 周，咳喘、痰、恶寒等症基本缓解，而以上方加减 7 剂巩固而痊愈。先生认为该患素体脾虚多痰，产后多虚，更易感受风寒，肺气壅闭，不得宣降，郁而化热，灼津为痰，故症见哮喘、咳嗽痰多色黄，微恶风寒。白果甘苦平，归肺经，敛肺定喘而祛痰；蜜麻黄宣肺散邪以平喘，共为君药，一散一收，既可加强平喘之功，又防麻黄耗散肺气。苏子、杏仁、半夏、款冬花、浙贝、莱菔子降气平喘，止咳祛痰；海浮石清肺化痰，善治痰黏胸闷不易咳出之症，共为臣药。桑白皮、黄芩清泻肺热，止咳化痰平喘；茯苓、陈皮健脾利湿化痰，扶助正气；麦冬滋阴润肺化痰，共为佐药。甘草止咳化痰，调和诸药为使药。诸药均入肺经及脾胃经，虚则补其母，治肺经咳喘病症，勿忘培土生金，尤其素体脾虚，加之产后多虚，舌胖大有齿痕，加陈皮、茯苓即合入二陈汤健脾利湿以化痰。肺为娇脏，喜润而恶燥，尤其痰黄黏稠不易咳出，勿忘滋阴润肺以助化痰。

脾土肺金为母子，肺主一身之气，而脾胃是气血生化之源；肺主通调水道，肺主行水，脾主运化水液，由此可见肺与脾在气的生成与水液代谢方面密切相关。先生依据多年临床经验制定加减补中益气汤，补气升清、化气行水，治疗产后气虚型小便不通疗效较好。**验案**：吴某，女，24 岁，顺产后第 3 天，小便不通。伴小腹胀痛，倦怠乏力，汗出较多，面色无华，舌淡，苔白，脉缓弱。诊为气虚型产后小便不通。治以补中益气，宣肺行水。药用黄芪 50 克，白术 20 克，陈皮 15 克，党参 25 克，升麻 10 克，柴胡 15 克，当归 20 克，桔梗 20 克，通草 10 克，茯苓 15 克，甘草 10 克。5 剂水煎，早晚温服。服药当日小便畅通。先生认为气虚不升，中州清阳之气下陷，致膀胱窒塞不通，即所谓州都气化不行。病在膀胱，气化不利为患。虽气虚为多，亦有气滞、血瘀所致。即有虚、实之分，治虚者补气温阳以化之，实者疏利决渎以通之。本例患者因产程较长，劳力伤气，气虚无力通调水道，不能运化流通津液而致小便难出，尿蓄膀胱滞留不出，故小腹胀痛，气虚中阳不振，则倦怠乏力，面色无华。气虚不能固表，而汗出较多。舌淡，苔白，脉缓弱为气虚之候。治以补中益气汤加减，方用补中益气汤补气升清、化气行水，重用黄芪补气以升举清气，加入桔梗、通草、茯苓提壶揭盖，升清降浊，通利小便。全方共用补脾益肺，化气行水，而使小便得解。

肺属金，肾属水，肺金和肾水是母子关系，肺和肾互相配合、互相影响，又称"金水相生""肺肾相生"。肺主肃降，通调水道，使水液下归于肾。肾主水液，经肾阳的蒸化，使清中之清，上归于肺，依靠脾阳的运化，共同完成水液代谢的功能。肺主呼吸，肾主纳气，两脏有协同维持人身气机出入升降的功能。肺阴受损，病久及肾，这称之为"母病及子"；肾阴耗伤，或不能上润，由肾及肺，称之为"子病累母"。先生结合肺肾的生理病理特点，应用滋肾养肺法治疗妊娠咳嗽，取得较好疗效。**验案**：李某，女，24 岁，妊娠 5 个月，咳嗽 1 月余。患者妊娠 5 个月，平素嗜食辛辣，初起因外感而头痛、鼻塞、咳嗽，未治疗。后头痛、鼻塞好转，唯咳嗽不已，愈咳愈剧。诊时咳嗽 1 月余，咳吐黏痰，色黄，入夜尤甚，不寐，咳甚则痰中带血，腰酸，手足心热，大便干燥。舌暗红，苔黄干，脉滑数。诊为阴虚肺燥所致子嗽。治以滋肾养肺，宣肺止咳化痰。药用麦冬 15 克，五味子 15 克，生地黄 15 克，山茱萸 15 克，山药 15 克，茯苓 10 克，桔梗 15 克，百合 20 克，杏仁 15 克，橘红 15 克，川贝 15 克，苎麻根 15 克。7 剂，水煎服，每日 1 剂，分早晚温服。药后咳嗽明显减轻，痰仍较黏，大便稍干，原方加沙参 15 克、桑叶 15 克。继服 7 剂，尽剂咳止，诸症消失。患者初起因外感而头痛、鼻塞，咳嗽，期待自愈而未予治疗，致咳嗽日益加重。另因患者平素嗜食辛辣，辛辣之品动火伤阴，且妊娠期间，阴血下聚以养胎，出现阴血愈亏，阴虚火旺，两因相感，火灼肺金，灼津为痰，痰火胶结，壅阻于肺，肺失宣肃，故久咳不已、咳吐黏痰；阴虚火旺，灼伤肺津肺络，而入夜尤甚，咳甚则痰中带血，不能入睡。阴血亏损则手足心热，大便干燥，久病及肾，咳嗽日久，导致肾精亏虚，肾虚冲任不固，胎失所系而致腰酸腹痛。究其此咳系阴虚肺燥，痰火蕴阻于肺，肺失肃降所致。故投以麦冬、五味子、生地黄、山茱萸、山药，养阴、润肺、滋肾，使金水相生，阴津充足，以滋肾养肺；桔梗、杏仁宣通肺气；百合养阴润肺；川贝养阴化痰；茯苓、陈皮健脾利湿化痰；苎麻根既清热解毒，凉血止血又善安胎。全方共奏滋肾养肺、宣肺止咳化痰之功，得以咳止胎安。

先生认为五脏功能相互生克制化，才能维持人体的生生之机。所以在探求病机之时，既要了解每一脏腑的特殊功能，又要探求它与其他脏腑之间的协调关系及相互影响，才能从各种复杂的病症之中找出病机的关键所在，找出复杂病机的演变规律所在。五脏中可由一脏的功能失调而单独致病，但内伤疾病日久常导致多个脏腑功能失调等一系列复杂的病机变化，故在治疗时可单一脏腑论治，还可两脏、三脏甚至五脏同治，脏腑同调，遵循整体观念进行脏腑的综合辨治。不能脱离其他脏腑的相互影响而片面地解决单一脏腑的病机变化，而要透过现象洞察明晰各脏腑病机之间的协调关系、相互影响及演变规律，而把人体各系统疾病统一到一个整体的复杂病机的高度而全面系统地加以解决。上述案例就是先生脏腑辨证整体论治思想的最好印证。

四、重视标本逆从

王维昌先生幼承庭训，研习《内经》，把握其中标本逆从理论的精髓，寓经典于临床，临证时常依据疾病的先病后病、病轻病重、内外上下、正气邪气等关系来拟定正治反治、先治后治等治法，将标本逆从理论有机地运用于临床中。

《素问·移精变气论》曰："逆从倒行，标本不得，亡神失国。"标本逆从理论作为《内经》治则治法的核心内容之一，对临床有着十分重要的指导意义。先生通过多年的临床实践及对经典的研习体会，对于标本逆从的理解运用体现在多个方面，兹介绍如下。

（一）标本理论的应用

标本二字，《说文解字》注："标，木杪末也。"又说："木下曰本。"故标本常用以概括说明事物的本质与现象、原因与结果、先与后、主与次等关系。《内经》中标本的含义有四个方面：①经脉标本，十二经脉脉气所止之处为标，所出之处为本；②六气阴阳标本，风寒暑湿燥火六气为气候变化的本原，而三阴三阳是六气之标象；③医患标本，以患者及所患疾病为本，以医者及其治疗为标，一切治疗都必须通过患者起作用；④疾病先后标本，导致疾病发生的病因病机及原发病为本，而病因病机引起的病证及继发病、后发病为标。先生在临证中对标本理论的运用，主要体现在把握正气与邪气、主证与兼证、病性的轻重缓急、医生和患者的关系等方面。

1. 正气为本，邪气为标

中医认为正气不足是疾病发生的内在因素，邪气侵袭是发病的重要条件，正邪交争的胜负决定了是否发病，正如《内经》所云"正气存内，邪不可干""邪之所凑，其气必虚"。先生认为在疾病的发生发展过程中，必须要把握正邪之间的关系，凡病必以正气为本，邪气为标，临证时正邪兼顾，扶正与祛邪同用。《医宗金鉴》云："形虚病盛先扶正，形证俱实去病急，大积大聚衰其半，须知养正积自除。"如先生在治疗乳岩等肿瘤疾病时，常强调正气逆乱是其发生的根本原因，发病之初，邪气盛实，正气尚充，此时当宗《内经》"有故无殒，亦无殒也"之意，以祛邪为主，扶正为辅。而对于放化疗后或病久者，多以正气不足为主，则需急补正气，扶正以祛邪。此外，由于病情复杂，常出现"余毒未清"，体内病理代谢产物蓄积，易致疾病复发。此时应根据不同临床证候，从整体出发，遵循"扶正为主，祛邪为辅，病证结合，标本兼治"的原则，调整患者机体阴阳、气血、脏腑功能。

2. 主证为本，兼证为标

"证"，是医生认识疾病、识别具体病证的主要依据，总体上可划分为主证与兼证。主证是指病证的主要症状与体征，反映了疾病的主要矛盾。而兼证处于次要或从属地位，往往随着主证的变化而变化。先生认为临证所见之证纷繁复杂，必须通过严谨的分析抓住主证，把握主要矛盾，逐本、立法、处方。对于疾病的兼证，在抓主证、立主方、选主药的基础上，通过适当加减即可。如带下病，先生认为其本皆为湿，故选方用药应以祛湿为主。然因寒湿、湿热的病性之别，脾肾、肝脾的病位之异，祛湿同时要兼顾异同。寒湿者，病位多在脾肾，见带下日久不愈，清稀如水，量多，并有腰酸、下腹冷坠感，常以健脾除湿治本，温阳益肾治标；湿热者，病多为肝经湿热下注，见带下色黄黏稠，伴见烦躁易怒、胁肋不适、外阴瘙痒等症，常在清热利湿的基础上加用疏肝运脾之品。

3. 缓者为本，急者为标

王维昌先生作为龙江医派之大家，精于妇科，临床所见之患者多为四处延医而不效者，所见之病证常多夹杂继发病、后发病，错综复杂。临证时需明确疾病之轻重缓急，病轻势缓者，可标本同治，而对于病重势急的新发或突发之病变，则必须集中力量治疗。如老年女性受生理结构、激素等的影响，局部抗感染能力降低，致病菌易入侵繁殖引起炎症，导致老年性泌尿生殖系统炎症的发生，可见阴道干涩、尿频、尿失禁等症。先生认为此证以肾虚为本，当以补气益肾，缓图其本，以滋补肝肾、养血滋阴为主的白斑汤治之。但若尿频、尿失禁伴见外阴瘙痒、尿道灼热、尿痛，则多为外邪致病，此是急证，用加减龙胆泻肝汤及自拟斯立康以清热解毒、利湿止痒治其标。

4. 患者为本，医者为标

《素问·汤液醪醴论》云："病为本，工为标，标本不得，邪气不服。"《内经》界定了医疗实践中的主次问题，以患者及所患疾病为本，以医者及其治疗为标，一切治疗都必须通过患者起作用。因此，先生认为在诊治疾病过程中，不仅要准确把握其病情，还要全面了解患者的身心特点，才能根据需要针对性地引导患者。情志因素对于女子生理病理的影响最为关键和直接，情志不舒导致肝郁化热，灼伤肝阴，又因肝肾同源，日久致肝肾精血亏虚，是妇科疾病最重要的致病途径。先生认为在治疗妇科疾病时必须善于疏导患者的情绪，要"告之以其败，语之以其善，导之以其所便，开之以其所苦"，从其情而顺其意，可以助肝气之疏泄。

（二）逆从治法的体现

逆，《说文解字》注云"迎也"；从"随行也"；逆从，即逆顺之义。《内经》中关于逆从的论述十分丰富，归纳而言主要有四时逆从、病证逆从、治法逆从三种含义。治法逆从可三分而论：①正反治法：病证深重复杂，顺其症而治者为从治（反治）。病证轻浅单纯，逆其症而治称为逆治（正治）。②标本逆从，病有标本而治有逆从，病在标求于标、病在本求于本者称为从治。病在本而求于标、病在标而求于本者称为逆治。③四时刺逆从,《内经》认为必须根据四时经气之所在而刺,此为从四时而刺之法;若违四时气而刺,邪必不去,更伤内脏,体现了《内经》天人相应的思想。

1. 正反治法

《素问·阴阳应象大论》云"微者逆之,甚者从之",正治与反治是中医治法治则的精髓,临床若能从复杂的病证中巧妙地选择正反治法,则收效甚益。如新产三病之一的产后大便难下之证,先生认为产后大便难有两端:一为产后失血过多,津液亏耗,不能濡润大肠,肠道干涸,无水行舟,故见大便干燥,艰涩难下;二是产子耗气,气虚致大肠传导无力,而致大便不坚,努责难解。临证重在辨明在气、在血,若此时妄投苦寒攻下之品以通肠腑,必伐伤中气,重伤阴血,反加闭涩。故先生常治以"塞因塞用",血虚者治以养血润燥,气虚则益气润肠。又如崩漏之证,先生认为其病机多为肝脾肾三脏的亏虚失调,乃至冲任二脉受损不能固摄血液,然而又有因寒凝、气滞等而致瘀阻胞宫,致血不归经而崩漏者,当详辨之。如崩漏伴小腹疼痛、拒按,虽症见月经量多、淋漓不断,但其出血之源为瘀血阻滞致血不归经,不可妄下补益,法当"通因通用",用少腹逐瘀汤治之,活血以止血,正合《素问·至真要大论》"必伏其所主,而先其所因"之意。

2. 法时而治

《素问·宝命全形论》云"人以天地之气生,四时之法成",强调了人与自然界阴阳四时气候变化息息相关,人与自然界四时气候变化是一个动态的整体,故人必须以四时之法来养生防病。《素问·四时刺逆从论》曰:"是故邪气者,常随四时之气血而入客也,至其变化,不可为度,然必从其经气,辟除其邪,除其邪则乱气不生。"先生以此为依据,对四时刺逆从进行了发挥。春气生发,多急躁易怒、乳房胀痛之症,宜疏肝理气;夏多烦热,宜清心泻火;秋多燥涩,宜清燥润肺;冬多冷病,宜温阳固精。先生精通妇科,谙熟女性生理特点,认为女子属阴以应月,一个周期之内有经前、经行、经后、经间四期,各七日,胞宫状态分别为充盈、下溢、空虚、复生四象。故治疗时应当依据四象潜方用药,如经间宜用滋养补益,经后慎用活血化瘀,经行可用化瘀通经,经前宜疏导勿滥补。此外,一日之中又有四时,昼主阳而夜主阴,如经行头痛之证,日间痛甚伴有头晕沉者,多属阳气不足,宜升其清阳;夜间痛甚多为阴精不足,宜滋补肝肾之阴。

《素问·至真要大论》云:"知标与本,用之不殆;明知逆顺,正行无问。"中医从整体出发,治病需选方,选方应立法,立法必先审标本,倒行逆施则亡矣。先生认为,标本逆从虽为两个不同的概念,但实可合而为一。临证时若能明标而知逆从,则无论病证简单、复杂,都可透过现象看到疾病之本质,从而"以治无过,以诊则不失"。也正如《素问·标本病传论》曰:"夫阴阳逆从标本之为道也,小而大,言一而知百病之害,少而多,浅而薄,可以言一而知百也。"

五、因人因时制宜

三因制宜是指治疗疾病要根据人体的体质、性别、年龄等不同个体因素，以及季节、地理环境这些外界因素，制定适宜的治疗方法的原则，又称因人因时因地制宜。祖国医学认为：疾病的发生、发展与转归受到诸多方面因素的影响，如时令气候、地理环境、机体的体质强弱及年龄大小等。因而在治疗上须依据疾病与气候、地理、患者三者之间的关系，制定相适宜的治疗方法，才能取得预期的治疗效果，这是中医学的整体观念和辨证论治在治疗上的具体体现。

王维昌先生通过多年的实践及自身的行医特点，从"因时、因人制宜"两方面在妇科疾病的诊断与治疗上进行了广泛应用，将诸多妇科疾病化繁为简，在诊疗过程中更易于把握疾病发展的主线，了解病后转归。此外，同病异治、异病同调的治疗方法亦在其中多有体现，兹介绍如下。

（一）因时制宜在妇科诊治中的应用

因时制宜是中医指导临床诊疗的重要原则之一，是在人与自然相统一的整体观指导下形成的。古今中医书籍对因时制宜原则介绍多局限于治疗上，而对其在诊断上的意义解释较少。笔者通过对先生大量妇科医案的整理分析，认为先生在临床诊断与治疗时均重视因时制宜。

1. 昼夜更迭

王维昌先生主要根据昼夜、四季交替变化的时间节律关系诊疗疾病。昼夜的更迭亦与子午流注理论相关，如《针灸大成》所云："子午流注者，谓刚柔相配，阴阳相合，气血循环，时穴开阖也。何以子午言之？曰：子时一刻，乃一阳之生；至午时一刻，乃一阴之生，故以子午分之而得乎中也。流者，往也。注者，住也。天干有十，经有十二：甲胆、乙肝、丙小肠、丁心、戊胃、己脾、庚大肠、辛肺、壬膀胱、癸肾，余两经，三焦、包络也。"人身之气血周流出入脏腑皆有定时，血气应时而至为盛，血气过时而去为衰，逢时而开，过时为阖，而人体之阳气在子时初生，至平旦、日中而逐渐旺盛；而阴气在午时初长，至夜尤盛。

王维昌先生根据人体白天阳盛阴弱，夜晚阴盛阳弱的生理节律变化，将昼轻夜重的妇科疾病归于阴虚所致，而将昼重夜轻则归于邪实所为。而对于因外感疾病所引起的妇女发热类疾病，则不在本节讨论的范畴，而宜归于外感病篇。以妇女夜半发热为例，凡白天热减，夜晚热增，或仅夜间低热的病变，多归结为阴虚精血不足。正常情况下，夜晚时，阳气会被阴气吸引，内收于阴，而成阴阳相交之态。若阴血不足则不能含养阳气，阳气趁阴虚而外散，故发热，此时先生常会使用《傅青主女科》的两地汤[大生地黄 30 克（酒炒），玄参 30 克，白芍药 15 克（酒炒），麦冬肉 15 克，地骨皮 9 克，阿胶 9 克]，或知柏地黄丸加减。若中老年妇女出现夜热增高，伴有关节游走疼痛；或瘾疹瘙痒等症状，先生则诊为血虚生风，乘阴而动，多从血分着手治疗，方选二仙汤（仙茅 9 克，淫羊藿 9 克，巴戟天 9 克，当归 9 克，黄柏 6 克，知母 6 克）合地骨皮、忍冬藤加减。若遇患者白天发热较重，夜间热减或仅在白昼发热，入夜热退，先生则认为此类疾病多为邪气实，因白天阳气用事，若遇邪气侵袭，正邪相争，热势趁机而起。此种证型多见于妇科的急性炎症，如急慢性盆腔炎、附件炎等，除发热外，常伴有腹痛、小便赤涩或白浊、口舌生疮等症状，先生自拟斯立康（炎汤）加减（白花蛇舌草 35 克，金银花 25 克，公英 25 克，地丁 25 克，败酱草 50 克，重楼 25 克，金钱草 25 克，苦参 15 克，紫草 15 克，穿心莲 25 克，莪术 30 克，胆粉 2 克，丹皮 15 克，石菖蒲 25 克，生地黄 25 克）治疗。

气血在脏腑内的布散循行与昼夜的更迭息息相关。临床上，先生亦通过病症发作时间不同，结合气血在脏腑的循行进行诊治，如白天头痛伴有头晕沉者，乃脾气不足，宜用补中益气汤加减；入夜头痛发作者，乃肝肾阴虚，宜用滋水清肝饮加减；头痛夜甚，固定不移，伴有口苦心烦者，乃肾水亏虚，心火上炎，宜用交泰丸合血府逐瘀汤加减。

2. 季节交替

四季气候的交替变化会对妇科疾病产生影响。先生在临床诊断与治疗用药中，常会适应其变化特点合理选择用药，制定适宜的治疗方法。

春季与肝相应，肝主升发，体阴而用阳，肝亦主藏血，春季女性情绪易波动，常会出现急躁易怒，乳房胀痛，月经先期等症状，先生多将其诊为肝气郁滞，肝失调畅，选方丹栀逍遥散去柴胡加减治疗，柴胡者，因恐其截阴故去之。夏季与心相对应，夏季多热，在此段时间，若遇患者月经先期，舌尖红赤有芒刺，口臭便秘，齿衄，眉间痤疮，先生多诊为心火旺盛，"诸痛痒疮皆属于心"，痤疮个大色红痒痛甚者，常用仙方活命饮加减。长夏与脾相应，此时期气候炎热潮湿，体内易生湿浊，若见食少纳呆，脘胀不适，乏力倦怠，气短懒言者，先生多诊为脾虚湿盛，常用补中益气汤、三仁汤或参苓白术散加减。秋季与肺相应，秋季肃冷，肺主治节，若遇胸闷气短，头晕沉，肢体麻木者，先生多诊为肺气不足，常用补阳还五汤或黄芪桂枝五物汤加减。冬季与肾相应，肾为先天之本，主闭藏，此时若遇患者闭经，月经量少，肢冷畏寒，不孕等症时，先生多将其诊为肾精亏虚，胞宫虚寒，常用自拟方天癸汤加减（菟丝子 50 克，枸杞 50 克，何首乌 25 克，熟地黄 40 克，麦冬 15 克，阿胶 15 克，鹿角胶 10 克，五味子 15 克，覆盆子 15 克，巴戟天 25 克，仙茅 15 克，淫羊藿 15 克，王不留行 10 克，当归 20 克）。

由于四季气候的变化不同，相同疾病在各季节的临床表现也各有不同。如感冒，在夏季因雨水较多，湿气盛，故多夹湿邪，临床表现常见肢体沉重，呕恶腹胀，苔厚而腻，治疗须兼以化湿；秋季气候干燥，燥气盛，故感冒多兼燥邪，临床表现有鼻干咽燥，干咳少痰，苔薄少津，治疗须兼以润燥。

（二）因人制宜在妇科疾病诊疗中的应用

因人制宜是指根据患者的年龄、性别、体质等不同特点，制订适宜的治疗原则。清代医家徐大椿在《医学源流论》中云："天下有同此一病，而治此则效，治彼则不效，且不惟无效，而反有大害者，何也？则以病同人异也。"同病异治的问题在临床上较常见，治疗上应对患者进行特异性的诊断与治疗。《老生常谈·以人为鉴》提到："方法不能千篇一律，必须因人制宜。"先生在诊治妇科疾病时，亦遵循此原则，根据女性经、带、胎、产等生理的特殊性，结合其年龄、体质等不同的个体特点来制订适宜的治疗方法。

1. 年龄

女性患者因年龄不同，生理功能、病理反应各异，在临床诊断与治疗时亦有不同。《内经》曾对女性的生理特点进行了描述，如《素问·上古天真论》云："女子七岁肾气盛，齿更发长。二七而天癸至，任脉通，太冲脉盛，月事以时下，故有子。三七肾气平均，故真牙生而长极。四七筋骨坚，发长极，身体盛壮，五七阳明脉衰，面始焦，发始堕。六七阳气衰于上，面皆焦，发始白。七七任脉虚，太冲脉衰少，天癸竭，地道不通，故形坏而无子也。"文中对女性的生理过程进行了描述：女子成长到了七岁，肾气才充盛，牙齿更换与头发生长的速度均加快；到了十四岁，天癸逐渐发育成熟，任脉通畅，太冲脉旺盛，月经按时到来，所以能怀孕生育；到了二十一岁，肾气充满，智齿长出，生长发育期结束；到了二十八岁，这是女性身体最强壮的阶段，筋肉骨骼强健坚固，头发长到极点；到了三十五岁，身体开始衰老，首先是阳明脉衰退，面容开始枯焦，头发也会堕脱；到了四十二岁，人体上部的三阳脉衰退，面容枯焦槁悴，头发开始变白；到了四十九岁，任脉空虚，太冲脉衰微，天癸枯竭，月经闭经或绝经，形体衰老，不再有生育能力。随着年龄增长，女性的生理功能亦由充盛转为衰退，先生将女性的生理过程划分为四期，按不同时期的病变特点处方用药。先生认为：女性的青春前期与青春期正值肾气初盛，机体尚未发育完全之时，若出现月经不调、先后不定期，多诊为肾精不足或者肾气亏虚，治疗宜补肾益精血，方用大、小温经汤合六味地黄丸加减。女子婚后受孕，孕育新生，既需先天之本肾的滋润，又需后天之本脾的运化，此时患病多诊为脾肾亏虚，治疗以补脾益肾为主，先生自拟培本养血汤（生晒参 15 克，白术 20 克，黄芪 50 克，当归 25 克，甘草 10 克，茯苓 20 克，酸枣仁 20 克，龙眼肉 20 克，木香 5 克，阿胶 15 克，旱莲草 50 克，炙鱼鳔 25 克，锁阳 25 克）。当女性经历了经、孕、产、乳等过程后，人到中年，血脉易虚，肝主藏血的功能减退，血伤肝失所养，肝气横逆，此时多诊为肝血失濡，治疗以养肝补血为要，先生自拟补血汤（黄芪 50 克，生晒参 15 克，枸杞 50 克，龟板胶 10 克，鹿茸粉 4 克，酸枣仁 25 克，桑椹 25 克，阿胶 15 克，旱莲草 50 克，炙鱼鳔 15 克，当归 20 克，熟地黄 25 克）。女性到了围绝经期前后，天癸竭，肾气衰，精血亦亏，若伴有潮热汗出，盗汗心烦者，多诊为阴伤不足，宜滋阴清虚热，方用两地汤合六味地黄汤加减。若以倦怠乏力，肢冷畏风寒，感情淡漠为主者，则多诊为阳虚气弱，宜温精养血，益气补中，方用天癸汤加减。

2. 体质

体质是由先天遗传禀赋和后天获得所形成的，人类个体在形态结构和功能活动方面所固有的、相对稳定的特性。"体"指身体，"质"指性质、本质。自古以来，体质划分的方式较多样，比较详细的是阴阳二十五人理论。《灵枢·阴阳二十五人》云："木形之人，比于上角，似于苍帝，其为人苍色，小头，长面，大肩背，直身，小手足。好有才，劳心少力多忧，劳于事，能春夏不能秋冬感而病生""火形之人，比于上徵，似于赤帝。其为人赤色广（䐃），锐面，小头，好肩背，髀腹小手足，行安地疾心，行摇肩背肉满。有气轻财少信多虑，见事明好颜，急心不寿暴死。能春夏不能秋冬，秋冬感而病生，手少阴核核然""土形之人，比于上宫，似于上古黄帝，其为人黄色圆面、大头、美肩背、大腹、美股胫、小手足、多肉、上下相称行安地，举足浮。安心，好利人不喜权势，善附人也。能秋冬不能春夏，春夏感而病生，足太阴敦敦然""金形之人比于上商，似于白帝，其为人方面白色、小头、小肩背、小腹、小手足如骨发踵外，骨轻。身清廉，急心静悍，善为吏，能秋冬，不能春夏，春夏感而病生""水形之人，比于上羽，似于黑帝，其为人，黑色面不平，大头廉颐，小肩大腹动手足，发行摇身下尻长，背延延然。不敬畏，善欺绐人，戮死。能秋冬不能春夏，春夏感而病生。足少阴汗汗然。"阴阳二十五人理论，是根据阴阳五行学说，将人体禀赋不同的各种体质归纳为木、火、土、金、水五种类型，每一类型又以五音的阴阳属性及左右上下等各分出五类，合为二十五种人。其中木形之人分为上角、大角、左角（少角）、钛角（右角）、判角之人；火形之人分为上徵、质徵（太徵）、少徵、右徵、质判之人；土形之人分为上宫、太宫、加宫、少宫、左宫之人；金形之人分为上商、钛商、右商、左商、少商之人；水形之人分为上羽、大羽、少羽及众之为人，桎之为人五类。

王维昌先生借助体质学说，将妇人体质的特殊之处融入其中。先生指出：因先天禀赋、后天调养的不同，妇人的个体差异较大，会因脏腑、经络、气血、阴阳等盛衰不同而表现出不同的素质特征。临床上，对于阳偏盛或阴偏虚者，应慎用辛温燥热之剂；对于阳偏虚或阴偏盛者，则应少用寒凉伤阳之药。对于身体强壮者，用药剂量可相对增大；对于体质瘦弱者，用药剂量应相应减少。从整体观的角度分析，人体有虚实两大证型，虚证细化后可分为气虚、血虚、阴虚、阳虚四型；实证则可分为痰饮、血瘀与气滞三型。气虚与阳虚证，在症状上有一定相似性，如倦怠乏力，少气懒言等，而不同之处则是气虚证多见于脾肺二脏，以脾肺气虚为主，症见气短、胸闷、头晕等，治疗宜补益肺脾之气，方用补中益气丸加减；而阳虚多见于脾肾二脏，以脾肾阳虚为主，症见畏寒肢冷，食少便溏等，方选理中汤、桂附地黄丸加减。精血同源，为人身之物质基础，阴伤与血虚均会产生虚损劳伤的症状，但又有所不同，阴伤易生虚热，常见潮热汗出，五心烦热等症状，方用知柏地黄丸加减。血虚易致失眠多梦、脱发、心悸、肢体麻木等，宜用补血汤、一贯煎加减，血虚甚者，可加入阿胶、鹿角胶、炙鱼鳔等。实证多由痰饮、气滞、血瘀和外邪夹杂所致。针对痰饮引发的妇科不孕症，先生多用苍附导痰汤加减。白带过多者，常用自拟调带汤（海螵蛸 50 克，桑螵蛸 25 克，牡蛎 50 克，龙骨 50 克，生晒参 15 克，椿皮 25 克，苍术 25 克，荆芥穗 25 克，山药 25 克，白果 15 克，赤石脂 25 克，紫石英 25 克，芡实 15 克，甘草 10 克）。针对血瘀阻滞的月经不调，常用血府逐瘀汤、少腹逐瘀汤、自拟理气化瘀汤（沉香 10 克，干姜 10 克，桃仁 15 克，丹皮 15 克，赤芍 15 克，乌药 25 克，延胡索 25 克，当归 20 克，川芎 15 克，五灵脂 25 克，枳壳 15 克，红花 10 克，香附 15 克，甘草 10 克）。针对气滞病证常用逍遥散、柴胡疏肝散加减。

王维昌先生通过阴阳二十五人理论，将女性不同的体质类型与方药进行对应。如木形之人的实证，多诊为肝气郁滞，常用逍遥散加减；虚证，多诊为肝血不足，宜用一贯煎加减。火形之人的实证，可诊为心火上炎，宜用泻心汤加减；虚证，常诊为心血亏虚，宜用天王补心丸加减。土形之人的实证，多属正常，一般无须用药；而虚证，或诊为脾气不升，宜用补中益气汤加减；或诊为脾阳不足，宜用理中汤加减；或诊为脾阴亏虚，宜用资生汤加减。金形之人的实证，多诊为肺气失宣，宜用通宣理肺丸加减；虚证可诊为肺阴不足，宜用沙参麦门冬汤加减。五脏藏而不泻，女子月经初潮后，精血则随之逐年减少，故水形之人的实证不多见，虚证以肝肾不足为主，宜用天癸汤加减，虚甚者可加阿胶、鹿角胶、鱼鳔。

3. 饮食习惯

随着生活水平的逐年提高，品种丰富多样的饮食物对机体亦会产生不良影响。鲜香麻辣、色泽诱人的川味食品，煎烤烹炸的肉类制品，冷饮甜品的盛行，使得人们在不知不觉享受美味中，疾病悄然而至。先生根据病情，果断处方用药，使疾病消失在萌芽中。如有些女性患者喜食麻辣烫、水煮鱼、炸鸡块或薯条等油炸食品，这些食品均属于肥甘厚味，日久导致脾胃运化不良，痰湿内生，出现胃胀食少的症状，先生对此常用保和丸加味治疗。对于脾胃虚弱日久，运化功能失司，肝阳偏亢导致的颜面痤疮，先生常用枇杷清肺饮或自拟化蓓汤（蛇蜕 15 克，蝉蜕 15 克，全虫 5 克，蜈蚣 3 条，白鲜皮 50 克，胡麻仁 50 克，羌活 15 克，知母 25 克，苦参 10 克，葛根 25 克，当归 20 克，黄芩 10 克，水牛角 25 克，丹皮 15 克，生地黄 25 克，防风 15 克，冬葵子 50 克）治疗。先生认为：养成良好的饮食习惯十分重要，应均衡饮食，调整膳食结构，多食粗粮及粗纤维的食品，保持肠道通畅。对于痤疮患者，除少食辛辣、油腻或脂质含量高的食物，少喝碳酸饮料外，还应保持良好的睡眠习惯，情绪舒畅，多饮白开水。

4. 工作职业

随着现代化社会进程的加快发展，女性承担的工作压力逐年增加。由于女性有着男性不具备的经孕胎产的生理过程，因此职业对女性疾病的发生具有一定影响。如长期伏案工作的女性，易致颈椎生理曲度变直，过早患上颈椎病，对此先生常按营血不足，经脉失濡辨证，方用黄芪桂枝五物汤加减。如长期从事写作的职业女性，常因赶稿件加班至深夜，久思伤脾，暗耗营阴，日久出现心悸、失眠多梦、脱发、月经量少等精血不足的症状，先生常用归脾汤加减，血虚甚者加阿胶、鹿角胶、鱼鳔。妊娠期仍坚持工作的女性，常会因劳累过度出现阴道流血的情况，对此先生常诊为冲任不固，气不摄血养胎，自拟安胎汤（党参 15 克，黄芪 25 克，熟地黄 25 克，白芍 20 克，当归 10 克，杜仲炭 25 克，阿胶 15 克，羌活 15 克，川断 25 克，寄生 25 克），或自拟益气止血汤（黄芪 25 克，白术 15 克，陈皮 15 克，生晒参 15 克，茯苓 15 克，炒枣仁 25 克，当归 20 克，阿胶 15 克，旱莲草 50 克，海螵蛸 50 克，诃子 15 克，木香 5 克，五倍子 5 克，甘草 10 克）加减治疗。对于产后或流产后，机体并未完全恢复就急于上班工作，而致恶露不尽的妇女，若血色暗有块，常诊为瘀血不下，方用少腹逐瘀汤加减；若血色淡无块，常诊为气虚血亏，方用归脾汤加海螵蛸 50 克，诃子 15 克，五倍子 10 克，锁阳 25 克。对于产后营血亏虚，受寒着凉而致经脉失养或风寒湿邪趁虚而入，流注于关节经络者，先生常用当归四逆汤、黄芪桂枝五物汤加味治疗。

5. 其他

除上述典型因素外，女性亦受诸如心理、文化背景、宗教信仰等特殊因素的影响。从心理特征分析，女性患者的性格较男性内向，容易将注意力集中在一件事物上而难以释怀，情绪抑郁、多愁善感等情况多有发生。而有些患者对其所患疾病羞于启齿，如《素问·阴阳别论》所云："二阳之病发心脾，有不得隐曲，女子不月。"对此先生常用逍遥散或柴胡疏肝散加减治疗。

患者的文化背景不同，对疾病的理解与重视程度亦不同。如较多的农村女性患者，由于经济水平较低，常常小病不看拖成大病，最后求助于医生，来看病时疾病往往处于中末期，错失最佳治疗期。与此相反，都市白领女性，多为高知分子，保健意识强，常在疾病初发或未发前就来就诊，疾病的预后相对较佳。对于农村患者，先生在处方的同时，常会详细讲述病情的来龙去脉，增加患者对疾病的认识与了解，增强患者病愈的信心。

宗教信仰对疾病的治疗亦会产生影响。用药期间信念坚定，增加对医生的信赖，往往能缩短治疗疗程。先生除用话语开导患者外，还会考虑患者的信仰，使其信心增强。同时，先生也会尊重患者的宗教礼仪，如佛教或伊斯兰教教徒，当选用动物类药或相关药时，常先征得患者同意，方使用。

因时因人制宜并非独立存在的法则，它与阴阳、五行、六经、八纲、卫气营血辨证相互融合，共同构成了诊疗疾病的基本法则。先生根据时间节律的交替变化与女性患者个体化的不同，巧妙地对妇科疾病进行规律系统性划分，并采用经典方、时效方与自拟方进行针对性治疗，临床上取得了满意的疗效。三因制宜在临床诊疗中具有一定的指导意义，值得后世医家深入挖掘学习。

六、妇科疾患以气血为要

王维昌先生在论治妇科疾病时,尤其重视气血理论,遵《妇人大全良方》中所说"夫人之生,以气血为本,人之病,未有不先伤其气血者",认为气血是人体一切生命活动的物质基础,女子尤是。女性的经、孕、产、乳无不与气血的盛衰畅滞密切相关,月经为气血所化,妊娠需血以养胎,分娩赖气以推动,产后乳汁为气血所化,气血充盈畅通则脏腑协调,经络顺畅,经水调,孕产安,乳水足,健康无病,若气血失和,则易变生百病。气病及血者,以调气为主,活血为辅;血病及气者,以活血为主,调气为辅。临床每以气血立论,擅调和气血以达愈病疗疾之效。

(一) 气郁宜疏,行散破之

王维昌先生认为女子生理上的特点,以阴血为本,以气为用,血易耗而气易结,肝藏血主疏泄,调畅气机,妇女善忧愁思虑,多致疏泄失职之气郁证,故治妇科诸疾,勿忘疏气。且气血津液之间关系密切,气结、气滞则血瘀津停,因此疏气之余又当兼顾。先生创立了行气止痛汤、梅核汤、化乳癖汤、养血理气汤、盛乳汤等多首行之有效的疏气方剂。

1) 行气止痛汤:用于治疗气滞所致的经前腹胀腹痛,方中用青皮 30 克、延胡索 25 克、乌药 25 克、香附 25 克、木香 10 克、槟片 10 克、砂仁 10 克等行气消胀止痛,于大队行气药中,加入莪术 25 克、桃仁 25 克、当归 20 克活血,以化气滞日久所致血瘀,配官桂 10 克温中,甘草 10 克调和诸药,全方共奏行气温中、活血止痛之功。

2) 梅核汤:气能行津,气郁津液运行不畅,津凝成痰,停聚而成疾,先生所创梅核汤用以治疗气郁痰凝停于咽部所致梅核气,具有疏肝降气、化痰止呕之功效。方中用沉香 10 克、乌药 25 克、紫苏 10 克、枳壳 25 克、檀香 10 克等疏肝行气、降逆止呕,半夏 10 克、天竺黄 15 克、干姜 10 克化痰,桃仁 15 克、丹皮 15 克、赤芍 15 克活血祛瘀。

3) 化乳癖汤:则用来治疗痰气交结于乳房所致乳癖、乳核、乳疬等乳腺疾病,具有疏肝行气、软坚散结之效,以延胡索 25 克、莪术 25 克、青皮 35 克、乌药 25 克疏肝行气,甲珠 15 克、王不留行 25 克、漏芦 50 克、路路通 15 克、商陆 10 克、皂刺 15 克、鹿角霜 50 克、钩藤 25 克通乳散结消肿。

4) 养血理气汤:气的升降出入失常影响血的运化,血的亏耗亦影响于气。血能载气,若血虚日久亦可导致气滞,针对此种病机,先生创立养血理气汤,用于血虚而致气滞,临床见经前乳房胀痛,心悸乏力,起则头眩,面色㿠白,脉弦细者。方中用青皮 25 克、乌药 25 克行气疏肝,当归 20 克、川芎 15 克、酒白芍 50 克、熟地黄 25 克、阿胶 15 克等来养血补血,三棱 15 克、莪术 25 克、王不留行 25 克既可行气,又可破血,防血虚气滞致瘀血内停，又加入鹿角霜 50 克、钩藤 25 克通络散结。

5）盛乳汤：女子产后多虚，若产后情志不遂，或素性抑郁，肝失条达，气机不畅，乳脉不通，则产后乳汁不足，先生认为此时单纯补益或疏肝均不适宜，应疏肝通络，补气健脾，创盛乳汤，以王不留行 25 克、甲珠 15 克、丝瓜络 15 克、青皮 20 克、通草 10 克、漏芦 35 克、路路通 15 克、花粉 25 克疏肝通络下乳，黄芪 25 克、党参 25 克、当归 20 克补气健脾养血。

（二）重视瘀血，擅用重剂

血者，乃水谷精微所化，生于脾，施于肺，主于心，藏于肝，化精入肾，奉养脏腑，灌溉经脉。对瘀血内停，先生立活血化瘀之法以治之。以当归、川芎行血、活血，以三棱、莪术破气行血，以益母草、泽兰活血利水，以桃仁、红花化瘀止血，以灵脂、蒲黄活血止血，以大黄、丹皮散瘀止血，以三七、血竭、乳香、没药活血定痛，以卷柏、丹参破血逐瘀，以水蛭、虻虫入络逐瘀。先生还谆谆告诫峻剂活血而效捷，然必须重视以下要点：①病程长者易入络，当祛瘀活血，入络搜邪，勿忘养正。②病情重者应攻破。③体质强者可攻破，体质弱者当养正祛瘀。④病势急的应消，病势缓的当养而活之。先生参唐氏"止血、消瘀、宁血、止血"等法随寒热虚实不同，自拟验方，应用于闭经、痛经、产后诸病等的治疗，疗效颇佳，现分述如下。

1. 闭经有瘀，瘀去则通

二七天癸至，诸脏余血会聚冲任，下注胞宫，按时盈溢，而经而孕。脏腑传血，亦传病邪，邪干于血，则血病，血病则经孕亦病。先生认为月经病实证虽有寒热痰气不同，多有血瘀存在。先生认为女性闭经属实者或为气滞所致血瘀，或为痰湿脂膜闭塞使血流不畅，或寒与血结，血为寒凝，终致冲任失畅，胞络阻滞而经闭，甚则血结成块，而致癥瘕。先生据自己多年行医经验创立坤宝汤、调经十二味、加味过期饮、去脂通经方等方剂用以活血通经，且先生认为经闭非峻剂活血不可治也，故各方中均用大剂活血破瘀之品，以达瘀去经通之效。①坤宝汤用于寒凝所致闭经，以延胡索 50 克、当归 50 克、莪术 50 克、川芎 25 克、水蛭 50 克、虻虫 25 克、大黄 50 克、川牛膝 25 克、苏木 25 克、卷柏 50 克、三七 25 克、桃仁 50 克、红花 50 克、干漆 25 克、鸡血藤 50 克、益母草 100 克等大剂破血祛瘀药通经，吴茱萸 25 克、官桂 25 克、乌药 50 克等温经散寒。②调经十二味用于治疗寒凝、气结、血瘀所致闭经，具有温中行气破瘀之功，方中用三棱 15 克、莪术 25 克、水蛭 5 克、鸡血藤 50 克、桃仁 15 克、茜草 15 克、当归 20 克、卷柏 25 克、川牛膝 10 克、赤芍 15 克、丹参 20 克等活血祛瘀，佐以官桂 10 克、小茴香 10 克、乌药 25 克散寒行气。③加味过期饮多用于治疗瘀血阻滞致月经后期甚则闭经之证，先生亦将此方应用到早期意外妊娠的下胎，以丹参 25 克、当归 20 克、赤芍 15 克、桃仁 25 克、红花 15 克、全蝎 15 克、川芎 15 克、川牛膝 15 克、益母草 50 克、泽兰 25 克行瘀活血，以官桂 10 克温通血脉。④去脂通经方则用于痰湿脂膜闭塞子宫所致闭经，能健脾燥湿，活血降脂，方中茜草 25 克、卷柏 25 克、芸苔子 25 克、巴豆皮 5 克、芒硝 10 克活血软坚化瘀，苍术 50 克、香附 50 克、枳壳 15 克、半夏 15 克、茯苓 25 克、天南星 15 克、焦山楂 50 克、神曲 25 克、炒麦芽 50 克健脾燥湿。

闭经尚有虚中夹实者，若患者先天禀赋不足，肾经不充，冲脉不盛，任脉不通，瘀血内停，亦可导致经闭，先生创调经各半汤以疗之。方中以菟丝子 50 克、仙茅 15 克、巴戟天 25 克补肾助阳，同时用当归 20 克、卷柏 20 克、三棱 15 克、莪术 15 克、水蛭 5 克、虻虫 5 克、川牛膝 15 克、芸苔子 25 克、桃仁 15 克祛瘀通经，全方可达补肾养血、活血化瘀之效。

2. 痛经有瘀，瘀去痛止

"不通则痛"，先生认为痛经属实者寒凝血瘀居多，对于寒邪凝滞客于冲任致气机阻滞，血行失畅，瘀血内阻所致之痛经，先生据寒凝血瘀轻重之差异和所患病证的不同分别创立了温经汤和复位汤。①温经汤主治寒凝、气滞血瘀型痛经；症见小腹绞痛挛痛，喜温拒按，遇冷尿频，经有血块，块去痛减；方中用白芍 50 克、延胡索 25 克、五灵脂 25 克、没药 15 克、僵蚕 15 克、当归 20 克、川芎 15 克活血通络止痛，吴茱萸 10 克、官桂 10 克、小茴香 10 克、炮姜 10 克、防己 25 克温经散寒止痛。全方能温经散寒，活血化瘀，调经止痛。②复位汤具有温经散寒、破瘀止痛、软坚散结之功，主治沉寒痼冷、气滞血瘀所致痛经，亦可应用于进一步加重所致之闭经、经漏、腹痛（子宫内膜异位症）等。症见经行小腹挛痛绞痛难忍，遇冷更甚，喜温拒按，经行有大便感，经止腹部痞块。方中苏土虫 15 克、炙水蛭 5 克、三棱 15 克、莪术 25 克、荔枝核 50 克、橘核 50 克破血逐瘀、行气散结止痛，当归 20 克、赤芍 15 克、丹参 25 克、延胡索 25 克、马鞭草 25 克、没药 15 克、卷柏 25 克、三七粉 3 克活血散瘀通经，制草乌 10 克、麻黄 10 克、官桂 10 克散寒止痛。

3. 产后留瘀，瘀去则安

妇人产后脉络受损，离经之血内停，或由于产后体虚感寒，寒凝血瘀，或胞衣、胎盘残存，均可致产后留瘀，因而形成产后瘀阻所致诸疾，如产后腹痛、产后发热、产后恶露不绝、产后痹证、产后小便不通等。先生强调妇人产后留瘀，应祛除瘀血，瘀血去则新血生，血脉通则诸疾渐愈，但因妇女产后诸脉空虚不可用峻剂祛邪，应缓缓图之。临床常以少腹逐瘀汤、血府逐瘀汤、生化汤、仙方活命饮等配合应用活血祛瘀。常以生化汤、八珍汤、黄芪桂枝五物汤、当归补血汤、参苏饮、趁痛散，或重用黄芪配以活血祛瘀药物，如益母草、泽兰、丹参、三七、血竭等。如治疗产后痹证以趁痛散加川芎、川断或黄芪桂枝五物汤加地龙、山龙治疗。治疗产后小便不通，常以黄芪 50 克，配以益母草 50 克为主治疗。治疗产后交骨不合以生化汤合仙方活命饮相伍，起到活血化瘀、清热解毒的作用。治疗产后血肿、皮如熟李，以二味参苏饮与小调中汤加三七、丹参、血竭等药。

4. 异位妊娠，活血破瘀

王维昌先生将异位妊娠的病机归纳为少腹宿有瘀滞，冲任、胞络不畅，导致运送孕卵受阻，不能移行至胞宫内孕育，本质为少腹血瘀实证。对于异位妊娠且没有形成脉络破损出血者，先生创立了宫外孕方，用以活血破瘀，杀胚斩胎。方中全蝎 5 克、制马钱 3 克、水蛭 5 克破血通络，杀胎消癥，桃仁 25 克、红花 25 克、川牛膝 15 克、当归 20 克、丹参

25 克、没药 10 克、卷柏 25 克、川芎 15 克活血化瘀，花粉 25 克、皂角 10 克消肿毒，芒硝 10 克软坚消癥。

5. 胞崎阻塞，破血散结

王维昌先生认为胞崎阻塞不孕即现代医学的输卵管阻塞所致不孕，可分为结核性输卵管阻塞和非结核性输卵管阻塞，二者虽有不同，但多为血瘀气滞、水停阻滞所致，因此创立了化阻汤和化阻汤Ⅱ号。①化阻汤中莪术 25 克、王不留行 25 克、橘核 25 克、荔枝核 25 克、炙川楝子 15 克、五灵脂 25 克化瘀行气散结，通草 10 克、茅根 50 克、商陆 10 克、巴戟天 25 克温阳利水，猫爪草 50 克化痰散结，解毒消肿，抗结核，用于结核性胞崎阻塞所致不孕。②化阻汤Ⅱ号能化瘀行气通经，用于非结核性胞崎阻塞所致不孕，方为香棱逐水汤加茯苓 25 克、防己 20 克水煎服。香棱逐水汤具有行气温中、散结逐水之效，先生临床用该方来治疗冲脉阻滞引起的不孕（输卵管积水），方中莪术 25 克、三棱 15 克、橘核 25 克、荔枝核 25 克、木香 10 克、炙川楝子 15 克、青皮 35 克破瘀行气散结，通草 10 克、茅根 50 克利尿逐水，丁香 10 克、小茴香 10 克温中散寒。以香棱逐水汤加味，目的为加大利水之功。

王维昌先生对瘀血理论的重视除上述诸多方面外，还可见于许多妇科杂病。如对于癥瘕（卵巢囊肿）的治疗，自创石瘕汤，以穿山甲 15 克、鳖甲 15 克、山楂核 50 克、三棱 15 克、莪术 25 克、王不留行 25 克、路路通 15 克、卷柏 25 克、鸡血藤 25 克、马鞭草 50 克、桂枝 15 克通经络活血散结消癥，橘核 50 克、荔枝核 50 克软坚散结，延胡索 25 克、川楝子 15 克疏肝行气，血不利则为水，故加茯苓 20 克、商陆 10 克利水，全方可奏软坚破瘀散结、行气化癥之效。

（三）止血之妙，清补引涩

临床上多种原因均可引起出血，可为气不摄血，可为热迫血行，可为因瘀出血等，因此，先生强调切不可见血止血，而应详审病机，辨证论治。崩漏为妇科常见病，不同病因所致崩漏，临床表现亦各不相同，先生据不同病机所致崩漏分别创立了参芪失笑散、益气止血方、二蛸散类方、固肾止崩汤等治崩方剂。①参芪失笑散主要用于气虚血瘀型崩漏，方中用黄芪 50 克、党参 25 克补气固崩，海螵蛸 50 克、五倍子 10 克、诃子 15 克收敛止血，锁阳 25 克补肾固冲，失笑散原方加三七粉 3 克活血化瘀，止血不留瘀，全方有补气逐瘀止血之效。②益气止血方用于心脾两虚型崩漏，用归脾汤益气补血，健脾养心，加入阿胶 15 克补血止血，旱莲草 50 克、海螵蛸 50 克、炙鱼鳔 15 克、诃子 15 克、五倍子 5 克收敛止血。③二蛸散类方用于胞脉不固，闭藏失职引起的经漏，有固胞脉摄血之效。方中海螵蛸 50 克、桑螵蛸 25 克、诃子 15 克、芡实 15 克、五倍子 15 克、白及 25 克、白果 15 克、花蕊石 25 克、禹余粮 25 克收敛止血，龟板 10 克滋阴养血止血，锁阳 25 克补肾固冲。若崩漏较重，则加入赤石脂 25 克、紫石英 25 克、牡蛎 50 克、龙骨 50 克，加大收涩固崩止血之效；若为气虚所致，则加入升麻 10 克、黄芪 25 克益气固崩；若为热迫血行所致崩漏，则加入知母 25 克、黄柏 25 克、槐花 25 克、地榆炭 50 克来清热凉血止血。④肾阴亏虚，虚火内扰，热迫血行所致肾阴虚型崩漏及青春期功血，先生擅用固肾止崩汤，方用六味地黄丸滋补肾阴，加入龙骨 50 克、牡蛎 50 克、诃子 15 克、五倍子 5 克、海螵蛸 50 克收敛止血，锁阳 25 克补肾固冲，三七粉 3 克（冲服）活血止血。

女性出血性疾病除崩漏外，临床所见颇多，如倒经、逆经之证，对于此种出血，先生认为多为血热上逆所致，以顺经汤凉血止血，引血下行。方中水牛角 25 克、白芍 25 克、生地黄 25 克、丹皮 15 克凉血止血，大黄 10 克苦寒沉降，使上炎之火得以下泻，怀牛膝 10 克引血下行，白及 25 克、藕节 15 克、蒲黄 15 克止血。再如经断复来之疾，先生认为多为阴虚内热，迫血妄行，以加味益阴煎治之，方中知母 25 克、黄柏 25 克滋阴降火，生地黄 25 克清热凉血养阴，当归 20 克养血补血，海螵蛸 50 克、诃子 15 克、五倍子 5 克收敛止血，砂仁 15 克、生姜 3 片、大枣 5 枚和胃调中，甘草 25 克调和诸药，全方可益阴清热，固涩止血。此外，女性产后或药物流产术后易导致恶露不绝，此时女性的生理特点多为气血亏虚，瘀血阻滞，先生多用补气养血、化瘀止血之法治疗恶露不绝，临床多以生化汤加味、八珍汤加益母草来治疗。

（四）气血不足，补气养血

《女科要旨》云："女子血旺则阴盛而阳自足，元气由是而恒充，血盛而经自调，胎孕因之而易成；阴血充盛则百病不生，阴血虚少，诸病作焉。况女子之血，经行则耗，产后则亏，更有带下崩漏诸疾，由是而大耗，故治女子以阴血为主。"先生亦强调女子以血为本，但气血相互依存，凡伤于血，必及于气，且气血相生，因而临床上气血不足的病证，治疗当益气养血。对于血虚，血枯（贫血）之证，先生创补血汤，方中用当归 20 克、酸枣仁 25 克、阿胶 15 克、炙鱼鳔 15 克补血养血，枸杞 25 克、桑椹子 25 克、旱莲草 50 克、鹿茸粉 4 克、龟板胶 15 克补肾填精生血，因气能生血，方中重用黄芪 50 克、生晒参 15 克补气生血。

女子孕后气血下聚胎元，若气血素虚，冲任匮乏，孕后气血下聚胎元不足，不能固摄滋养胎元，致胎元不固，胎动不安，对于此种气血亏虚，先生多采用益气养血、补肾安胎之法，分别创立安胎饮和保胎丸。安胎饮中用党参 15 克、黄芪 25 克、生地黄 25 克、白芍 20 克、当归 10 克、阿胶 15 克补益气血，杜仲炭 25 克、羌活 15 克、续断 25 克、桑寄生 25 克、白术 15 克、黄芩 15 克补肾安胎。保胎丸即在安胎饮的基础上去党参，加入苎麻根 50 克、厚朴 15 克、菟丝子 25 克加大补肾安胎之效。

女子产后气血亏虚，经脉失养，若风寒湿邪乘虚而入，可致产后身痛，先生认为对于产后身痛的治疗，应按照产后所处阶段的不同，分别采用不同的治疗方法，对于产后 30 天内出现身痛，以气血不足为主者，多用黄芪 25 克、当归 20 克补益气血，同时加入桂枝 15 克、羌活 15 克、川芎 15 克、牛膝 10 克、寄生 25 克、川断 25 克、薤白 10 克等祛风活络，除湿散寒。此外，对于癥瘕的治疗，先生亦强调不可单纯祛邪，在应用破血软坚化癥之品的同时，应加入黄芪、当归、白芍等补益气血之品，以防伤正，如其所创之积瘤汤、积瘤丸等。

七、主张三位一体用药

王维昌先生幼承家学，矢志岐黄，精研医道，深谙经典，自小积累下深厚的中医基本功底。及至业医，临证诊疗每能获桴鼓之效，不仅源于其对医理医道了然于心，辨证识病恰中肯綮，更得益于他对药性药理了若指掌，用药遣方运筹帷幄。先生常常强调准确的辨证必须在精准的用药上体现。西医可以定位定性定量分析疾病，而中医同样也可以通过脏腑辨证、经络辨证、八纲辨证、六经辨证、卫气营血辨证等定位定性定向分析疾病，与此同时，中药的选用亦有定位定性定量的特点。

王维昌先生在对单味中药的药性药效烂熟于胸的基础之上，更将"定性-定位-定向"相结合的三位一体系统用药思维灵活地用于妇科病证诊疗之中。所谓"三位一体"用药，即是根据对病证的病性、病位、病势进行综合分析，以中药"性味""归经""升降浮沉"等药性特征为考量的维度，从而选择适当的药物以应病证。先生在辨证精准的前提下，总能从多重角度分析药物的整体功用，有的放矢地择选药物，这对于实现药证相应、保证临床疗效具有决定性意义。

（一）推敲药性寒热，以偏纠偏

王维昌先生常言人在天地之间，触冒六淫而生外寒外热等，又五志过极、饮冷食辣而生内寒内热，外而经络，内而脏腑，舍于气血，传于冲任，犯于胞宫，而生经孕产乳偏寒偏热诸疾。故善用中药者，如善用兵将，辨药物寒热温凉之偏性，以药之偏性纠正受病脏腑气血之偏，故有寒者热之，热者寒之。先生谙习药物性力之缓急，亦明辨药性之寒温。他认为，药性寒热之辨是用药取效的首要因素，若寒热药性了，则药效其应如响，若寒热药性不辨，则用药鲜有不误。

妇人之病，每多寒化热化之变，常常因寒而凝结留瘀，易致经迟、经闭、痛经、癥瘕、宫冷不孕等，先生治妇人病寒，常以肉桂、吴茱萸、小茴香、桂枝、艾叶、炮姜等温热药物为用，借以温暖血脉，畅达血行；妇人多郁，易于生热化火而伏留冲任，以致经早、崩漏、胎动等，先生治妇人病热，常以丹皮、赤芍、旱莲草、丹参等寒凉药物为先，实为"纯于治血，少加清火之味"以获良效。

王维昌先生揣度用药，灵活变通，据证选药，总能恰到好处，恰合所宜。他常引《内经》中"天食人以五气，地食人以五味"之论，认为药物生于天地之间，五气五味浅深浓淡不同，药之寒热温凉程度也有不同，大寒之药清大热，小寒之药去小热。因此临床大夫要深入而深刻地体悟药物的药性特征，才能更好地将药物为临床所用。例如，虽同为寒凉清解之品，亦有轻重清浊之分，石膏、黄连、栀子等性力厚者当以清大热，玄参、贝母、地骨皮等性力缓者当以清微热；黄柏、胆草、木通等味重浊者宜清下，金银花、连翘、菊花等气轻清者宜清上；生地黄、女贞子、旱莲草等味甘者清而兼补，郁金、丹皮、川楝子等味辛者清而兼行。只有充分体会这些药性特征，才能根据病证的特点选择最为适合的治疗药物。

（二）斟酌归经定位，药达病所

归经是中药性能中的定位概念，是为了描述药物作用部位而提出的性能特征，而这为准确用药提供了极具参考价值的线索。药物作用部位不尽相同，有的善走脏腑，有的善行经络；有的走上焦，有的走中焦，有的则走下焦；有的能走气分，有的常入血分。因此用药若能很好地把握药物作用的定位情况，根据病证、病位情况，有的放矢地选择、运用药物，就能有效地提高用药的准确性，对于提高临床疗效大有裨益。先生时常借用徐灵胎之言，所谓"不知经络而用药，其失也泛，必无捷效"以告诫学生明确药物归经，定位用药的重要性，否则治疗有如缘木求鱼，极可能南辕而北辙，即使辨证精准，也难取效。特别对于妇科病证而言，虽有经、带、胎、产及杂病之别，但其病变无不与脏腑、气血、经络功能失调相关。脏腑主要责于肝、脾、肾三脏，经络主要责于冲、任、督、带四脉，疾病的病位特征较为明确。先生诊疗妇科病证从妇人生理、病理特征着眼，治疗总不离调补肝、脾、肾，调理冲、任、督、带之旨。因此药物的定位、归经便成了他重要的选药依据。如旱莲草、女贞子、龟板、阿胶等药善入肝肾，能滋肾固冲，用治冲任不固之经多、崩漏，以收静摄止血之效；鹿茸、紫河车等血肉有情之品，以及紫石英、肉桂、巴戟天、杜仲、沙苑子、菟丝子之辈，善入奇经八脉，有调冲温督、调补肝肾之能，宫冷不孕及产后冲任虚损者常有用之；如柴胡、香附、川芎、郁金、益母草、地龙等味，善疏肝郁、理冲任、调奇经，有疏理通调之力，每多用治气滞血瘀、冲任不通之月经不调、乳胀等症；又如芡实、莲子、桑螵蛸、金樱子、山药、鸡内金等，善入脾肾，功可固涩带脉，脾肾不足、带脉不固之带下过多、绵绵不尽者常以用之。

《灵枢·五音五味》道："妇人之生，有余于气，不足于血。"妇人以血为先天，下而为经，上而为乳，又有养胎之能，因此妇人之病以血病者为多，治当以调血为要。而"气病则血不能独行，血病则气不能独化"，气血互依互用，盈损与共，血分病容易波及气分，气分病也易波及血分。且肝亦为女子之先天，而常因失于疏泄以致肝气怫郁，血行不畅，而成妇科诸病之肇端。因此调气对于治疗妇科病证而言同样具有重要作用。这就意味着妇科临证用药当有气分、血分定位的区别。先生调气常用陈皮、苏梗、白豆蔻、砂仁、厚朴等以理脾胃气机，用佛手、香附、柴胡、川楝子等以疏理肝气，用沉香、小茴香、乌药等行下焦气滞而兼暖；治血常用当归、桃仁、红花、鸡血藤等专以活血调经，用丹参、丹皮、赤芍等行血而兼凉，用益母草、泽兰等通络兼以利水；而血中气滞则以川芎、郁金、延胡索等入血而又善行气滞，能行血中滞气，而以三棱、莪术等重以活血理气，破瘀开滞。先生临床运用诸药，以酌量各药效用靶向为前提，思忖病机而恰当选用，总能药证相合，守而无失。

（三）斟酌升降走向，应势而治

妇科疾病复杂多样，虽以血脉病为多，但未尝不与气机运动变化失常息息相关。先生常引《素问·六微旨大论》之言，所谓"出入废则神机化灭，升降息则气孤矣……四者之有而贵常守，反常则灾害至矣"。说明气机升降的重要。五脏六腑气机升降正常，则精血津液循行常道，反常则"灾害至矣"。故气逆则血逆而倒经，气陷则血脱而崩中漏下，又或经行呕吐、妊娠恶阻、滑胎、阴挺、阴吹、子嗽等莫不是气机升降失常之害也。正如汪机所言："血乃气之配，其升降寒热虚实，一从于气……调经莫先于养血，养血莫先于调气也。"

欲调脏腑气机升降出入者，需明药物升降浮沉之性。所谓药物升降浮沉，是对药物在人体的作用趋向的描述。升浮者有向上、向外之势，多有升阳发表、祛风散寒、涌吐、开窍等用；沉降者有向下、向内之势，多有泻下、清热、利水渗湿、重镇安神、潜阳息风、消积导滞、降逆止呕、收敛固涩、止咳平喘等用。利用其在体内效用走向，可以纠正机体功能升降之失常，是指导临床用药的又一重要依据。先生熟识药性，善于利用药物升降浮沉之性，针对妇科气血逆乱之证，选药精当，每获良效。

顺应病位是先生依据药物升降浮沉选择用药的原则之一。病位在上者，常选用或配以具有升浮药性的药物；病位在下者，常选用或配以具有沉降药性的药物，如此以带引诸药，使药物效用直趋病所。如先生治疗某经行头痛患者，辨属血虚肝旺证，药用夏枯草、炒栀子、龙胆草、炒白芍、制首乌等治以清肝养血，尚用川芎、菊花、蔓荆子等上行升浮之品以引药上行、清利清窍，经治效佳；又如先生治疗产后便秘，产后本当补益精血，润肠通便为宜，其不忘因势利导之旨，又加苦泄下降之枳壳推浊气下行以开通闭道。

逆其病势是先生依据药物升降浮沉选择用药的又一原则。元气下陷则升之使上，病气上逆则抑之使下，利用药物作用的趋向纠正病势发展的趋向而达到治疗的目的，正如《读书随笔·升降出入论》中所谓："气之亢于上者，抑而将之，陷于下者，升而举之。"先生治疗某妇人崩漏之疾，出血长时不止，量时多时少并夹瘀块，面色苍白，精神萎靡，伴头晕心慌，舌淡苔薄白，脉沉弱。恰如《罗氏会约医镜》中所言："或崩久成漏者，或未崩而未漏者连年不休，此中气下陷，元气不固也。"病有下陷之势，因此治疗大补中气，益气摄血的同时，又用黄芪、升麻、柴胡等升提之品，以举而升之；又如先生治疗经行呕吐，常投沉香、紫石英等温肾降气，或投竹茹等清胃降逆之品；而治疗妊娠恶阻，则常投姜半夏以降气平冲，虽然半夏有致堕胎的记载，在妊娠恶阻治疗中的作用一直颇有争议，但他依证选用，借其降逆之势，常常病转而愈，而临床上尚未发现影响胎儿之害。

合于脏腑气机运动特点而升降并用也是先生用药主要的思考角度。肺主宣降，肝主升发，而脾宜升则健，胃宜降则和等，此皆为脏腑气机升降出入之常态，调治用药当顺之而无伐天和。如子嗽，主要责于肺气失于宣降，气逆而上所致，先生论治子嗽，不外分外感、内伤，常用桔梗、杏仁为伍，一宣一降，宣降相因，恰合肺之生理特征，屡屡获效。又如产后癃闭，为产后常见病，多因素体虚弱或产程较长，劳力伤气，以致气虚不升，中州清阳之气下陷，州都气化不行而见小便不出。先生治此，以补气升清、化气行水为法，重用黄芪、柴胡、升麻以升举清气，更用开宣升提之桔梗，通利下行之通草、茯苓，以使清气升而浊气降，升降如常，小便得解。

临床选药用药，多以药物功效为理据，但不可忽视药性的影响。中药有性味之差，有归经之异，又有升降之别，彼此独立而不对立，需要根据病证特征综合考量而不可偏废。先生用药，推敲药性、思量归经、斟酌升降，三位一体，药证相应，足见其用药之精妙。

八、用药刚猛

中工见病，知其因，然不敢用其药，退而求稳，减其量而少其药。患服之剂，症未减而病未除，然今患疾之繁，亦非单方可解，似统兵攻城，单方虽集中，却不能统御全场，唯以大兵围城，方可斩草除根。盖量味与同功能方少也。见病知方，见症知量，见人知组合，胸有成竹，为先生用药刚猛量大之根本。见豺豹之症，必以虎狼之药相抗，以平剂攻之，安能见效？今简述先生所见豺豹之症，所用虎狼之药，以授后生见病症，知方量，成竹在胸之法。

（一）重用劲猛破血散结治乳癖

破血散结之品在临床上比较常用，而临床医生多以其峻猛而不敢多用，恐其伤人误事，自毁前程。先生在临床上却经常使用，不但不惧，反而用量极大。比如，先生在治疗乳癖之时，常用刚猛有力之破血散结药，而且量大效宏。先生认为乳癖是由于郁怒伤肝、气滞血瘀、痰凝成核所致。本病非破血散结不能除，且量小必致无功。

曾有一女患张某，双乳房疼痛，不可触碰1个月，同时伴有多个乳房肿块。先生同功能方并用，据金铃子散、乳块消片、橘核丸、辟寒汤、香棱丸等方剂所示，予以处方：商陆 10 克，干鹿角片 50 克，莪术 40 克，甲珠 10 克，皂刺 15 克，延胡索 25 克，王不留行 50 克，钩藤 50 克，白芍 25 克，橘核 50 克，荔枝核 50 克，制川楝子 15 克。

本方即为先生所创"化乳癖汤"的加减方，先生常用之治疗乳癖等病证。方中橘核、荔枝核、川楝子，被先生习惯上称为"三核"，常常作为药对同时应用，效果颇佳。其中橘核性味苦平，归肝经，有理气散结止痛之效；荔枝核味甘、性温，具有温中行气、散寒止痛的作用，为治疗寒疝之要药；川楝子味苦、性寒，有小毒，具有行气止痛之功效。先生治疗乳癖这类病证，常把这三药同用，每味药用量均在 15～25 克以上，橘核、荔枝核还常常用至 50 克，远远超过普通医生的临床用量。先生指出，治疗肝气郁结肿块之时，其症如拦道之石，所用的行气散结药必须量大，以洪水磅礴之力方可破之，若量小，如小溪潺潺，微微有用，但其效甚微。化乳癖汤中的鹿角，为梅花鹿或马鹿等雄鹿的老角，味咸，性温，入肝、肾经，功效温补肝肾，强筋骨，活血消肿。临床常用量为 6～15 克，而先生常用 50 克，是普通医生用量的三倍之多。先生指出，鹿角散结力较强，倍用鹿角，攻坚散结，势不可挡，可缩短乳癖治疗的疗程。《四百味》所云："王不留行，调经催产，除风痹痛，乳痈当啖。"王不留行味苦，性平，能活血止痛，调经催产，除痹消痈，可用治妇女痛经、经闭、难产、风痹疼痛、乳汁不下、乳痈等证，其苦能开泄，走而不守，上通乳脉，下通经血，兼消肿止痛、利膀胱之功，可治乳汁不通所致乳房胀痛并已成乳痈等。临床医生运用王不留行多在 15～20 克，而先生常用 50 克，多至 100 克，认为这样的大剂量方能充分发挥其通经消肿之效，合大量三核、鹿角等，共奏行气散结消肿之效，以刚猛之力，治愈乳癖之证。对于乳癖重症，先生还会加甲珠 10 克，漏芦 50 克，取其消肿溃痈、软坚散结之功，以增强化乳癖汤通络止痛之效。

（二）重用苦寒祛邪安正治带下

王维昌先生所治患者中，带下病者十分常见。先生常说的"带下"之名，首见于《内经》，而"带下病"之名，首见于《诸病源候论》，书中指出："邪气与血相结，连带而下谓之带下。"先生指出："邪气与血相夹，伤血而导致患者出现血虚等表现，此时一味进食补药，必劳而无功。此时治疗必然要以刚劲之品，量大治之，使邪去则正安。"

"夫带下俱是湿证"，脾虚运化失职，水湿内停，下注任带，水湿反困于脾，素体久而阴精亏虚，阳热偏盛，湿热之证已成。而多数人饮食不节，所吃食物多凭个人喜好，脾虚之证为多数人所有，因此，女子带下病，亦以湿热为因而常见。

对此病机，先生常用大量苦寒之品，直折病邪，邪去则正安，效宏而力专。

曾有女患主诉带下色黄，阴痒，异味，腰酸，先生明确诊断其为湿热留伏下焦，心中所有：皮肤解毒汤、龙胆泻肝汤、消瘰汤、五味消毒饮、棱莪消积汤等数个清湿热方，精减加味所成处方：龙胆草 35 克，元芩 15 克，土茯苓 50 克，石菖蒲 50 克，蒲公英 50 克，地丁 25 克，紫草 15 克，败酱草 50 克，莪术 25 克，舌草 35 克，穿心莲 35 克。

本方即为先生治疗带下病的常用方——去炎汤的加减方。先生常用本方治疗女性盆腔炎、宫颈炎所引起的带下异常，效果显著，且疗程不长。

"去炎汤"中的蒲公英为菊科草本植物蒲公英或其他多种同属植物的全草。味苦、甘，性寒，归肝、胃经。先生认为因本品清热解毒，消痈散结，利湿通淋。且本品清热解毒力较强，味甘而不伤脾胃，用治带下病最为适宜，且用量宜大。先生常说，蒲公英本身是个可作为食品的药材，药食同源之品若欲起效，用量以大为佳。先生常用蒲公英 50～100 克，治疗带下病效果较好，而且有祛邪不伤正的优点。

土茯苓是"去炎汤"中另一味常用药，《四百味》所云："土茯苓平，梅毒宜服，既能利湿，又可解毒。"先生指出：土茯苓因其味甘、淡，性平，归肝、胃经，且具有清热解毒、利湿通络的作用，故为治带下病的要药。先生常用土茯苓 50 克，取其清热利湿之效，并以量大收功。先生认为，土茯苓为性平药物，量大应用，即有祛邪清热利湿之功，治疗带下病最为适宜。

本方中败酱草为败酱科草本植物黄花败酱或白花败酱的全草。败酱草味辛、苦，性微寒，具有清热解毒的作用。先生常用本品治疗湿热带下等证，而且用量常为 30～50 克，使邪气去则正安。先生指出，土茯苓、蒲公英、败酱草这三药可作为药对应用，同为苦平或苦微寒之品，祛邪而不伤正气，是治疗带下病的良药。最为关键的是三药必须量大，方可收祛邪务净之效。

"大剂苦寒"不但能治疗带下病，先生还常用其治疗多种临床常见疑难病证。若遇腹部有包块或术后粘连患者，先生常以荔枝核 25 克、橘核 25 克加之，增强本方散结之效。若慢性盆腔炎急性发作，先生常在"大剂苦寒"基础上加大量黄芪，一般常用 50～100 克，真正做到祛邪不伤正。

（三）重用补益调理冲任治不孕

任脉调理阴经气血，为"阴脉之海"，有"任主胞胎（子宫和卵巢）"之说；冲脉为"十二经脉之海"掌女子月经及孕育功。冲任二脉的精血不足常致女性不孕。先生认为本病若以寻常补益气血之品难以起效，须以大剂量调补冲任之品，方可起到令冲任精血充盛之目的。先生曾创制天癸汤，可温补肾阳、调理冲任，有未婚调经、已婚助孕之效。先生以天癸汤医好无数不孕症患者，成为公认的"送子观音"，而这一切，都与先生重用补冲任之品密切相关。

先生所创之"天癸汤"，由一贯煎、二胶汤、七宝美髯汤、赞育丸、二仙汤、五子衍宗丸、润燥安胎丸、定经汤、归肾丸等多个组方构成，其具体组成如下：山茱萸 25 克，杞果 30 克，覆盆子 30 克，淫羊藿 15 克，菟丝子 30 克，鹿角胶 15 克，仙茅 15 克，当归 20 克，熟地黄 15 克，王不留行 25 克，巴戟天 25 克，阿胶 15 克，何首乌 25 克，麦冬 15 克。

杞果即为枸杞子，为茄科植物宁夏枸杞的成熟果实。味甘，性平，归肝、肾经。功能补肝肾，明目。本品性味甘平而善补，又专于补肝肾，常用于肾虚及冲任精血不足之不孕症，有滋肾精、补冲任作用。先生认为，本品既能补精壮阳，又能滋肾养肝，有"阴兴阳起"的功效，加于天癸汤，可奏补冲任、益精血之效，于肾精不足之女性不孕有较显著的功效。而且先生常用 30～50 克，超出平常医生两倍，先生认为种子类药物的调补冲任之功很难于 10 克、15 克这样小剂量中发挥疗效，以 30～50 克的大剂量入药，方可取其药重力专、调补冲任之功，且可每获良效。

"天癸汤"中所用之覆盆子为蔷薇科植物华东覆盆子的未成熟果实。味甘、酸，性微温。入肝、肾经，功能固精缩尿，益肝肾明目。先生常以其甘温益肾，补冲任精血之功，用治肾阳虚，冲任精血不足所致的不孕症。先生常用 30 克覆盆子入药，与枸杞子共奏调补冲任精血之效。

菟丝子为旋花科植物菟丝子的成熟种子，也是先生"天癸汤"中较为重要的药。《四百味》云："菟丝甘平，梦遗滑精，腰痛膝冷，添髓壮筋。"菟丝子味甘，性平。有补肝肾、益冲任精血的作用，可治肾虚之阳痿、遗精、滑精，以及冲任虚损所致的不孕症。本品辛以润燥，甘以补虚，为平补肝肾、调养冲任之品，善于补肝肾，固冲任安胎。30～100 克菟丝子是先生习惯应用的剂量，此大剂量为普通医生所不敢用。先生曾说："菟丝子这类柔和的养精血药，用量不大些，怎能取效？"而且先生常常把这三个种子药作为药对使用，称为"三子"，都是大量使用，以达峻补冲任之目的，冲任精血充足，天癸按期而至，许多冲任虚损型的不孕症得到治愈。

"天癸汤"重用阿胶补血，《四百味》曰："阿胶甘平，止咳脓血，吐血胎崩，虚羸可啜。"阿胶味甘、性平，长于补肝血、滋肾阴，为补血滋阴止血之要药。先生常说阿胶味甘，性平，归肺、肝、肾经，功能补血，止血，滋阴，为补血要药，适用于血虚诸证。其滋养生血之功，有助于冲任精血虚损所致的不孕症患者。先生常用 15～20 克阿胶，以血肉有情之品，峻补冲任精血之本。

由峻补冲任之品组成的"天癸汤"，不但能治疗不孕症，先生还常用其治疗多种临床常见病证。临床之中常见子宫小的患者，先生常把"天癸汤"中的巴戟天、王不留行加量，用至 30～40 克，促进子宫发育，常获良效。患者出现阴道干涩之症，先生会进一步加大菟丝子的剂量，可从 30 克增至 40～50 克，甚至 100 克，以刚猛之力取效。若遇黄褐斑患者，先生常加温养营血之紫石英，如《本草便读》所言："温营血而润养，可通奇脉。"而且常用量是 50 克，用量之大，超出常人。以如此刚猛之品疗病，只需 1～3 周即可见效，为患者带去福音。

（四）重用温热散寒通脉治痛经

黑龙江地处中国最北端，天寒地冻多犯人体，诱发寒疾。痛经为最常见的妇科常见病证之一，中医常称之为经行腹痛，指行经前后或月经期出现下腹部疼痛、坠胀，伴有腰酸或其他不适，症状严重者影响生活质量。痛经分为原发性痛经和继发性两类，原发性痛经指生殖器官无器质性病变的痛经，占痛经 90% 以上；继发性痛经指由盆腔器质性疾病引起的痛经。先生所诊患者之中，痛经患者很多，对于原发性痛经，先生认为本病病因多为寒凝客于胞宫，行经之时，寒邪与气血充斥而作痛，若不重用温药，怎可拔除病根？先生针对患者发病之病机，以大量温药为主要组成，创立"温中汤"，温经散寒以止痛，治愈痛经患无数。

"温中汤"组成如下：吴茱萸 15 克，肉桂 15 克，延胡索 25 克，五灵脂 25 克，小茴香 15 克，炮姜 15 克，白芍 50 克，僵蚕 15 克，防己 20 克，当归 20 克，川芎 15 克。温中汤又被先生称为"四温汤"，是说本方中肉桂、小茴香、吴茱萸、高良姜为主要药物，有温经散寒、暖胞宫止痛的功效，是治疗痛经的常用方剂，在这首方剂中，我们同时也能找到吴茱萸汤、失笑散、少腹逐瘀汤、戊己丸等方剂的影子，共同进行加减，达到"温中"之效。

"温中汤"中的肉桂是先生治疗痛经常用药，先生常引《四百味》曰："肉桂辛热，善通血脉，腹痛虚寒，温补可得。"先生指出：肉桂味辛、甘，性热。既能温通经脉、运行气血，又能补火助阳、散寒止痛，适用于阳虚证及寒凝腹部疼痛证，痛经是其中的代表。肉桂功能补火助阳，散寒止痛，温经通脉，为治疗痛经之要药。先生常用 15 克肉桂取其温养胞宫，散寒止痛之效。

吴茱萸味辛、苦，性热。先生认为其能疏肝、暖肝，并有良好的止痛作用。常用其治寒凝及下焦虚寒之痛经。临床上先生常用 10～15 克，与肉桂共成散寒止痛之效。

小茴香为伞形科植物茴香的干燥成熟果实，别名小香、谷香，味辛，性温，归肝、肾、脾、胃经，功能散寒止痛，理气和胃。《四百味》曰："小茴性温，能除疝气，腹痛腰疼，调中暖胃。"先生常说："本品辛散温通，具有祛寒，温养胞宫以止痛的作用。"先生常用其治女性寒凝所致脘腹疼痛或少腹冷痛，同时先生认为本品生用辛散理气作用较强，擅于温胃止痛；盐制后辛散作用稍缓，专行下焦，长于温肾祛寒，疗痛经腹痛。临床常用盐炒小茴香 10～15 克，取其散寒止痛之功。

高良姜为姜科多年生草本植物高良姜的干燥根茎，味辛，性热，归脾、胃经，功能散寒止痛，温暖胞宫。本品具有温中散寒、暖胞宫止痛作用，功似干姜而温里之功过之。常用治女科寒凝腹痛。先生常用 10～15 克高良姜，与小茴香、吴茱萸、肉桂共同组成"四温汤"。先生常说这四味药单独使用很难起到较好的温经散寒止痛作用，如果配成药对形成"四温汤"，整体用量提高，以大剂量的药对出现，散寒止痛力度大增。寒凝胞宫，不易祛除，只有药力刚劲有力，方可除尽寒邪以解决痛经问题。先生这种用药量大刚猛的思想，用之于临床每获良效。

（五）重用活血祛瘀通经治经闭

经闭于妇人病中，较为常见，病因亦有多种，诸如禀赋不足，肾气未充；饮食劳倦，脾胃受损；大病久病，耗损气血；肝气郁结，气滞血瘀等。而对于较为常见的肝气郁结，气滞血瘀，先生用药味与量更具有代表性与指导意义。

肝气郁结，寒凝气滞血瘀所致经闭，法以疏肝解郁、破血散结，药以行血活血、化瘀散结，气滞以乌药、益母草、枳壳、香附，寒凝以肉桂、炮姜、吴萸、谷香。病变有规，治疗有矩，没有规矩，不成方圆，辨证即为规矩，规矩已成，即可放手治疗，这一点，先生在临床中展现得淋漓尽致。

临床中，先生据抵当汤、舒胸片、元灵散、桃红四物汤、大黄䗪虫丸、大黄散瘀汤、自拟坤宝丸，药量大，药味猛，且重用血肉有情之昆虫之品以破血散瘀，温里药温经散寒。其方组成：延胡索 50 克，当归 50 克，莪术 50 克，川芎 25 克，水蛭 50 克，虻虫 25 克，大黄 50 克，川牛膝 25 克，苏木 25 克，卷柏 50 克，三七 25 克，桃仁 50 克，红花 50 克，干漆 25 克，鸡血藤 50 克，益母草 100 克大剂量破血祛瘀通经，加吴茱萸 25 克、官桂 25 克、乌药 50 克温经散寒。以单丸 12 克来说，每天大概要服用虫类药物 3.4 克左右，28 克左右破血消癥之品，3.6 克左右温里散寒之品，虽为丸剂，量亦大之非常，然临床效果与患者反映俱佳。

以上活血散瘀药品均可入肝经，肝主疏泄，调畅气机，气为血之帅，气行则血行，气滞则血瘀。

其中，水蛭与虻虫，常用量均小于 5 克，以其峻猛破血祛瘀之力而为众医家所不敢量大使用，而先生在丸剂中，敢用如此大剂量血肉有情之品，若无精准的辨证判断，安能用此猛剂？以此为君药，峻猛祛瘀以通经，可使患者减少疗程，提高生活质量。

王维昌先生在方中大量运用活血消癥祛瘀通经之品，如益母草、桃仁、莪术、川牛膝、红花、干漆等，量均远大于常规用量，望合众药之力共破血瘀之坚，前延胡索、桃仁、红花之攻坚，后鸡血藤、当归之后补，有行有补，既无活血伤气之虞，亦无补血生火之弊。

血瘀经闭，往往伴有寒凝气滞，此时，温里药为上佳之选。先生认为，临床辨证尤之重，胞宫易感寒邪，若此时已成实证，须以大剂量温里药温中散寒，方中加入吴茱萸、官桂与乌药，既可温中，又可理气，若以常规量加入，如以火苗抗之冰川，收效甚微，对之实证，须以大火攻之，方可解胞宫感寒邪之寒凝气滞之围，合活血祛瘀之坤宝丸，血瘀寒凝气滞之经闭可愈。

先生潜方用药，不拘泥于常规，用药、用量及同功能方组合数皆大于常规，因其辨证之准，用药之精也。平常医生见妇女血瘀经闭，心中已然不敢用大剂量虫类破血之品，告诫自己用药需谨慎，切不可量大峻猛，所出之方，亦如羽拂湖面，但起微微波澜，渐渐消散，然须以劈波斩浪之力，方可见浩瀚之效。医生若不突破自我桎梏，将难有所成。

先生自拟坤宝丸，经方解分析，其特点鲜明，方向明确，直切病灶，全方围绕活血化瘀而进行，多力攻单点，以起 1+1＞2 之效。然临床常见并非单症，常见多症，以此为中心，将旁症各个击破，条理清晰，切不可乱开一通，自毁章法。

先生诸多药方，有相当部分用药剂量大，组方数多，药性刚猛，这是先生极其丰富的临床经验及渊博的学识所凝结的果实，并非寻常可借鉴之物，出方笔若针悬之人，切不可盲目模仿，须经验丰于心，经纶满于腹，方可有借鉴意义。

先生晚年遗留的近万个病例，详细记述了其用药刚猛，量大取效的思想，且常常收获良效。先生认为，诊病必需极为认真专注，精确辨证，认准病机之后，直需大胆放手用药，不可过于拘谨。先生治学，细心之中不乏胆大，严谨之中不乏洒脱，这种治学态度与方法，足以令吾辈后学奉为圭臬，尊为榜样！

九、重温补通利，善用血肉有情之品

王维昌先生博览群书，临证思路开阔，不拘一格，尤其重视温阳补虚之法，而具体处方用药中又善用血肉有情之品，补中有通，寓通于补，互为掎角，颇有章法。

（一）因地制宜，重温补通利

王维昌先生扎根龙江，省疾问病数十年，深谙本地地理气候、民众性格特点等因素对人体发病的影响。其认为黑龙江地区纬度较高，偏寒多风，而且冬季漫长，气温极低，外寒往往乘虚侵入，易伤人体阳气，导致气血津液凝涩，痰瘀内生，加之龙江民众历来豪放不羁，防病治病、养生保健意识相对薄弱，久病失治，耗伤气血者亦颇为常见。故王维昌临证重视温补通利之法。

1. 温阳散寒

王维昌先生深研经典，常引用《内经》《伤寒论》《金匮要略》之论阐述温阳散寒法。《素问·举痛论》有言："经脉流行不止，环周不休，寒气入经而稽迟。泣而不行，客于脉外，则血少，客于脉中则气不通""寒气客于脉外，则脉寒，脉寒则缩蜷，缩蜷则脉绌急，则外引小络，故卒然而痛"，明确指出感受外寒可致血脉收引、绌急，引发各种病变。由此推而广之，人体阳气不足，阴寒内盛，失于温煦，气血推动乏力，此时虽无外客之寒，亦可导致血行滞涩，正如《金匮要略》所论血痹病重症言"血痹阴阳俱微"，即指出人体阳虚内寒本身亦可导致血滞，况且阳虚之体本易感受外寒，引发诸病。具体而言，若因寒导致心脑血管收引、绌急，可引发眩晕、头痛、昏厥、心痛、心悸等心脑血管病症；寒客经脉，气血周流不畅，可引发痹痛、痿厥、麻木等，若由此血行瘀滞，甚至闭塞不通，可致脱疽；若寒客胃肠，脾络拘急，可引发腹痛吐利等；若寒客冲任、胞宫，又会引发月经不调、痛经、不孕等。

王维昌先生强调同是温阳散寒，亦有明确具体脏腑定位，分清在气在血之偏重，其常以小青龙汤温肺化饮，桂枝甘草加人参附子汤温通心阳，温脾汤温脾通滞，良附丸温中止痛，暖肝煎温肝理气，金匮肾气丸或阳和汤温肾解寒凝，黄芪桂枝五物汤温阳宣痹，而又常用《医宗金鉴》香棱丸、大温经汤、少腹逐瘀汤等出入以温阳助气化。先生常言方药贵在对证，用量不大也能效如桴鼓，反之辨证不明，虽用药盈车，服之无益，反可能有害。具体特色用药方面，先生常以小茴香、吴茱萸、高良姜三味并用，其中小茴香温阳行气止痛，取法王清任少腹逐瘀汤之意；吴茱萸温阳而能降浊阴，对寒性吐利有良好效果，取法仲景吴茱萸汤之用；高良姜引火归元，又能入血分，温经止血，则是取法张景岳温肾诸方及傅青主生化汤之理。上药虽寥寥三味，实蕴深刻之中医经典研习心得，先生喜称上药为"三温"，若再加官桂，直温胞宫之寒，则称"四温"。"三温"或"四温"为先生临证温阳散寒常用之组药。另外，先生认为麻黄辛温，性善温振阳气，散寒凝，适当用之，可促进阳气敷布，推动气血运行，如此则寒邪自除。如先生常用古方阳和汤治疗寒性下肢痿痹、痛经等，此方即是以熟地黄、鹿角胶、肉桂等配麻黄，从而温中有行，阳气得以迅速敷布，又能温中有散，若有客寒也能及时祛除，其临床经验方复位汤、利胆消石汤、荡石汤等，除大队养血理气、活血通络或利水渗湿药之外，均加麻黄 10 克，以振奋阳气，促进气血津液运行，气血津液周流复常，疾病自愈，故麻黄可谓上三方之增效药，为方中配伍画龙点睛之笔。余如以丁香温中降逆，如经验方化阻二号方用之；沉香温肾纳气，如临床经验方理气化瘀汤用之；乌药温肝止痛，如经验方化核汤、利胆消石汤用之，等等，皆有用思独到之处。

2. 温润补虚

妇女以血为本，王维昌先生常言："女子阴血上为乳汁，下为月水。"妊娠之时，需要阴血下聚以养胞胎，分娩又要动血、耗血，分娩之后又须阴血化生之乳汁以养小儿，可以说经、孕、产、乳皆与阴血密切相关，若阴血亏损，血脉渐涸，冲任不充，则妇科百病丛生。先生临证所治妇科病症尤多，故特别重视补益。先生认为阴血为水谷之精气，由脾胃生化，总统于心，藏之于肝，宣布于肺，再经肾气蒸化始成。女子或忧愁思虑，或过度劳累，或饮食所伤，或外感久羁，病初可能影响某一脏腑，导致阴血化生、充养周身失常，久之则五脏俱病矣，故补血不可一派阴柔，泥于滋阴养血，必须以温润法贯彻始终，随证偏重，方有阴生阳长，气旺血生之效。故张景岳等名家认为当"以苦甘之剂助其阳气而生阴血""不可妄行克削及寒凉等剂，再伤脾肾以伐生气"，提倡温润补虚，可谓切中要害。

王维昌先生崇尚张景岳"善补阴者，必于阳中求阴，则阴得阳升，而泉源不竭"之论，补益气血所用药物多为温润之品，比如先生经验方嗣育汤所用巴戟天、淫羊藿、紫梢花、芦巴子、韭菜子、沙苑子、仙茅等，以及锁阳、肉苁蓉等应用最多。又因为肝肾同居下焦，肝主藏血，司疏泄；肾主藏精，司开阖，肝肾为冲任之本，妇科常见之经闭、崩漏、带下、不孕、滑胎等多与肝肾不足、冲任损伤有关，故先生临床每多用温润之品养肝、温肾并举。先生所拟名方天癸汤即是以一贯煎、五子衍宗丸合方加减而成，为肝肾同补之典型例证。如其治疗某患月经后期 4 月有余，月经周期 40～50天，量少色淡，平素体虚，头晕眼花，腰膝酸软，耳鸣，肢软神疲，少寐，兼有白带清稀量多，舌淡苔薄，脉沉细无力，辨为精血亏虚证，以补气养血、补肾填精并举，用药如杜仲、怀牛膝、熟地黄、炙黄芪、阿胶、当归、益母草、黄精、山萸肉、香附、补骨脂、炮姜、鹿角胶，连续服用 30 余剂，诸症明显好转，半年后来告，自调理后，月经期整，白带正常。

3. 巧用通利，以攻助补

黑龙江地区高纬偏寒，易伤阳气，影响津血代谢，导致外感热病较多，寒凝血瘀、痰饮内停者亦复不少，加之龙江民众豪放不羁，重酒好肉，炙煿腌制之品进食较多，助湿生热，造成本地区疾病外感、内伤交结者常见，病机多虚实夹杂，寒热交错，正邪交织，治疗棘手。王维昌先生常年诊疗妇科疾患，亦常见虚实夹杂，气滞血瘀，痰瘀互结之病机。其主张治疗疾病"不可单执一方而统治之，必审其性别、年龄大小、体质强弱、得病原因、病程长短，参其脉症，复法并进，方克有济"。先生认为，正虚气化无力，不能推动血液运行，瘀血自生，亦导致水津敷布无力，停蓄为痰，故治疗当化瘀、利湿、祛痰，祛邪所以安正也，如此与补益之法相互配合，以攻助补，相得益彰。

如妇科盆腔疾患输卵管炎、卵巢囊肿、慢性盆腔炎等，皆常见水热互结，气滞血瘀，积于下焦，久则成癥之病机。先生治疗上述疾患，常用药如猫爪草、莪术、王不留行、水蛭、荔枝核、橘核、通草、白茅根、商陆、皂刺、炮甲珠、炙川楝子等，即是典型通利法之体现。其通利用药大致可分为三方面：其一，消肿散结。重用猫爪草味辛、商陆力峻以消肿散结；皂刺味辛善于穿透，能直达病所，消散肿毒。王维昌先生常用三药相合，共奏消肿散结之功，合以炮甲珠、水蛭味咸入血，性善走窜，破血消癥，消肿排脓，其力尤著。诸药相合，对于妇科盆腔类疾患出现渗出、积脓，黏膜粘连，甚至阻塞不通或有腹部结块者甚宜。又因猫爪草善治结核类疾病，故此法对结核性输卵管炎症尤为适宜。其二，行气活血。橘核、荔枝核辛散温通，川楝子炙用苦寒之性减低，行气止痛之功仍存。先生习称上三药为"三核"，常三药并用以行气散结止痛；亦常用王不留行、莪术辛散苦泄温通，活血行气，散结止痛。上五药以辛散温通为主，共奏行气活血之功。故可治疗妇科常见之经前乳房胀痛，经行腹痛，月经紫黑，量多有块，块下痛减，下腹疼痛，或有结块，肛门坠胀等症。其三，利水清热。先生常用商陆苦寒性降，通草、白茅根甘寒利水清热，三药相合共奏利水清热之功，又可增强活血化瘀之功，故可治疗妇科疾患热象偏重者，临床可见低热起伏，烦渴，少腹隐痛或腹痛拒按，带下量多，色黄臭秽，尿赤便干，舌暗红，苔黄腻，脉弦数者。

（二）善用血肉有情之品

善用血肉有情之品，可谓王维昌先生补益法之一大特色。血肉有情之品，是指具有滋补强壮，填精益血功能，可以改善人体虚劳状态，增强机体功能，用于治疗多种虚证的动物类中药，以脊椎动物、有血动物为主。先生认为，妇女因月经、孕育、哺乳等特殊的生理功能，依赖于气血功能的正常，因此也容易产生气血不足的疾病，而血肉有情之品在补益气血方面尤有殊功。先生临证之时常引《素问》名言："毒药攻邪，五谷为养，五畜为益，五果为助，五菜为充"，其中"五畜"即是血肉有情之品，强调血肉有情之品在治疗妇科疾病中不可或缺，正如《临证指南医案》所言："夫精血皆有形，以草木无情之物为补益，声气必不相应。"只有血肉有情之品，质重味厚，才能发挥"栽培身内之精血""充养身重形质"的作用。综合先生临床应用，大致可分为以下几个方面。

1. 补气养血

妇女的月经、孕育、哺乳，全赖气血功能的正常，如果月经过多、崩漏或产时出血多，产育较多及久病、脾虚、外伤出血等，导致气血虚弱，可出现头昏目眩、神疲乏力、心悸怔忡、心肾不交、夜寐失眠等症。先生临床常选用"三胶"补血，"三胶"即龟板胶、阿胶、鱼鳔胶。"三胶"皆为甘咸滋补肝肾阴血之妙品，其中阿胶甘平质润，为补血要药，古代补阴血润燥名方如胶艾四物汤、补肺阿胶汤、清燥救肺汤皆用之；龟板胶长于滋肾养血，兼退虚热，先生常用于治疗阴血亏虚，肝阳亢动者；鱼鳔胶诸医较少用之，先生临床喜用，将其誉为"三胶"之一，滋阴养血效果十分突出；亦常用龟板胶、鹿角胶任督并补，气血阴阳兼顾，效果更佳。先生常言"有形之血不能速生，无形之气所当急固"，故亦常配合黄芪、人参益气生血；肾为先天之本，为五脏维持正常生理活动之动力源泉，故先生在应用"三胶"基础上，常加鹿茸粉温肾助阳，调动周身生血之能。先生临床经验方补血汤、培本养血汤为补血名方，用药如龟板胶、阿胶、鹿茸粉、炙鱼鳔、黄芪、生晒参、枸杞子、酸枣仁、桑椹、旱莲草、当归、熟地黄等，即是上述用药思路的具体实践。

2. 滋肾填精

肾藏精，精为人体之精华，是构成人体和维持生命活动的基本物质。就先生临床常见病证分析，精亏则血少，精血亏虚常可导致阳痿早泄，宫寒不孕，尿频不禁等；精生髓，精亏则髓海不足，会出现头晕耳鸣、视力衰减、记忆力减退等症状。髓养骨，若髓不足，筋骨痿软，则出现小儿发育不良，囟门过期不能正常闭合，骨软无力，步履困难，行动迟缓，倦怠嗜卧，牙齿松动，或中青年人容易早衰等症状。先生临床常选用紫河车、鹿茸粉、鹿角胶等滋肾填精。先生认为，紫河车出自人体，与人同气相求，温肾填精，补益气血，《本草图经》言本品"填骨髓，长肌肉，生精血，补五脏内伤不足""黑须发"，堪称气血阴阳俱补之佳品；鹿茸、鹿角皆生于鹿首，为督脉之余气，是精血充溢所生之物，专能生精益髓，强筋壮骨，下元亏虚，筋骨痿弱之人多可用之；鹿角胶为鹿角经水煎熬浓缩而成，性味归经与鹿茸相同，除可益精血之外，又能止血，常用于精血不足，虚劳羸瘦，又有崩漏、尿血等出血征象者。

3. 调理奇经八脉

王维昌先生对明清温病学说研究深入，对叶天士调理奇经八脉之法甚为服膺。冲为血海，任主胞胎。冲脉为病，可见月经不调、哮喘、腹痛、肠鸣、不孕等；任脉为病可见疝气、赤白带下等，如青春期少女因冲任未充出现月经失调、崩漏、闭经，妇女因冲任虚衰出现经断前后诸证等。先生治疗崩漏、赤白带下等症常选用龟板胶补任脉，鹿角胶补督脉，故所用方剂常合入龟鹿二仙胶之意。冲任损伤，带脉不固，常可导致带下量多清冷或赤白，伴腰酸耳鸣等，先生常选用鹿茸、鹿角胶等补肾壮阳之品，并酌加龙骨、牡蛎、芡实、金樱子等固涩止带之剂以提高疗效。

4. 通经散结

王维昌先生临证常见子宫肌瘤、卵巢囊肿、输卵管积水及宫外孕等病，认为上述疾病可按中医"肠覃"治疗，《内经》载肠覃之成，为"寒气客于肠外，与卫气相搏，气不得荣，因有所系，瘀而内着，恶气乃起，瘜肉乃生"所致，即寒邪外侵，导致气化不利，津血运行障碍，出现气滞血瘀水停，积于下焦，久则成癥，故治疗当温经散寒，行气止痛，化瘀利水。故先生在补肾填精养血基础上，常合以鹿角霜咸温入肾，既能温肾助阳，助他药补益之力，又能行血消肿，通脉散结，如先生临床经验方养血理气汤即重用鹿角霜补肾通脉散结。对于乳房小叶增生、乳痈初期，先生常用鹿角粉配夏枯草、蒲公英消肿止痛；先生自拟治疗乳腺小叶增生的名方化核汤即以鹿角片温肾散结为君。

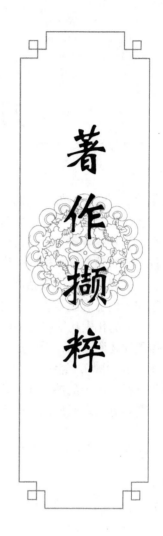

著作撷粹

一、妇女的生理特点

中医妇科学是研究防治妇女疾病的专门学科。由于妇女在生理上有经、孕、产、育等特点，因此也就产生经病、带下、胎前、产后等一些特殊的病变。正因妇科疾病有其独特之处，因此有必要对本学科进行专门研究。

中医妇科学研究的范围，根据历代文献的记载，分为调经、种子、崩漏、带下、胎前、临产、产后、杂病等项目。但概括起来不外经、带、胎、产、杂病等几类常见疾病。

妇女由于在解剖上有胞宫，其在生理上有月经、胎孕、产育、哺乳的特点，皆是脏腑、经络、气血、天癸的化生功能作用在胞宫上所表现出来的。中医理论认为，气血是妇女行经、胎孕、哺乳的物质基础，天癸是促进人体生长、发育和生殖的物质。脏腑为气血天癸生化之源（肾、肝、脾），经络是联络脏腑、运行气血的通路，其中与妇女的生理、病理关系最大的是奇经八脉中的冲、任、督、带。因此讨论妇女的生理特点就是讨论脏腑、经络、气血、天癸与胞宫之间的内在联系及特殊规律。

（一）妇女的生理特点——胞宫

胞宫又称"女子胞""子宫""子处""子脏""胞脏"等。"胞宫"一词，始见于北宋《类证活人书》卷十九曰："热入胞宫，寒热如疟。"

胞宫位于小腹正中，前膀胱，后大肠，带脉之下。对于胞宫的形态，朱丹溪在《格致余论·受胎论》曰："阴阳交媾，胎孕乃凝，所藏之处，名曰子宫。一系在下，上有两歧，一达于左，一达于右。"张景岳在《景岳全书·妇人规》中引丹溪之言补充了"中分为二，形如合钵"的描述。

《内经》中称女子胞宫为"奇恒之府"，指出其具有亦藏亦泻、定期藏泻的特点。胞宫的生理功能主要是行经及孕育胎儿。

1. 脏腑与胞宫的联系

（1）肾与胞宫

肾的生理功能为肾藏精，主生殖。

经络联系：肾与胞宫由一条直通的经络联系，即《素问·奇病论》云："胞络者，系于肾。"《灵枢·五音五味》曰："并于少阴之经，渗三阴。"证明肾通过冲脉与胞宫相联系，肾脉与冲脉下行支相并而行，而冲脉又出于胞宫，与督脉同是"贯脊属肾络膀胱"，故肾脉又通过督脉与胞宫相联系，且肾脉与任脉交会于"关元"，所以，肾脉通过冲、任、督三脉与胞宫相联系。

功能联系：肾为先天之本，元气之根，肾藏精，主生殖，精能化血，是人体生长、发育和生殖的根本，同时也是妇女经行、胎孕的物质基础。《素问·六节藏象论》曰："肾者主蛰封藏之本，精之处也。"其指出肾具有生成、贮藏和施泄精气的功能，而以贮藏为主，使精不无故流失。《中西汇通医经精义》云："前阴有精窍（胞室），与溺窍（膀胱）相附。"由此可知女子受胎、男子藏精之所皆为肾所司。

（2）肝与胞宫

经络联系：肝脉与任脉交会于"曲骨"，又与督脉交会于"百会"，与冲脉交会于"三阴交"，可见肝脉通过冲、任、督三脉与胞宫相联系。

功能联系：《素问·五脏生成》云："故人卧血归于肝。"王冰注："肝藏血，心行之，人动则血运于诸经，人静则血归于肝藏。"说明肝藏血，主疏泄而司血海，对胞宫有重要的作用。

（3）脾与胞宫

经络联系：脾脉与任脉交会于"中极"，又与冲脉交会于"三阴交"，由此脾脉可以通过冲、任二脉与胞宫相联系。

功能联系：《难经·四十二难》云："（脾）主裹血，温五脏。"脾为气血生化之源，内养五脏，化气血，司宗气，外濡肌肤，为维护人体后天生命的根本。脾司中气的功能主要体现在"生血"和"统血"方面，如《灵枢·营卫生会》曰："蒸津液，化其精微，上注于肺脉，乃化而为血。"胞宫的经、孕、胎、产都是以血为用。因此脾所生所统之血，可以直接为胞宫的生理功能提供物质基础。

（4）胃与胞宫

经络联系：胃脉与任脉交会于"承浆"，与冲脉交会于"气冲"，可见胃脉通过冲、任二脉与胞宫相联系。

功能联系：胃主受纳，腐熟水谷，为多气多血之腑，胃中谷气盛，则冲脉、任脉气血充盛，与脾一样为胞宫的功能提供物质基础。

（5）心与胞宫

经络联系：《素问·评热病论》言："胞脉者属心而络于胞中"，说明心与胞宫有一条直通的经络联系，又《素问·骨空论》指出督脉"上贯心入喉"，由此可知，心又通过督脉与胞宫相联系。

功能联系：心主神明，心主血脉，统辖一身之上下，故胞宫的生理功能正常与否都与心的功能有直接联系。

（6）肺与胞宫

经络联系：《灵枢·营气》云："上额循巅，下项中，循脊入骶，是督脉也；络阴器，上过毛中，入脐中，上循腹里，入缺盆，下注肺中，复出太阴。"由此可见，肺与督脉、任脉是相通的，并通过督、任二脉与胞宫相联系。

功能联系：肺主一身之气，通调水道，朝百脉，输精微。人体内的精、血、津、液皆有赖肺气的输布而运行。

2. 冲任督带四脉与胞宫的关系

胞宫为"奇恒之府"，奇恒之府具有藏而不泻，泻而不藏；似脏非脏，似腑非腑的特点，其功能与奇经八脉相关，受奇经的支配，奇经者，别道而行，无表里配属且不直接与脏腑相通。冲、任、督、带四脉属"奇经"，且冲、任、督三脉下起于胞宫，上与带脉交会，冲、任、督、带又联系十二经脉，因此冲、任、督、带在妇女生理功能中具有重要地位。奇经具有以下四个特点。①奇经属经络范畴，在形态上有经络的形象。②在功能上有湖泽和海洋般的功能，李时珍在《奇经八脉考》中云："盖正经犹夫沟渠，奇经犹夫湖泽，正经之脉隆盛，则溢于奇经。"③冲、任、督、带四脉相通，如《黄帝内经》曰："冲脉任脉皆起于胞中，是男女皆有此血海。"又如《内经》中"一源三歧"说及冲脉属带脉，络于督脉说。④流于冲、任、督、带的气血，不再逆流于十二正经，如《难经·二十八难》云："人脉隆盛，入于人八脉而不环周，故十二经不能拘之。"

（1）冲脉与胞宫的关系

经络联系：《灵枢·五音五味》云冲脉"起于胞中"，由此可以明确冲脉与胞宫的经络联系。冲脉为奇经，它的功能是以脏腑为基础的。《灵枢·逆顺肥瘦》记载："夫冲脉者，五脏六腑之海也……其上者，出于颃颡，渗诸阳……其下者，注少阴之大络，出于气街……其下者，并于少阴之经，渗三阴……渗诸络而温肌肉。"说明冲脉上行支与诸阳经相通，使冲脉之血得以温化；又一支与足阳明胃经相通，故冲脉得到胃气的濡养；其下行支与肾脉相并而行，使肾中真阴滋于其中。又其"渗三阴"，自然与肝脾经脉相通，故取肝脾之血以为用。

另外，冲脉与足阳明胃经关系十分密切。胃为多气多血之腑，《素问·骨空论》云："冲脉者，起（出）于气街。"《难经译释》曰："冲脉者，起（出）于气冲，并足阳明之经，挟脐上行，至胸中而散也。"两者都明确指出冲脉与阳明经会于气街，并且关系密切，故有"冲脉隶于阳明"之说。

功能联系：冲脉"渗诸阳""渗三阴"，与十二经相通，为十二经气血汇聚之所，是全身气血运行的要冲，而有"十二经之海""血海"之称。因此，冲脉之精血充盛，才能使胞宫有行经、胎孕的生理功能。

（2）任脉与胞宫的关系

经络联系：任脉亦"起于胞中"，任脉循行，下出会阴，向前沿腹正中线上行，至咽喉，上行环唇，分行至目眶下。任脉的功能也是以脏腑为基础的。《灵枢·经脉》中言："足阳明之脉……挟口环唇，下交承浆。"说明任脉与胃脉交会于承浆，任脉得胃气濡养。"肝足厥阴之脉……循股阴，入毛中，环阴器，抵小腹"，与任脉交会于"曲骨"。"脾足太阴之脉……上膝股内前廉，入腹"，与任脉交会于"中极"。"肾足少阴之脉……上股内后廉，贯脊，属肾，络膀胱"，与任脉交会于"关元"。故任脉与肝、脾、肾三经分别交会于"曲骨""中极""关元"，取三经之精血以为养。

功能联系：任脉，主一身之阴，凡精、血、津、液等阴精都由任脉总司，故称"阴脉之海"。王冰说："谓任脉者，女子得之以妊养也。"故任脉又为人体妊养之本而主胞胎。任脉之气通，才能使胞宫有行经、胎孕等生理功能。

（3）督脉与胞宫

经络联系：王冰在《内经》注解中曰："督脉，亦奇经也。然任脉、冲脉、督脉者，一源三歧也……亦犹任脉、冲脉起于胞中也。"此说被后世医家所公认，如李时珍《奇经八脉考》说："督乃阳脉之海，其脉起于肾下胞中。"因此督脉也起于胞中。督脉循行，下出会阴，沿脊柱上行，至项风府穴处络脑，并由项沿头正中线向上、向前、向下至上唇系带龈交穴处。

督脉的功能也是以脏腑为基础的。《灵枢·经脉》说督脉与肝脉"会于巅"，得肝气以为用，肝藏血而寄相火，体阴而用阳。《素问·骨空论》记载督脉"合少阴上股内后廉，贯脊属肾"与肾相通，而得肾中命火温养。又其脉"上贯心入喉"，与心相通，而得君火之助。且督脉"起于目内眦"，与足太阳相通，行身之背而主一身之阳，又得相火、命火、君火之助，故称"阳脉之海"。

功能联系：任督二脉互相贯通，即二脉同出于"会阴"，任行身前而主阴，督行身后而主阳，二脉于龈交穴交会，循环往复，维持着人体阴阳脉气的平衡，从而使胞宫的功能正常。同时《素问·骨空论》称督脉生病"其女子不孕"，可见督脉与任脉共同主司女子的孕育功能。

（4）带脉与胞宫

经络联系：《难经》云："带脉者，起于季胁，回身一周。"说明带脉横行于腰部，总束诸经。《素问·痿论》曰："冲脉者……皆属于带脉，而络于督脉。"王冰云："任脉自胞上过带脉贯脐而上。"由此可见横行之带脉与纵行之冲、任、督三脉交会，并通过冲、任、督三脉间接地下系胞宫。

带脉的功能也是以脏腑为基础的。《针灸甲乙经》云："维道……足少阳、带脉之会。"《素问·痿论》云："足阳明为之长，皆属于带脉。"可知带脉与足少阳、足阳明相通，又前述足太阳与督脉相通、督带相通，故足太阳借督脉通于带脉。又如《灵枢·经别》云："足少阴之正……当十四椎（肾俞），出属带脉。"故带脉与肾相通。又因带脉与任、督相通，也能与肝、脾相通。由此带脉与足三阴、足三阳诸经相通已属可知，故带脉取肝、脾、肾等诸行之气血以为用。

功能联系：带脉取足三阴、足三阳等诸经之气血以为用，从而约束冲、任、督三脉，维持胞宫生理活动。

总之，上列叙述说明冲、任、督三脉下起胞宫，上与带脉交会，冲、任、督、带又上连十二经脉，而与脏腑相通，从而把胞宫与整体经脉联系在一起。正因为冲、任、督、带四脉与十二经相通，并存蓄十二经之气血，所以四脉支配胞宫的功能是以脏腑为基础的。

3. 天癸与胞室的关系

癸即癸水，源于先天，藏之于肾，受后天水谷精微的滋养。女子发育到一定时期，肾中真阴不断充实，天癸逐渐成熟。天癸不仅促成胞室生理功能的出现，而且也是维持月经胎孕正常的重要物质。

（二）妇女的特殊生理——带下生理

1. 带下属津液

津液是机体一切正常水液的总称。《素问·经脉别论》云："饮入于胃，游溢精气，上输于脾，脾气散精，上归于肺，通调水道，下输膀胱，水精四布，五经并行，合于四时五脏阴阳，揆度以为常也。"由此可知津液的生成运行为水饮入胃后，经过胃的消化，其中的精气浮游涌溢，输注于脾，通过脾气布散水精的作用，一部分水液布向全身，一部分水液上输于肺。肺通过宣发，将津液散于上部和周身皮毛；通过肃降，把津液输于肾、膀胱及下部，肾在津液的生成过程中起主要作用，命门之火助胃腐熟水谷，助脾化气行水，肾与膀胱相表里，膀胱者，州都之官，津液藏焉。这样就使水精布散于周身，流注于五脏经脉，并随着四时气候、五脏阴阳的变化，作出相应的调节。这就是津液的生成、输布和排泄过程。

津液的功能为濡养和滋养皮毛、肌肤、脏腑、孔窍。

2. 带下的周期型

随肾气和天癸的调节，带下呈周期型的变化并与生殖有关。《血证论·崩带》云："胞中之水清和……乃种子之的候，无病之月信也。"说明生理带下与生殖有关，和"月信"一样有周期型的节律现象。

3. 带下产生的机制

在中医学的典籍中，已经明确带下的产生与任、督、带等奇经的功能有直接关系。任脉在带下的产生上有重要作用，任脉主一身之阴精，凡人体精、血、津、液都由任脉总司。而任脉所司之精、血、津、液失去督脉的温化就要变为湿浊，任脉所主之阴精失去带脉的约束就要滑脱而下，成为病态。因此任脉化生生理带下这一功能又与督脉的温化、带脉的约束有关。

生理型带下是肾精下润之液。《景岳全书》说："盖白带出于胞中，精之余也。"《血证论》说："而胞中之水清和，是以行经三日后，即有胞水……乃种子之的候，无病之月信也。"生理型带下在月经初潮后明显增多，在绝经后明显减少，而且随着月经的周期型变化，带下的量也有周期型改变，因此带下的产生与肾气盛衰、天癸至竭、冲任督带功能正常与否有重要而直接的关系。根据月经产生机理的外延及事实，则生理型带下产生的机理如下：肾气旺盛，所藏五脏六腑之精在天癸作用下，通过任脉到达胞中生成生理型带下，此过程又得到督脉的温化和带脉的约束。

二、妇科疾病病因病机

（一）病因

病因，为导致疾病发生的原因。在妇科疾病的发生发展中，正气亏虚，脏腑气血失和，兼外感六淫邪气为重要原因，其中外邪中又常以寒、热、湿邪为主。故正气卫外不固，寒、热、湿邪乘虚而入与人体气血相搏，从而影响气血运行进而导致气机升降失常，发为妇科疾病。

1. 六淫邪气致病

六淫之中尤以寒、热、湿三种邪气为常见致病因素，现分述如下：

（1）寒邪

寒为阴邪，其性收引、凝涩易伤阳气，影响气血运行。外感寒邪，过食生冷，冒雨涉水，或素体阳气不足，妄自内生寒邪，血为寒凝，脏腑功能失常，影响冲任及胞宫的功能，均可导致月经后期、痛经、闭经、带下病的发生。

（2）热邪

热为阳邪，耗气伤津，每易动血。感受热邪、感染邪毒、过服辛燥、五志化火，都可以导致阳热内盛；或素体阴虚，阴虚火旺，热邪迫血妄行，出现月经先期、月经过多等证。

（3）湿邪

湿为阴邪，其性重浊凝滞，阻塞气机。湿邪与血相搏，遇热则化为湿热，遇寒则化为湿寒。久居阴湿之地，感受外湿，冒雨涉水，或素体脾肾阳虚，湿浊内停，均可导致带下病、妊娠呕吐、子肿的发生。

2. 情志因素

情志变化常可引起气血为病，及脏腑功能失调，从而导致妇科疾病的发生。如精神抑郁，激怒过度，可致气滞不畅，气逆上冲，发为月经后期、痛经、闭经、崩漏、经行吐衄等证；忧思不解，积念于心，气机不畅，气结血滞，可发为月经后期、月经量少、闭经、胎动不安等证；惊恐过度，常发气下、气乱，从而失去对血的统摄之力，可导致月经过多、崩漏、胎动不安等证。

3. 其他因素致病

1）房劳多产，如孕期房事等。

2）饮食失常，如暴饮暴食、过食肥甘厚味、饮食偏嗜、寒热失宜等。

3）劳役（逸）过度。

4）跌扑损伤，损伤气血。

（二）病机

妇科的发病机理，可概括为脏腑功能失常影响冲任为病、气血失调影响冲任为病、直接损伤胞室影响冲任为病三个方面。

1. 脏腑功能失常影响冲任为病

（1）肾

肾藏精，主生殖。肾气不足，冲任不固，胎失所养则胎动不安，系胞无力发为子宫脱垂。肾主闭藏，闭藏失职，冲任失摄而为崩漏，肾气不守，闭藏失职，冲任功能紊乱，血海蓄溢失常，以致月经先后不定期。肾气虚，不能摄精成孕而为不孕。

肾阴不足，精亏血少，冲任血虚，血海不能按时满溢，发为月经后期、月经量少。冲任血少，血海空虚，无余可下，发为闭经。胞脉失养，则见经断前后诸症。肾阴不足，不能凝精成孕，而为不孕。

肾阳不足，冲脉失于温煦，胞脉虚寒，则可出现不孕、胎动不安等证。命火衰虚，经期血气下注冲任，肾气益虚，不能上温脾阳，脾失温煦，运化失司，而致经行泄泻。肾阳虚损，气化失常，湿浊内停下注冲任，带脉失约，发为带下病。冲任系胞，胞阻气机，水湿内停，泛溢于肌肤，发为子肿。

（2）肝

肝藏血，主疏泄，性喜条达。肝气郁结，气机失调，血为气滞，冲任失畅，胞脉阻滞可发为月经后期、月经量少、痛经、闭经等证。肝气条达，疏泄正常，血海按时满盈，月经周期正常，肝气逆乱，冲任失调，血海蓄溢失常，则月经先后无定期。

肝郁化火之实火，既有火热扰血，迫血妄行，热伤冲任之病机，又有肝失疏泄，血海蓄溢失常的病机，故可导致月经先期、月经量多、崩漏、经行吐衄等证的发生。

郁怒伤肝，肝郁化热，木旺侮土，脾虚湿盛，湿热互结，下注冲任，发为带下病、阴痒等证。

肝血不足，孕期血聚冲任，肝血愈虚，阴虚阳亢，肝阳偏亢发为子晕。若子晕进一步发展，肝风内动，遂发子痫。

（3）脾

脾为后天之本，气血生化之源，主运化，主统血。脾气不足，冲任不固，血失统摄，而为月经先期、月经量多、崩漏等。脾伤中气虚弱，气虚则系胞无力，出现子宫脱垂。气虚不摄，冲任不固，孕后气血下以养胎，冲任更伤，胎失所载，以致胎动不安。

脾虚血少，冲任血虚，血海不能按时满溢，出现月经量少、闭经等证。孕后脾胃虚弱，化源不足，血虚则冲任血少，筋脉失养，发为胎动不安。

脾阳不振，运化失职，湿浊停聚，下注冲脉，伤及任带，任脉不固，带脉失约，发为带下病。脾阳不足，水湿不化，痰饮内聚，孕期冲脉气盛，冲气夹痰饮上逆，以致妊娠恶阻。

（4）心

心主血脉，主神明。若心血暗耗，冲任血虚，血海不能按时满溢，则发为月经后期、月经量少。甚则血海无余可下，发为闭经。绝经前后心血不足，心失所养，神无所依，发为经断前后诸证、脏躁。

（5）肺

肺主一身之气，肺朝百脉主治节，疏津液。若阴虚肺燥，经行之际，阴血下注冲任，阴血亏虚，虚火上炎损伤肺络，络损血溢，以致经行吐衄。素体阴虚，孕后阴血下聚养胎，阴血益亏，虚火灼伤肺津，肺失濡润，肃降失职，发为子嗽。

若肺气失宣，孕期胎阻气机，水道不利，发为子肿、妊娠小便不通等证。若产后津液不足，脾肺之气亦虚，不能通调水道，水道不利以致产后小便不通。

2. 气血失调影响冲任为病

（1）情志病变

情志变化常引起气分病变。孕期气逆，冲任气盛，夹胃气上逆，孕期可出现妊娠呕吐；经期气逆血上，可出现经行衄血。气虚下陷，则冲任不固，血失统摄，可致经行先期、月经过多、崩漏、产后恶露不绝；冲任不固，不能载胎，则胎动不安；冲任不固，系胞无力，则子宫脱垂。气结、气滞则血滞，冲任失畅，血行迟滞，可致经行后期、痛经、经闭，甚则血结成块，而致癥瘕。

（2）寒热湿邪常引起血分病变

寒、热、湿邪常引起血分病变。寒与血结，血为寒凝，冲任失畅，可致月经后期、月经过少、痛经、闭经、癥瘕、产后腹痛等。热与血搏，损伤冲任，迫血妄行，可致月经先期、月经过多、崩漏、经断复来、胎动不安、小产、产后发热、恶露不绝等。湿伤于血，遇热则化为湿热，损伤任带二脉，可致带下病、阴痒等；逢寒则化为寒湿，客于冲任，血行失畅，可致痛经、闭经等。

3. 直接损伤胞室影响冲任为病

邪毒搏结胞室，损伤冲任，发为月经不调、崩漏、带下病、产后发热等证。产湿侵袭胞室，客于冲任，则可见痛经、经闭、癥瘕等证。

三、妇科疾病诊断要点

（一）望诊

1. 望月经

望月经的要点在于望月经量、色、质的改变。血热，迫血妄行或气虚，气不摄血，均可导致月经量多；血虚、肾虚、寒凝血滞可导致月经量少；肝郁导致月经量多少不定；血热可出现血色鲜红或紫红，其中血色鲜红者多属于虚证，而血色紫红者多属实证；血虚或气虚者血色多淡红；血寒或气滞而瘀滞者多血色紫暗；血质黏稠者多属瘀热；血质稀薄者多属寒属虚；伴见血块者，如多拇指大小的血块，属血瘀。

2. 望带下

带下量多者，多属脾虚、肾虚或湿热。带下色白，质稀薄者，多属脾虚、肾虚；带下色黄，质稠秽者多有湿热或湿毒蕴结；带下色赤白相兼者，多属血热、湿毒感染。

3. 望恶露

如恶露量多，时间持续 2 周以上甚或连续恶露 3 周以上，色淡红，质地稀薄，味腥臭者，多属气虚。恶露较多，质黏稠，味臭者，属血热。恶露血紫暗有块，淋漓不断者，多为血瘀。

（二）闻诊

闻诊可包括耳闻与鼻嗅之法，其中耳闻即耳听声音，其中声高者多实，声低者多虚。鼻嗅即鼻嗅气味，其中气味腥臭者，多属寒湿。气味臭秽者，多属血热、湿热蕴结。气味恶臭难闻，味如腐尸者，多为感染邪毒或痰湿败脓所致。

（三）问诊

问年龄：妇科疾病的发生，与年龄有密切联系。如青春期，肾气未充；中年期，数伤血，肝肾虚；老年期，脾肾虚。现病史：主要包括主诉、发病原因、发病缓急、首发症状及现症等。月经史：包括月经初潮，第二次月经日期，末次月经日期，周期、经期、量、色、质及症状。问带下、婚育史、既往史、个人生活史、家族史。

（四）切诊

1. 切脉

（1）月经脉

月经常脉：月经将至，或正值月经来潮期间，脉多滑利。月经病脉：月经病脉主要有虚、实、寒、热四个方面。脉缓弱者，多属气虚；脉细而无力或细弱者，多属血虚；脉沉细者，多属肾气虚；脉细数者，多属肾阴虚，或虚热；脉沉细而迟或沉弱者，多属肾阳虚。脉弦者，多属气滞、肝郁；脉涩而有力或滑者，多属血瘀；滑而有力者，多属痰湿与血搏结。脉沉紧者，多属血寒；脉沉迟无力者，多属虚寒；脉沉紧或濡缓者，多属寒湿凝滞。脉滑数、洪数者，多属血热；脉细数者，多属虚热；脉弦数有力者，多属肝郁化热。

（2）带下脉

带下量多本属病态，故带下只有病脉，而无常脉，其中病脉亦分以下几种，脉缓滑者，多属脾虚湿盛；脉沉弱者，多属肾气虚损；脉滑数或弦数者，多见湿热；脉沉紧或濡缓，多见寒湿。

（3）妊娠脉

妊娠常脉：妊娠3个月后，六脉多平和而滑利，按之不绝，尺脉尤甚。妊娠病脉：若妊娠脉现沉细而涩，或两尺弱甚，多属肾气虚衰，冲任不足，易致胎动不安、堕胎等。若妊娠末期脉弦而劲急，或弦细而数，多属肝阴不足，肝阳偏亢，易致妊娠眩晕、妊娠痫证。

（4）产后脉

产后常脉：产后冲任气血多虚，故脉多见虚缓。产后病脉：若脉浮滑而数，多属阴血未复，虚阳上泛，或外感实邪。脉沉细涩弱者，多属血脱虚损诸证。

2. 切胸腹及四肢

兼证按察小腹，以辨证之虚实，以明结块之有无，并审孕病之区别。若妇女经行之际，小腹疼痛拒按者，属实证；小腹隐痛喜按者，属虚证；四肢不温，小腹疼痛喜热喜按者，属虚实夹杂之证；腹内有结块坚硬，推之不动，按之痛甚，为血瘀；结块不硬按之可移者，为气滞。

四、妇科疾病治疗法则

妇科疾病的治疗法则有四点，即补肾气、利脾胃、疏肝气、调气血。

1. 补肾气

补肾气总的法则为平补、滋补、温补。

具体方法为肾气虚弱者，宜补益肾气，方用大补元煎、固阴煎之类；肾阴虚者，宜滋肾益阴，方用六味地黄丸、补肾地黄丸等；肾阳虚者，宜温肾助阳，方用肾气丸、右归丸等；肾阳不足，气化失常，水湿内行者，宜温肾助阳，化气行水，方用真武汤、五苓散加味等。

2. 利脾胃

利脾胃总的原则为虚者补之、实者泻之、寒者温之、热者清之。具体方法为脾胃虚弱者，宜健脾和胃并佐以消导之品，方用香砂六君子汤之类；脾虚血少者，宜健脾养血，方用归脾汤、八珍汤之类；脾不统血者，宜健脾益气，方用举元煎、补中益气汤之类；脾阳不振，运化失职者，宜健脾扶阳，方用参苓白术散、健固汤之类；脾阳不振，水湿内行者，宜健脾利湿，方用白术散、完带汤之类；水湿内行，发为痰湿者，宜健脾豁痰除湿，方用苍附导痰丸之类；胃寒者，宜温中和胃，方用理中汤之类；胃热者，宜清热和胃，方用白虎汤加竹茹、元芩、灵芝、大黄等药；胃阴不足者，宜养阴和胃，方用火麻仁、石斛、麦冬、天花粉等药。

3. 疏肝气

疏肝气总的原则为郁结者，疏之泻之；火逆者，抑之平之；阳亢者，柔之缓之。具体方法为肝气郁结者，宜疏肝解郁，方用加味乌药汤之类；肝郁化火者，宜疏肝泻火，方用丹栀逍遥散之类；肝胆湿热者，宜泻肝清热除湿，方用龙胆泻肝汤；肝脾不和者，宜疏肝理脾，方用逍遥散；肝郁肾虚者，宜调肝补肾，方用调肝汤；肝血不足者，宜养血柔肝，方用四物汤加味；肝阳上亢者，宜平肝潜阳，方用三甲复脉汤；肝风内动者，宜镇肝息风，方用羚角钩藤汤之类。

4. 调气血

调气血总的原则为分清主次，气血同治。若病在气分，则应以治气为主，治血为佐。具体方法为气虚者，宜补气，如人参、党参、黄芪、白术、山药等；气滞者，宜行气，如香附、木香、枳壳、乌药、二陈、砂仁等；气陷者，宜升提，如升麻、柴胡、荆芥穗等；气逆者，宜降气，如枳实、厚朴、苏子、陈皮、半夏。气乱者，宜理气；气寒者，宜温肾扶阳，如附子、肉桂、吴茱萸、炮姜、茴香、桂枝补肾助阳药；气分热者，宜清气泻热，如三黄、知母、石膏，佐以补血、和血、行血之药。

病在血分，则应以治血为主，治气为佐。血虚者，宜补血养血，如熟地黄、白芍、当归、阿胶、龙眼肉、山茱肉、枸杞子；血瘀者，宜活血化瘀，如蒲黄、山楂、泽兰、三七、白术、蛀虫、丹参、赤芍、红花、桃仁、益母草、当归、怀牛膝、延胡索、五灵脂，兼以搜剔脉络，如土鳖虫、水蛭、蛀虫；血瘀成癥者，宜软坚散结，如海藻、鳖甲、甲珠、牡蛎；出血不止者，宜涩血止血，如龙骨、牡蛎、海螵蛸，或凉血止血，如炒地榆、黑黄柏、焦山栀、侧柏叶、老节，或温经治血，如艾叶、炮姜，或涩血止血，如血余炭、陈棕炭，或活血止血，如茜草、三七、炒丹参、丹皮炭；血热者，宜清热凉血，即清气泻热药与凉血药，如生地黄、丹皮、白芍、玄参之类为伍；邪毒与血搏结者，宜清营祛瘀，用清热解毒药：金银花、连翘、蒲公英、紫花地丁、败酱草、鱼腥草、土茯苓，与活血化瘀药伍用；血寒者，宜温经行滞、温经扶阳药与活血化瘀药伍用；血虚寒者，宜温经养血、温经扶阳药与补血养血药伍用；寒湿凝滞者，宜温经扶阳药与除湿药合用，如苍术、茯苓、猪苓、泽泻、车前子、木通、茵陈之类；若失血过多，气随血脱者，宜补气回阳固脱，方用独参汤、参附汤，佐以补气、理气、行气之药。

五、月 经 病

月经病是指妇女月经期、量、质、色的改变，以及伴随着月经周期出现的全身病变。

【范围】

期：先期、后期、先后无定期、闭经。

量：过多、过少。

伴随月经而发病：痛结、经行吐衄、泄泻、发热（便白）。

更年期病：经断前后诸证、经断复来。

【病因病机】

邪气致冲任损伤；六淫致冲任损伤；七情致冲任损伤；房劳致冲任损伤；产后致冲任损伤。

【论治规律】

（1）辨经病先后

先病而后经不调：先治病，再论月经不调，如贫血。

先经不调而后病：先调经，如崩漏，继发贫血。

明辨脏腑经络，重在调经以固本。

（2）辨内外因

内因：调气。

外因：理血。

务使气血调畅，以平为期。

（3）辨标本缓急

痛经剧烈：止痛为先。

经崩暴下：止血为先。

病有缓急，治分先后。

【治疗大法】

补肾：补先天之真阴，以填精补血为主。必合助阳之品，阳生阴长，精血俱旺。

扶脾：益火之源，以健脾升阳为主，忌过用甘润辛温之品。

理气：通调气机，其中以开郁行气为主，忌过用辛香燥烈之药。

（一）月经不调

1. 经行先期

经行先期是月经周期提前一周到两周者，称为"月经先期"。本病的发病机理主要是血热损伤冲任，或气虚冲任不固。治疗以清热益气以固冲任为主。有热不需大苦大寒，用平和清凉之品。有瘀不需攻破，适于和血。

（1）血热型

病因病机：素体阳盛、嗜食辛辣、过服辛燥、肝郁化火而致火热内蕴，火热之邪损伤冲任，迫血妄行，致月经先期而下。

1）实热。

主要证候：月经先期，量多、色紫红、稠黏臭秽，心胸烦闷，渴欲冷饮，舌红苔黄，脉滑数有力。

治法：凉血清热。

方药例举：清经散（《傅青主女科》）。

熟地黄、白芍、丹皮、地骨皮、元柏、青蒿、茯苓。

2）虚热。

主要证候：月经先期、量少、色鲜红、稠黏无臭，手足心热，面赤唇红，舌红而干，脉细数。

治法：养阴清热。

方药例举：两地汤（《傅青主女科》）。

大生地黄、麦冬、白芍、地骨皮、玄参、阿胶。

3）肝郁化热。

主要证候：月经先期，量多或少，色红或紫，或瘀块，胸胁、乳房、少腹胀痛，烦躁易怒，舌红，苔薄黄，脉弦数。

治法：疏肝清热。

方药例举：丹栀逍遥散（《女科撮要》）。

（2）气虚型

主要证候：月经先期，量多，色淡质稀，神倦乏力，气短懒言，小腹空坠，或有心悸，舌质淡，苔浸润，脉弦弱。

病因病机：素体脾虚、饮食失节、劳倦过度等因素致使中气不足，冲任不固，血失统摄，而出现月经先期而下。

治法：益气固摄。

方药例举：举元煎（《景岳全书》）。

人参、白术、元芪、炙甘草、升麻。

2. 经行后期

月经周期推后七天以上，甚至每隔四五十天一至，称之"经行后期""月经后期"，亦称"经迟"。本病发生的机理有虚有实。实者，邪气阻滞冲任，气血运行不畅；虚者，冲任精血亏少，血海不能按时满盈而导致经行后期。治宜实者化瘀行滞，虚者养血行血。

（1）血寒型

病因病机：多因经期产后过受寒邪或涉水感寒，致使血室空虚，寒客冲任，血为寒滞而出现实寒型经行后期。而素体阳虚，阳虚则阴寒内生，寒则气机不行，气不化血，冲任空虚，血海不能按时满溢，则为虚寒型经行后期。

1）实寒。

主要证候：月经后期，量少，色暗红，小腹绞痛得热稍减，畏寒肢冷，面色青白，舌暗苔白，脉沉紧。

治法：温经散寒行滞。

方药例举：温经汤（《妇人良方大全》）。

当归、白芍、川芎、人参、甘草、莪术、丹皮、牛膝、肉桂心。

2）虚寒。

主要证候：月经后期，量多，色淡红，腹痛绵绵喜温喜按，头晕短气，腰酸乏力，面色㿠白，舌淡苔薄白，脉沉迟无力。

治法：温经扶阳养血。

方药例举：大营煎（《景岳全书》）。

当归、熟地黄、枸杞子、炙甘草、肉桂、杜仲、牛膝。

（2）气滞型

病因病机：素性抑郁、忿怒过度，气滞不行，气滞则血行不畅，冲任阻滞，血海不能按时满溢以致经行后期。

主要证候：经行后期，量多少不定，色质正常，小腹胀痛，精神抑郁，胸闷不舒，舌苔正常，脉弦涩有力。

治法：理气行滞。

方药例举：加味乌药汤（《医宗金鉴》）。

乌药、缩砂仁、木香、延胡索、香附（制）、甘草、槟榔。

（3）痰湿型

病因病机：素体肥胖，饮食失节或劳倦过度，痰湿内行，下滞冲任，壅滞经脉而出现经行后期。

主要证候：月经延后，量多或少，色暗，心悸气短，头晕体胖，平素白带绵绵，面色㿠白，舌苔白腻，脉滑缓。

治法：燥湿化痰，理血调经。

方药例举：芎归二陈汤（《丹溪心法》）。

陈皮、半夏、茯苓、甘草、生姜、川芎、当归。

（4）血虚型

病因病机：素体虚弱，或数伤于血，或大病久病耗伤阴血，致冲任血虚，血海不能按时满溢，故月经过期而来。

主要证候：量少色淡，小腹空痛，体弱乏力，眼花心悸，皮肤不润，面色萎黄，舌淡，甚或无苔，脉细无力。

治法：补血益气。

方药例举：人参养荣汤（《太平惠民和剂局方》）。

人参、白术、炙甘草、茯苓、当归、白芍、熟地黄、肉桂、黄芪、五味子、远志、陈皮、生姜、大枣。

（5）肾气虚型

病因病机：因素体肾虚，或房室不节，或早婚多产，肾气虚弱，冲任不足，血海不能按时满溢。

主要证候：月经后期，量少，色淡，小腹空坠，体弱乏力，眼花心悸，面色微黄，舌淡无苔，脉细无力。

治法：补血益气，养血调经。

方药例举：大补元煎（《景岳全书》）。

人参、山药、熟地黄、杜仲、当归、山茱萸、枸杞子、炙甘草。

3. 经行先后无定期

月经不按周期来潮，或先或后，称为月经先后不定期，亦称"经乱"。在《景岳全书》中又称其为"月经愆期"。本病的发病机理为冲任功能紊乱，血海蓄溢失常。治宜调肝补肾，主要责之于肝，次责于肾。

（1）肝郁型

病因病机：肝司血海，主疏泄，喜条达而恶抑郁。因素性抑郁，或忿怒过度导致肝气逆乱，冲任失司，则血海蓄溢失常从而出现经行先后无定期。

主要证候：月经先后不定期，量多少不定，色质正常，行而不畅，胸闷胁痛，乳房小腹胀痛，精神抑郁，舌质正常，脉弦。

治法：疏肝解郁，佐以理血。

方药例举：逍遥散（《太平惠民和剂局方》）化裁。

柴胡、白术、茯苓、当归、白芍、甘草、薄荷、煨姜。

（2）肾虚型

病因病机：先天不足，或早婚多产，或房室不节，致使肾气不守，冲任失调，血海蓄溢失常而出现月经先后不定期。

主要证候：月经先后不定期，量少色淡质稀，头晕耳鸣，腰痛如折，小腹空坠，夜则溲多，大便溏薄，面色晦暗，舌淡苔薄，脉沉弱。

治法：补肾气，调冲任。

方药例举：固阴煎（《景岳全书》）。

人参、熟地黄、山药、山茱萸、菟丝子、炙甘草、远志、五味子。

4. 月经过多

月经周期如常，行经血量多于既往，或经期常达一周以至两周者，称为"月经过多"。本病发生的机理为冲任失守，血海不固。

5. 月经过少

月经周期如常，行经血量少于既往，不足两天，甚或点滴即止者，称之"月经过少"。本病发生的机理为营阴不足，冲任空虚，或冲任受阻，血行不畅。故治宜益肾养血，行血，慎误用攻破。

（二）闭经

女子年逾十八岁不潮，或潮后月经又中断三个月以上者，称之为闭经。妊娠期、哺乳期及暗经均属于生理现象，不属于闭经的范畴。本病发生的机理有虚有实，虚者冲任亏败，源断其流；实者邪气隔离，血有所结。故治宜虚者补而充之，实者破而行之。因虚多实少故不妄破也。

1. 脾虚型

病因病机：因素体脾虚，或饮食失节，或劳倦过度，或误服攻下药均可损伤脾胃，脾胃为后天之本、气血生化之源，化源不足，则冲任血虚，血海不能自盈从而导致闭经。

主要证候：经闭数日，面色淡黄，精神疲倦，少腹不温，甚则浮肿，心悸气短，食少腹胀，大便溏薄，口淡乏味，舌质淡，苔白腻，脉缓弱。

治法：升脾益气，养血调经。

方药例举：参苓白术散（《太平惠民和剂局方》）。

人参、白术、茯苓、扁豆、甘草、山药、莲子肉、桔梗、薏苡仁、砂仁。

若脾虚血少则投以归脾汤。

2. 肾虚型

病因病机：因先天不足，或早婚多产，或房室不节损伤肾气，精亏血少，冲任血虚，血海不能满盈。

主要证候：月经初潮较晚，或潮后量少；后期，渐至经闭，头昏耳鸣，腰酸腿软，小便频数，舌淡苔薄，脉沉细。

治法：补肾气，调冲任。

方药例举：固阴煎（《景岳全书》）加当归、牛膝。

人参、熟地黄、山药、山茱萸、菟丝子、炙甘草、远志、五味子。

若见大便溏薄，夜尿频，形寒肢冷等症，乃属肾阳不足证，上方可酌加肉桂、补骨脂、巴戟天。

3. 血虚型

病因病机：因大病久病，或血衄崩漏，或堕胎小产，或产多乳众等均可耗伤阴血，血虚未复，冲任空虚，无血可下出现经闭；若营阴耗伤，心火偏亢，灼伤肺阴，损及肝肾，以致精亏血少，冲任枯竭，则出现血枯闭经。

主要证候：经闭数月，面色萎黄，头晕目眩，心悸失眠，大便干燥，舌淡无苔，脉细而弦。

治法：补血润便。

方药例举：小营煎（《景岳全书》）。

当归、熟地黄、山药、枸杞子、白芍、炙甘草。

如血枯阴亏者，而见两颧潮红，手足心热，潮热盗汗，心悸失眠，皮肤干燥，咳嗽咯血，气短甚则喘促不安，唇红，脉细数。治宜滋肾养肝，壮水制火。方用补肾地黄汤（《陈素庵妇科补解》）。

熟地黄、麦冬、知母、黄柏、泽泻、山药、远志、茯神、丹皮、枣仁、玄参、桑螵蛸、竹叶、龟板、山茱萸。

4. 气滞血瘀型

病因病机：素性抑郁，或急怒过度，致使肝气郁结，气机不利；或忧思不节均可气滞血络，冲任行脐，胞脉阻闭，发为经闭。

主要证候：主经闭数月，精神抑郁，烦躁易怒，少腹胀痛拒按，怕冷胸痛，舌边有瘀斑或紫黑，脉沉弦而数。

治法：活血祛瘀，理气行滞。

方药例举：大黄䗪虫丸加减。

桃仁、枣仁、白芍、生地黄、干漆、甘草、虻虫、蛴螬。

5. 寒湿凝滞型

病因病机：经前产后，或过食寒凉，或涉水遇寒，血瘀寒凝，瘀阻冲任，脉络不通而致闭经；因阳气素虚，痰湿内生，或素体肥盛，多湿多痰，湿浊下注，阻滞冲任，壅塞胞脉，而发闭经。

（三）痛 经

妇女在行经前后，或正值行经期间，小腹及腰部疼痛，甚至剧痛难忍，常可伴有面色苍白，手足厥冷等症，并伴随月经周期发作，称之为"痛经"。其辨证要点如下。

本病发生时，以经行小腹疼痛且伴随月经周期发作。根据疼痛的性质及疼痛的时间辨其寒、热、虚、实。经前期疼痛，或痛胀俱甚（刺、绞）拒按，按之痛甚者属实；经期疼痛或腹痛绵绵不绝，隐痛，喜按或按之痛减者属虚。绞痛、冷痛，得温痛减，为寒痛，其中小腹冷痛拒按，得温痛减者，属实寒；小腹冷痛喜按，得温痛减者，属虚寒。刺痛或灼痛，得热痛甚称之热痛。刺痛，痛甚于胀为血瘀痛，胀痛时作时止，胀甚于痛为气滞痛。

经期诸痛依据疼痛部位，时间，病机以确立治法及方药如下。

1. 经前期疼痛

经前期血瘀型前额头痛者，治宜活血逐瘀，方用血府逐瘀汤加减；经前期血虚（虚中夹实）型太阳头痛者，治宜温中逐瘀，方用圣愈汤加干姜、白芷；经前期肝郁型胁痛者，治宜疏肝理气，活血逐瘀，方用膈下逐瘀汤；经前期胃经瘀血，冲气上逆而出现的胃脘痛兼呕吐者，治宜降逆止呕，活血逐瘀，方用膈下逐瘀汤加沉香、干姜；经前期出现的气滞血瘀兼寒凝型小腹痛者，治宜理气逐瘀，方用少腹逐瘀汤；经前期血瘀型左侧少腹痛者，治宜逐瘀，方用乌药散；经前期气滞型右侧少腹痛者，治宜理气，方用加味乌药汤；经前期气滞型小腹痛者，治宜理气，方用吴茱萸汤；经前期阳虚阴寒凝滞型腰痛者，治宜温经散寒，方用一贯煎加附子、肉桂、茴香、干姜；经前期肝阳虚，阴寒内盛型两腿内臁痛兼抽搐者，治宜温阳暖肝，方用小户嫁痛方。

2. 经行期疼痛

经行期肺经瘀血，冲气上逆，或肺经素有痰热而出现的胸痛兼咳血者，治宜润肺清热，祛痰化瘀，方用犀角地黄汤加白及、三七、浙贝、大黄；经行期肝阳虚所导致的经行目珠痛、流泪者，治宜暖肝回阳，方用暖肝煎；经行期气滞血虚少腹痛者，治宜养血理气，方用温经汤；经行期血虚型小腹痛者，治宜养血益气，方用大温经汤；经行期阴虚阳亢型腰痛者，治宜滋阴潜阳，方用一贯煎加白芍、肉桂、牡蛎。

3. 经后期疼痛

经后期血虚型全头痛者，治宜补气益血，方用八珍汤加芥穗；经后期血虚寒凝型少腹痛兼寒者，治宜温经养血散寒，方用暖肝煎、右归丸；经后期血虚型小腹痛者，治宜养血益气，方用黄芪建中汤；经后期气虚寒凝型小腹痛兼寒者，治宜温经散寒，方用小温经汤化裁；经后期出现的血虚寒凝、气滞型小腹痛兼寒气凝滞者，治宜温经散寒、理气益血，方用理气温经汤；经后期肾阴阳俱虚型腰痛者，治宜温补肾土阴阳，方用六味地黄丸加巴戟天、淫羊藿、五味子、菟丝子；经后期肾阴虚型足跟痛者，治宜滋阴补肾，方用六味地黄丸加木瓜、钩藤；经后期肝血虚型四肢抽搐痛者，治宜养血舒筋，方用补肝汤加桂枝、钩藤（表6-1）。

表 6-1　经期诸痛

部位	时间	病机	治法	方药
小腹痛	平时	湿热郁结	清热利湿解毒	荡炎汤
腰酸痛	平时	肾阳虚	温经散寒	寄生丸+吴茱萸、干姜、白芍、当归
	经前	肝阳虚，阴寒内盛	温阳暖肝	小户嫁痛方
足跟痛	经后	肾阴虚	滋阴补肾	六味地黄丸+木瓜、钩藤
四肢抽搐痛	经后	肝血虚	养血舒筋	补肝汤+桂枝、钩藤

（四）崩漏

妇女不在行经期间，阴道大量出血，或持续下血，淋漓不断者，称为"崩漏"，亦称"崩中漏下"。若经期超过两周以上者，也应属崩漏范畴。其中，突然下血，来势急，血量多者称之为"崩"；淋漓下血，来势缓，血量少者称之为"漏"。虽然在形式上有缓急之分，程度上有轻重之别，但二者可相互转化。

本病发病的机理为冲任损伤，失于固摄。故治崩宜提升上血、固摄，治漏宜养血行气。塞流即止血；澄源即针对引起崩漏原因的治疗，如补肾、益气、清热、理气、化瘀；复旧即理解为益肾，调理脾胃以善其后。

【辨证论治】

1. 血热型

（1）实热型

主要症状：阴户突然下红或淋漓不断，血色紫红或深红，血质黏稠，小腹刺痛拒按。

心火亢盛　病因病机：胞脉属心络于胞中，心经有热移热于胞中，灼伤胞脉，阴血流溢。特有症状：心烦少寐，舌尖红赤或口舌糜烂，便干溲赤，脉数。方药例举：①塞流：清热凉血止血：三黄汤加槐花5钱、地榆炭1两。方解：以黑治红，增其止血之功。②澄源：清热养血：芩连四物汤。③复旧：养阴清热：益阴煎加阿胶3钱、二至丸4～5钱或天王补心丹。

肝经郁热　病因病机：肝司血海，肝经有热移于血海，灼伤胞脉而阴血外溢，七情过急，五志化火。特有症状：头部及两侧太阳穴痛，目赤，两侧少腹疼痛拒按伴有胀满，阴痒，舌边红赤，脉弦数。方药例举：①塞流：疏肝凉血：止血丹、逍遥散加地榆炭1两、蒲黄炭5钱。②澄源：泻肝胆实火，清肝经湿热：龙胆泻肝汤。③复旧：养血滋阴：补肝汤。

阳明热盛　病因病机：冲为血海隶属阳明，阳明胃经有热移于血海，灼伤胞脉（嗜食辛辣），迫血妄行。特有症状：口渴喜冷饮，胃中嘈杂，恶心呕吐或腹满，大便燥结，苔黄燥，脉滑数。方药例举：①塞流：养阴清热，益气止血：芩连四物汤加槐花1两、地榆炭1两。②澄源：玉女煎。③复旧：四君子汤加石斛、天花粉。

（2）虚热型

主要证候：头晕耳鸣，血色鲜红，下血量多，腰及少腹疼痛加重，阴虚之症越严重，小腹绵绵作痛。

肝阴虚　病因病机：肝藏血，肝血虚，肝失所养，闭藏失职，胞脉不固。

特有症状：目视眈眈，易惊善恐，两胁胀痛，两侧少腹绵绵作痛，经水淋漓不断、色红，血流多时痛加重，耳鸣如蝉，脉弦细。方药例举：①塞流：养血止血：四物汤加海硝、椿皮、牡蛎。②澄源：柴芩四物汤。③复旧：一贯煎加白芍、牡蛎。

肾阴虚　病因病机：肾藏精，肾精不足，肾失闭藏，胞脉不固。

特有症状：头晕耳鸣健忘，腰膝酸软，大便干燥，小便短少，舌红少苔，脉两尺沉细。方药例举：①塞流：一贯煎加海硝、椿皮、诃子。②澄源：左归丸。③复旧：六味地黄丸。

肝肾阴虚　病因病机：肝肾阴虚，闭藏失职，冲任督三脉失司，胞脉不固，阴血外溢。特有症状：五心烦热，两颊潮红，午后潮热，口渴不欲饮，小溲短赤，舌赤无苔，脉沉弦细数。方药例举：①塞流：一贯煎加海硝、椿皮、诃子。②澄源：一贯煎加二至丸、肉桂。③复旧：一贯煎加龙骨、牡蛎、牛膝。

（3）小结

实者（此症非实热者，苦寒之药勿用，以免伤阴）：①对于血实热型崩漏可从心肝胃三经郁热，进行辨证施治。且心肝胃往往兼并，在临床治疗中当分清先后为病，亦即辨清合病与并病。②血实热型崩漏一方面属于胞宫不及化生，另一方面由于火热过盛生化功能匮乏。③在治疗实热型崩漏时不要拘泥清热凉血，更要注意热灼阴血，盖因热邪既能迫血妄行于外，又可灼伤阴血于内。故在治疗过程中，必须时刻顾护阴血。④非实热型崩漏断不可轻用苦寒之品，因为苦寒伤阴，本有失血再行伤阴，预后不良。

心肝胃三经郁热，火势上炎，亦可灼伤肺津，盖因肺为五脏六腑之华盖，属上焦属金，火克金，则肺津被伤。

虚者：①关于虚热型崩漏其理是阴虚有热，阴虚有热其意有二：一则肝肾闭塞失职，胞脉不固，致阴血流溢；二则阴虚阳无所倚，阳气偏亢，根据同气相求的理论，虚火可助心火，心火过亢移于胞脉，迫血妄行，因此阴血有热致成崩漏，其热必先上炎而后下移，方可成崩漏，所以阴虚有热型崩漏必兼心火上炎。②祖国医学所谓"阴"包括精血、津液，亦可认为津液、精血的关系为"阴"，平素所说的肝肾阴虚不能代表整体阴虚，因为肝肾之阴是精血，精血仅为阴的组成部分，所以尚不能以阴血之亏虚概言为精血之不足。由于肝肾阴虚不能代表整体阴虚，因此不尽出现虚热之征。精血津液同源于水谷精微，精血不足，导致津液枯竭，而形成阴虚发热。肝肾阴虚互为因果、相互累及（精血同源），又可损及他经。肾阴虚，水不涵木，肝阳偏亢；肾虚水不济火，心肾不交。肝阴虚初起肝气郁滞，横逆犯胃，可出现肝胃不和之征。③阴虚型崩漏在治疗时应特别注意禁用苦寒之品，治法为养阴清热，引火归源，镇逆潜阳。如兼心肾不交佐以镇静，肝胃不和佐以和胃。

2. 气虚型

主要证候：阴道骤然大量下血或淋漓不断，色淡质清稀，小腹冷痛，喜温喜按。

（1）脾气虚

病因病机：脾居中州，主统血，司带脉，脾虚带脉失约，血失所统，血海不守，胞脉不固。

特有症状：头晕，精神倦怠，气短懒言，四肢不温，周身乏力，舌苔白润，舌体胖大有齿痕，脉沉缓无力。

方药例举：①塞流：补中益气汤加诃子、海硝、椿皮。方解：此方之升麻宜炙，祛其薄散，提高升提之效。②澄源：圣愈汤加二至丸。③复旧：归脾汤、补中益气汤、香砂六君子汤。

（2）肾虚

病因病机：肾能固胞，肾虚胞脉不固；肾司任督，肾虚任督失调，肾失所摄。

特有症状：头晕耳鸣，腰酸，五更泄泻，小便清长，夜尿多，脉沉缓无力。

方药例举：①塞流：四神丸加槐花、阿胶、艾炭、川断、杜仲、牛膝。②澄源：金匮肾气丸。③复旧：右归丸。

（3）小结

①气虚型崩漏，包括胞宫化生不及和不及生化两方面，临床上所以分脾气虚与肾气虚，是因为脾肾二经与胞宫的关系非常之密。胞脉能否统摄阴血，实为脾肾二经之功，其化生之源，均系肾阳之功能。②脾肾为阳气化生之源，是阴血生产之动力，阳气既能化生阴血

又能统摄阴血，气虚统摄无权，胞宫不及化生，则随至随溢。③气虚之病要注意两方面：一方面，表现于脾不统血之流血，另一方面，无形之气不能化生有形之血，所以补气不单纯是为了止血，而更重要的是增强其生化之力，因此补气之剂具有养血之功。④阳气不足，虽有自汗，但其病表现为胞脉失其统摄，所以在治疗时当不用或少用镇逆潜阳之品，盖因阳气不足无需镇逆。如牡蛎有涩精之力，但有伤阳之弊，故不用之。⑤气为血帅，气虚无力运导，可致气虚血瘀。此证多生年迈力衰之躯，在治疗时应以补气为主，化瘀为辅。⑥阳虚则阴盛，阳虚生外寒，阴盛则内寒，内外皆寒，因此在用药时当佐以温经散寒之品。

3. 血瘀型

主要证候：经质有块，块去痛减，少腹或小腹刺疼满胀。

（1）寒凝

病因病机：适值经期，感受寒邪，寒凝则血瘀，瘀血不去新血难安。

特有症状：胃脘痛喜温，恶心呕吐，少腹、小腹冷疼拒按，喜温，大便溏薄，小便清长，苔薄，脉沉紧或沉迟。

方药例举：①塞流：少腹逐瘀汤。②澄源：温经汤。③复旧：艾附暖宫丸。

（2）气虚血瘀

病因病机：气虚无力运血，不能将其胞宫瘀血排出体外，又不能统血，以致气虚血瘀崩漏。

特有症状：色淡红而质清，精神疲倦，气短懒言，舌质淡，苔薄白而润，脉虚大或细弱。

方药例举：①塞流：参芪失效汤加海硝一两。②澄源：圣愈汤加阿胶、芝麻、桑椹。③复旧：十全大补丸、人参养荣丸。

（3）气滞

病因病机：气滞血瘀，瘀血内停，冲任受阻，胞脉不固，故淋漓不快，瘀血不去，新血难安。

特有症状：小腹胀胜于痛，胸胀满闷，两胁胀痛，善太息嗳气。

方药例举：①塞流：逐瘀止崩汤。②澄源：逍遥汤加香砂。③复旧：香砂六君子汤。

（4）小结

①血瘀型崩漏，乃由于血瘀于胞宫束缚胞宫化生之力，胞宫生化不及，治疗时应两者兼顾，既要祛其瘀，又要增强胞宫化生之力。②血的生产运化、统摄皆赖于气，因此可知，血之运行皆赖乎气。血瘀是由气郁所致，因此在治疗时必兼治气之品。祖国医学的治瘀之法，主要视其体之盛衰，即病情之轻重、病程之长短而采用化瘀和破瘀两种急缓不同的方法。③血为阴质得热则行，因此在治疗血瘀时必采用温热之药以助血运行之力。

究其气郁之由有三：一寒凝，二情志，三湿滞。诚然在治疗时必须分清由何所致气滞，又因气滞是血瘀之本，血瘀是气滞之标，所以在治疗时必针对气滞之源，辨证施治，气行则瘀自消。

（五）歌括总结

月 经 先 期

清经散治血先行，地芍丹骨柏蒿苓。
两地地黄地骨皮，麦冬玄芍阿胶既。
举元煎用参术芪。

经 行 后 期

大营煎用归地杞，炙草肉桂杜牛膝。
大补元煎地归参，萸杜杞药甘草浸。

月经先后不定期

固阴参地山山萸，炙草远志五味煮。

月 经 过 多

先期四物柏苓连，知母阿胶艾附甘。

月 经 过 少

通瘀香附乌木青，泽泻归尾山楂红。
人参滋血四物先，山药花芪益脾源。
当归地黄饮山萸，芍药炙草杜牛膝。

崩 漏

育阴地芍萸阿寄，蛸牡蒲榆药杜续。
清热固经栀苓地，棕骨胶藕牡龟榆。
止崩二丹三没灵，胶艾归芎龙牡蛸。

闭 经

小营煎用地芍归，芍药枸杞炙草随。
补肾地黄即知柏，龟蛸枣远玄竹麦。
大黄䗪虫桃杏芍，苓地漆草虻蛭螬。
湿痰方中用二术，归芍苓夏滑香附。
加味地物二陈汤，海藻丹苓附红方。

痛 经

气滞血瘀八物汤，八物香槟楝元胡，血瘀痛甚加灵蒲。
肝肾亏损调肝汤，调肝归芍巴戟胶，山萸山药甘草炒。

吐 衄

肝热丹栀逍遥散，阴虚肺燥顺经汤。
顺经汤用地芍归，沙参丹苓黑芥穗。

经 行 泄 泻

肾阳虚用健固汤，健固参苓术苡巴，临卧调服安神佳。

经 行 发 热

肝郁化热丹栀逍遥散，血瘀发热血府逐瘀汤，阴虚发热两地汤。

经断前后诸证

肾阳亏虚右归丸，山药山萸归枸杜，鹿角熟肉菟丝附。

六、带 下 病

妇女生理型带下为女性阴道排出的一种阴液，色白或无色透明，其性黏而不稠，量适中，无特殊臭味，津津常润，是正常的生理现象，称为"带下"。《沈氏女科辑要》引王孟英说："带下，女子生而即有，津津常润，本非病也。"

广义的带下是带脉失约能引起脏腑功能失常，导致经、带、胎、产、杂等疾病，均发生于裙带以下，故称"带下病"。带下病既是一种独立的疾病，又是多种妇科病的兼证。脏腑为患是导致多种妇科病的根本，亦是导致带下病的根本。

（一）病因病机

带下病的核心病因是湿，其产生受责于脾。任脉不固，带脉失约是造成带下病发生的核心病机。

湿既可存在于体内，又可存在于自然界。《素问·六节藏象论》云："长夏者，六月也。土生于火，长在夏中，既长而旺，故云长夏也。"长夏是指夏季最后一个月份，气候炎热，雨水增多，天气下迫，地气上腾，湿为热蒸，蕴酿生化，万物华实，合于土生万物之象，而人体的脾主运化，化生精气血津液，以奉生身，此乃常湿。六气为自然界的正常之气，当六气发生太过不久时，贼客于物，此为"六淫"。若湿气淫胜，伤人致病，则为湿邪，此为外湿。

当脾胃化生功能不足，不能腐熟食物，湿浊内生，湿属阴，通于水性（下沉），从化性强。此为内湿。湿，黏着不解，氤氲难化，除不能与燥相兼外，共它邪均可相兼，如风邪、暑邪、寒邪、热邪。流动性强，湿犯腠理可发为水肿；湿行于肺可致咳嗽；湿行于心下可引发心悸；湿行大肠而为泄泻；湿行骨窍发为痹证；湿行胞室以致带下病、不孕症、痛经、崩漏等；湿伤筋则大筋轻短、小筋弛长；湿邪害胃，影响任督二脉，发为带下病。

湿凝滞肾阴者，治宜通利。伤及肾阳者，治宜补益。

（二）关于带下病辨证和诊断的依据

最早的诊断辨证依据为带下颜色，色青属肝，色黄属脾，色白属肺，色赤属心，色黑属肾，以五脏查五色不尽全。由此提示五脏为患皆可引起带下病。原始病因可能发生在五脏，然而皆可通过阴户形于外。

以病机作为辨证和诊断依据，此法只能定位，不能定型。

现多按照带下的量、色、质、味的改变，作为辨证和诊断依据。

七、妊娠病

怀孕之后，胎儿在母腹生长发育影响孕妇身体健康，或孕妇素体不健影响胎儿生长发育，因此所罹患的一切疾病称为"妊娠病"，或称"胎前病"。本病发病的机制为阴血偏虚，阳气偏亢，气机升降失调，痰浊内生。

定义的释义：构成妊娠的因素有两个方面，一是孕妇；二是胎儿。妊指妇女的任务或称圣任，娠者在天，为阳中之阳，主长。如此女子能够生育、长养子女，故称妊娠。

妊娠病用药禁忌原则：下利小便、针灸、坐药（将药纳入阴中）等慎用或禁用。妊娠期间用药禁忌：水银、半夏、红花、麦芽、天花粉。

（一）恶阻

妊娠早期，出现恶心呕吐，头晕厌食，或食入即吐，称之为"妊娠恶阻"。妊娠初期，体内所产生的恶气和恶血阻滞胃之和降，而致恶心呕吐。

本病发生的机制为冲气上逆，胃失和降。胃气素虚，孕后经血停闭，血聚冲任养胎，冲脉气盛，而冲脉隶属阳明，冲气夹胃气上逆，胃失和降，出现恶心呕吐，发为恶阻；平素易怒，郁怒伤肝，肝郁化热，孕后血聚冲任养胎，肝血愈虚，肝火愈旺，冲脉气盛，冲脉附于肝，肝脉夹胃贯膈，冲气、肝火上逆犯胃，胃失和降，发为恶阻；脾阳素虚，水湿内停，孕后血聚冲任养胎，冲脉气盛，冲气夹痰上逆，以致恶阻。冲脉为转输的通路，亦是传变疾病的通路。

治法应本着孕后素体变化而灵活施用，不离病机，因为病机是治法的依据，胃热宜清热解毒。

总结：①妊娠期间所产生恶气、恶血可以贯穿整个妊娠病始终。②治则分证论治。③药物服法：口服少量频饮。

（二）胞阻

妊娠期间，小腹疼痛，反复发作者，称之为妊娠腹痛。前人认为产生腹痛的原因为胞脉阻滞，故又称"胞阻"。其病因病机，按照阴阳消长的变化规律可分为阳盛者便是热，阳虚者生外寒，阳虚则阴盛，阴盛生内寒。

腹痛对胎儿有影响则称为真正的妊娠腹痛，若腹痛对胎儿无影响，则称为腹痛。出现腹痛，在排除其他各种原因之后，可判断为胞阻。

1. 虚寒型

病因病机：孕前或孕后阳气虚，气源于脾肾，肾为元气之根，脾生脏腑之气、水谷之气。思虑过度、饮食失节或劳役过度致脾胃阳虚，化源不足，孕后气以载胎，耗用阳气；久居阴湿之地，或思虑用脑，髓为神之基础，髓的化生主要依靠肾气，或房事不节，或经行产后调息失宜均可导致肾阳虚。阳气亏虚，无力推动阴血的运行，造成血滞；阳气亏虚则阴寒内生，寒性属阴，主收引凝滞，寒则血行不畅，从而导致胞阻的发生。

主要证候：妊娠期间，小腹疼痛，一般情况下虚寒腹痛多发生在夜间，可达3～5日，其腹痛绵绵，喜温喜按，面色㿠白，舌体胖大，色淡红，舌苔薄白，脉沉紧。脾阳虚者，疼痛部位在脐周，畏寒肢冷，倦怠乏力，食后腹胀，头昏，口淡乏味。肾阳虚者，疼痛部位以小腹为主，耳鸣，腿后麻木，腰酸，小溲频数，夜间尤甚。脾肾阳虚共同的特点为大便溏薄，初不多，后溏（谷瘕）。

治法：温中散寒。

方药例举：艾附暖宫汤。艾叶（炭）、香附、吴茱萸、肉桂、当归、川芎、白芍、地黄、黄芪、续断。

附子理中丸（《景岳全书》）。附子、人参、干姜、炙甘草。

圣愈汤（《医宗金鉴》）加肉桂（若尿频可加温药少许）。人参、黄芪、熟地黄、白芍、当归、川芎。

2. 血虚型

病因病机：脾胃为后天之本，气血生化之源，食饮失常，饥饱失宜伤及胃阴胃阳所致化源不足，或忧思过度，伤心伤脾，劳役过度，伤及于心，或耗伤过度，如经行之际由于惊恐而血崩或数堕胎所致阴血不足，血少则气行不利，胞脉受阻，因而腹痛。

主要证候：妊娠期间，腹部疼痛，发脱落或发脆，面色㿠白，肌肤失常，皮肤干燥，舌体瘦，舌不灵，语言謇涩，或健忘失眠，易惊善恐，或指甲干枯，或运化失调，饭后腹胀，四肢乏力，意志不坚，消瘦，或心悸，舌淡红，脉细或细数。

治法：养血行气，缓急止痛。

方药例举：归脾汤（《校注妇人良方》）。人参、炒白术、炒黄芪、龙眼肉、茯神、当归、远志、酸枣仁、木香、炙甘草、生姜、大枣。

补中益气汤（《脾胃论》）。人参、黄芪、白术、当归、陈皮、升麻、柴胡、甘草。

香砂六君子汤（《名医方论》）。人参、白术、茯苓、甘草、半夏、陈皮、木香、砂仁、生姜、大枣。

圣愈汤（《医宗金鉴》）。人参、黄芪、熟地黄、白芍、当归、川芎。

3. 气滞型

病因病机：肝主藏血，而司血海，宜于调达。孕后血聚于下养胎，若肝血亏虚，则肝气易郁，肝郁气滞，气滞则血行不畅，发为腹痛。

主要证候：妊娠期间，小腹疼痛，疼痛时间多在晨起以后，胀甚于痛，时痛时止。偏肝郁者，脉多弦而有力。偏虚者，脉多弦细。偏肝经郁热者，脉多数。

治法：疏肝解郁，理气行滞。

方药例举：逍遥散（《太平惠民和剂局方》）。柴胡、白术、茯苓、当归、白芍、薄荷、煨姜、甘草。

气滞表现偏于上焦者，可酌情加青皮、枳壳、瓜蒌仁等药；气滞偏于中焦者，酌情加郁金、木香、柴胡、颠倒木金散等；气滞偏于下焦者，酌情加荔枝核、橘核、川楝子等。三焦皆郁者加乌药、香附。

（三）胎漏

怀孕期间，非时下红，而无腰酸、腹痛等现象者，称之为"胎漏"，一般胎不能安生。怀孕三个月以内，胎儿尚未成形而坠者，称为"坠胎"；五个月以上胎不能安生，胎儿已成形而坠者，称之"子产"或"半产"。

1. 血热型

病因病机：孕后阴血下聚血海以养胎元，若阳气过盛，气有余则化热，或血虚日久，阴虚化热，凡是与胞宫有联系的脏腑或经脉，一旦有热均可移于胞脉，热作用于胞宫灼伤胞脉，则血妄行，阴血流溢，损伤胎元而致胎漏。

主要症状：妊娠胎漏下血，色鲜红，心烦不安，手心烦热，口干渴，或潮热，小便短赤，大便秘结，舌质红，苔黄而干，脉滑数或弦滑。

治法：滋阴清热，养血安胎。

方药例举：保阴煎（《景岳全书》）。生地黄、熟地黄、沙参、白芍、茯苓、黑荆芥、牡丹皮。

2. 气虚型

病因病机：肾气固胎，脾气载胎，肾气虚，胞脉不固，阴血流溢，脾虚不能统血，气虚不固，冲任不固发为胎漏。

主要症状：妊娠期间，阴道少量下血，色淡红，质稀薄，或神疲乏力，面色㿠白，心悸气短，舌质淡，苔薄白，脉滑无力。

治法：补肾健脾，益气固冲安胎。

方药例举：寿胎丸（《医学衷中参西录》）加党参、白术。菟丝子、桑寄生、续断、阿胶。

3. 肝肾阴虚型

病因病机：肝肾阴虚，精血不足，相火妄行，灼伤冲任，胎失所系，发为胎漏。

主要症状：妊娠期间，阴道少量流血，色淡暗，或伴头晕耳鸣，小便频数，夜尿多，或曾数次堕胎，或头晕眼花，两目干涩，视物模糊，舌淡，苔白，脉沉滑、尺弱。

治法：滋补肝肾，固本安胎。

方药例举：一贯煎（《续名医类案》）加白芍、肉桂、牡蛎。沙参、麦冬、当归、生地黄、川楝子、枸杞子。

4. 外伤型

病因病机：跌扑伤血，闪挫伤气，影响冲任，一直不能养胎、载胎而发生胎动不安。

主要症状：妊娠受伤，胎漏下血，舌淡苔白，脉滑无力。

治法：益气养血，固摄安胎。

方药例举：圣愈汤（《医宗金鉴》）。人参、黄芪、熟地黄、白芍、当归、川芎。

（四）妊娠肿胀

妊娠六月余，面部及肢体肿胀，称为"妊娠肿胀"，又称为"子肿"。如在妊娠七、八月余仅是足部转变浮肿并不超过膝盖以上，在休息后即渐消失无其他不适者，是妊娠后期常见现象，无需治疗，待分娩后自愈。若肿胀继续加重，延至大腿、外阴以至下腹部，或蔓延全身各处并有尿量减少，体重明显增加的，则属病态。本病发生的机理主要责之为脾肺肾三脏，故临床常见脾虚、肾虚、气滞三型。

根据肿胀的部位和症状的不同，又有"子肿""子气""子满""皱脚""脆脚"之别。

子肿：头面及遍身浮肿，小便短少者，属水气为病，故曰子肿。

子气：自膝至足肿，小便清长者，属湿气为病，故曰子气。

子满：遍身俱肿，腹胀而喘满者，故曰子满。

皱脚：但两脚肿，皮色不变而肤厚者属湿，故曰皱脚。

脆脚：但两脚肿，皮薄而亮，压痕不起者属水，故曰脆脚。

总之，水气为病多见喘促，在脏属肺，湿气为病多见胀满，在脏属脾。《景岳全书》曰："水为至阴，其本在肾，其制在脾，其标在肺。"肺脾肾三经，分司上中下三焦，三焦者，水道之通路，若肺脾肾三经郁滞阻塞不通或三经气虚，均可致成三焦水道不利而形成浮肿。

本病辨证有三，水肿者，皮色亮，按之没指，手起良久不复。血肿者，皮如熟李。气肿者，皮色不变，按之没指，手起即复。

1. 病因病机

脾为后天之本，气血生化之源，孕妇素体脾虚或过食生冷，脾阳受损，运化失职，水湿停滞，溢于四肢肌肤，发为子肿。若母病及子，土不能生金，则肺气虚，气虚则喘，故发为子满；肺主一身之气，气以载胎，转输阴血。若素体肺气不足，或孕后劳伤肺气，则气虚无力运化水湿，水湿停留发为浮肿，且肺气虚导致的浮肿多位于上焦头面；若素体肾虚，孕后阴血下聚胎元，有碍肾阳输布，不能化气行水，则水湿泛溢四肢、肌肤，而为子肿；素多忧郁，气机不畅，孕后胎体生长，有碍气机升降，气滞湿郁，泛溢肌肤，遂致气滞肿胀。

2. 提示

1）气滞肿胀是否皆属于肝?

答：非也，肺、脾、肾皆可致肿，由是寒、湿、气等皆可造成肾气郁结，发为气滞肿胀。

2）湿的产生与运化，其核心在脾。

3）气虚无力运化水湿者，属虚证；气滞亦无力运化水湿者，属实证。

4）子肿的治疗原则：①健脾利湿；②温肾健脾利湿；③补肺益脾利湿；④温肾利湿；⑤行气利湿。

5）利水先行气，气行水自消。

（五）异位妊娠

受精卵在子宫腔以外的任何部位种植并发育者，称之为"异位妊娠"，又称"宫外孕"。

1. 鉴别诊断

（1）流产

少量持续型出血，不全流产时因大出血可发生休克，出血量与休克相称。阴道检查：子宫增大、软、子宫口常常是开的，有时有胚胎组织堵塞。腹部检查：下腹部无压痛及反跳痛。后穹隆穿刺：阴性，为阵发型疼痛。

（2）葡萄胎

少量持续型出血，为暗红色，有时可流出葡萄粒样组织，亦可发生大出血，外出血量与休克不相称。阴道检查：子宫大小与妊娠日数不相符合，偏大。腹部检查：下腹部无压痛及反跳痛，可摸到大而软的子宫。后穹隆穿刺：阴性，为阵发型疼痛。

（3）子宫外孕

少量而不规则阴道出血，也有无阴道出血者，外出血量与休克不相称。阴道检查：患侧附件处可摸到软型包块，后穹隆有触痛，抬举子宫颈时痛。腹部检查：下腹部有压痛及反跳痛，内出血多时，可出现移动型浊音。后穹隆穿刺：阳性。破裂前胀痛，破裂后剧痛。

2. 分期分型

（1）出血期

内崩型（约占出血期2/3），主要临床表现为移动型内出血，或可伴胚胎存活者。发病急，痛苦重，明显贫血，或伴休克，腹膜刺激征阳性，移动型浊音及尿妊娠反应可能阳性（一般急性宫外孕多为此型）。

厥脱型（较少），主要临床表现为气血暴脱，严重休克，生命垂危，血压极低或测不到，为临床最重急症。

（2）瘀结期

瘀结型（约占瘀结期1/3），主要临床表现为胚胎已死，出血已止，单纯为瘀血凝滞，形成包块（陈旧型宫外孕为此型）。

瘀疽型（极少）：主要临床表现为瘀血包块继发感染者。

（六）子晕

子晕，又称为妊娠眩晕，常发生在妊娠中晚期，以眩晕为主症。常常为子痫前兆。本病发生的原因有二，一为痰，痰生于中焦脾胃，中焦有痰浊阻滞则清阳不升；二为阴虚于下，阳亢于上，热邪扰动清空之府，发为子晕。

脾虚湿停，痰浊中阻，可见发为胸闷、心悸、脘胀等症；肝肾阴虚，孕后血聚于冲任养胎，阴血渐亏，肝阳偏亢，肝阳上扰，则头晕目眩。阴虚火旺，则两颧潮红。阳气虚浮，肾阳虚精关不固，蒸腾气化无力发为浮；平素郁怒不解，肝失疏泄，致气郁痰结，随着胎体增大，气机升降失调，痰湿中阻，清阳不升，发为眩晕。

本病其本在肝肾，其标在心脾肺，其变为眩晕。治宜二至丸以滋补肝肾。

（七）子痫

子痫始见于《诸病源候论》，云："体虚受风，而伤太阳之经，停滞经络，后复遇寒湿相搏，发则口噤背强，名之为痉。妊娠而发者，闷冒不识人，须臾醒，醒复发，亦是风伤太阳之经作痉也，亦名子痫、子冒也。"子痫为产科高危症。症见不省人事，四肢抽搐，牙关紧闭，目睛直视，口吐白沫。子痫反复发作在于阴阳失调。辅助检查：子痫发作前可见血压明显升高，责之肝阳上亢；蛋白尿≥5g/24h，阴精外溢，责之肾闭止失职；见浮肿，责之脾失健运。

1. 病因病机

孕后血养胎元，精血不足，肝血虚，血不养筋，则筋短。肝气郁，郁久化热，肝郁克伐脾土，脾虚湿浊内停，发为呕恶。或脾虚化源不足，则津液失于输转，以致精虚血少。或水湿停聚发为水肿，留滞经脉，精血输送受阻，则肝失濡养，以致肝阳上亢。肾中所藏经血濡养筋骨脉肌皮，加之胎儿，肾精亏损，水不涵木，相火妄动，火性炎上扰神则神志昏聩。又肾主骨，骨生髓，肾精不足亦可直接导致神失所养。总之，本病属阴阳失调，发作无时。

2. 治疗原则

肝风内动者，宜养阴清热，平肝息风，投以羚角钩藤汤。

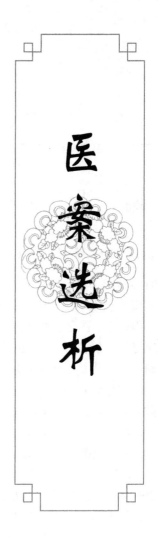

医案选析

一、月 经 病

1. 月经先期

姓名 柳某，女，35 岁，已婚。初诊日期：**2002 年 8 月 20 日。**

主诉 月经不调 2 年余。

初诊 患者月经不调 2 年余。每次月经来潮提前 7～10 天。量少，色紫暗，有血块，经前乳胀，少腹痛胀，头晕，心悸，气短，眠差，经前烦躁易怒，经后白带多，腰酸不适。刻诊时，经期已近。脉弦细，舌质暗红，苔白。

中医诊断 月经先期；气滞血瘀证。

治法 活血化瘀，疏肝调经。

方药 益母草 15 克，当归 15 克，丹参 15 克，白芍 15 克，制香附 10 克，川芎 10 克，续断 15 克，柴胡 10 克，炙甘草 10 克，五灵脂 10 克，艾叶 10 克，茯苓 15 克，炒杜仲 30 克，怀牛膝 30 克，炒酸枣仁 20 克。

7 剂，水煎，每日 1 剂，分两次服。

二诊 2002 年 8 月 29 日，上方服 7 剂后，月经来潮，经期诸症消失。现经期已过，唯白带多，少腹稍有坠胀之感，伴有头晕、心悸。宜疏肝健脾，清热利湿法治之。

方药 太子参 15 克，川楝子 10 克，山药 15 克，当归 15 克，土茯苓 25 克，车前子（另包）15 克，香附 10 克，煅牡蛎 15 克，金樱子 10 克，炒白芍 15 克，柴胡 10 克，杜仲 30 克，怀牛膝 30 克。

7 剂水煎，日 1 剂分早晚 2 次服。

按语： 此患者素来肝血不足，肝气失于条达，气血运行不畅，瘀血留着经络，故而见月经不调，量少，色暗有块，经前乳房胀痛，月经先期，烦躁易怒。足厥阴肝经经气不利，故见少腹痛胀；木火怫郁，上犯清空，故见头晕；木火扰心，故见心悸，气短；血虚心神失养，故见眠差；肝木克土，脾虚不运，湿浊下注，故见经后白带多，腰酸不适。舌暗红，苔白，脉弦细，皆提示肝失疏泄，气血不畅。因此，治疗的关键在于活血化瘀，疏肝调经。通过分析可知，此病的病位在肝脾，肝脾不和，湿热内生，故后期治疗从调理肝脾、清利湿热入手。

2. 月经后期

案 1 姓名：单某，女，36 岁，已婚。初诊日期：**2010 年 3 月 11 日。**

主诉 月经平素 40 日一至。

初诊　既往月经期整，量适，色质可，无块，无痛经，经前无乳胀。末次月经 2010年 3 月 3 日，孕 1 流 1。经色暗黑，质稀，偶有血块。经行腰痛畏寒，喜温喜按，胃脘痞满不舒，小便频数，大便秘结，心烦易怒。经行、经后偶发头痛，下肢微肿，重滞，氤氲期有带下。舌淡暗，脉沉弦。

中医诊断　月经后期；阳虚寒凝，肝气郁滞证。

治法　温经散寒，行气止痛。

方药　温经汤加减。

当归 10 克，白芍 10 克，肉桂 10 克，吴茱萸 10 克，川芎 10 克，干姜 10 克，香附 10克，陈皮 10 克，乌药 10 克，益智仁 10 克，小茴香 10 克，益母草 30 克，延胡索 10 克，炙甘草 10 克。

按语： 患者素体阳虚，平素饮食不慎，恣啖生冷，导致寒凝经脉，遂出现月经后期，伴有腹痛、喜温喜按之证。从症状来看，月经后期，伴经色暗黑，质稀，为阳虚寒凝，冲任不足，血行不畅，血海不能及时满溢，则经期错后，经量减少，色黑质稀。肾阳虚，脏腑失于温煦濡养，则经期腰痛，畏寒，经期胃脘疼痛，小便略频；阳虚运导无力，大便停留日久而且秘结。寒凝气滞，血瘀水停，下肢浮肿，故经行、经后头痛；肝郁气滞，木旺乘土，则致脾的运化转输功能失常，出现心烦易怒。脉沉弦，为血虚寒凝，气血不通之象。治法为温经散寒、活血化瘀、行气止痛。方用温经汤合缩泉丸化裁。方以干姜温经散寒，兼通利血脉以止腹痛；当归、川芎、白芍养血调经止痛，且白芍、甘草缓急止痛，取芍药甘草汤之意；加陈皮、小茴香、延胡索增强温肾暖宫，行气散寒止痛之效；乌药、益智仁温肾散寒，缩尿止遗，兼行气止痛之功。益母草活血调经，祛瘀通经，消肿。

案 2　姓名：孙某，女，25 岁。2008 年 10 月 6 日初诊。

主诉　月经后期 4 月余。

初诊　患者素来身体虚弱，主诉月经后期 4 月有余，每次月经周期 40~50 天，量少色淡，伴见头晕眼花，腰膝酸软，耳鸣，肢软神疲，少寐，兼有白带清稀量多，刻诊时月经将至。脉沉细无力，舌淡苔薄。

中医诊断　月经后期；脾肾阳虚，气血不足证。

治法　补肾固精，养血调经。

方药　杜仲 15 克，怀牛膝 15 克，熟地黄 30 克，炙黄芪 60 克，阿胶 15 克，当归 30克，益母草 15 克，黄精 15 克，山萸肉 10 克，香附 10 克，补骨脂 10 克，炮黑姜 10 克。

7 剂水煎，日 1 剂分早晚 2 次服。

二诊　2008 年 10 月 15 日。经水已净，白带连绵，四肢酸痛，腰膝酸软，乃肾气虚弱，封藏失职。拟固肾填精，健脾束带。

方药　杜仲 15 克，怀牛膝 15 克，熟地黄 30 克，炙黄芪 30 克，当归 30 克，金樱子15 克，芡实 15 克，莲子肉 15 克，山萸肉 10 克，鹿角胶 15 克，香附 15 克，补骨脂 10 克，炮姜 10 克。

7 剂水煎，日 1 剂分早晚 2 次服。

三诊　2008 年 10 月 22 日。诸症好转，仅纳谷不馨，大便不实。前方加白术 10 克，陈皮 10 克。14 剂。

四诊　服药半个月后，白带正常，精神转佳，腰酸亦瘥。嘱其下次月经前后仍服上次方药，半年后来告，自调理后，月经期整，白带正常。

按语：此患者素体虚弱，气血不足，气血乏源，肾精不充，故见月经后期，量少色淡，白带清稀量多，头晕眼花，肢软神疲。腰为肾之府，肾开窍于耳，故见腰膝酸软，耳鸣。心神失养，故见少寐。脉沉细无力，舌淡苔薄皆气血不足，肾精不充之象。切合病机，给予补肾健脾、养血调经之方药治疗月余，疾病明显好转。

案 3　姓名：李某，23 岁，已婚，工人。2001 年 7 月 18 日初诊。

主诉　月经惯常 2 个月一至。

初诊　婚后 2 年未育，身体素虚，经事常 2 个月一至，头晕目眩，腰膝酸软，失眠多梦，肢软神弱，易疲劳，精神欠佳，经来小腹冷痛，四肢不温，经后白带量多。本次月经又 2 个月一至，腰酸不适较重，精神疲乏，脉沉细无力，舌淡苔薄白。

中医诊断　月经后期；肾阳亏虚，脾虚气滞证。

治法　补肾温阳，理气调经。

方药　当归 30 克，制香附 15 克，杜仲 20 克，熟地黄 20 克，白芍 30 克，白术 15 克，陈皮 10 克，金毛狗脊 30 克，巴戟天 20 克，炒杜仲 20 克，怀牛膝 20 克，炙甘草 10 克。

7 剂水煎，日 1 剂分早晚 2 次服。

二诊　经水已净，白带连绵，四肢酸痛，心慌，气促，腰酸膝软，脉象沉细，舌淡少苔，此乃肾虚不固。

方药　菟丝子 15 克，金樱子 30 克，杜仲 20 克，黄芪 20 克，苍术 15 克，白术 15 克，桑寄生 15 克，巴戟天 15 克，陈皮 10 克，樗根白皮 15 克，海螵蛸 35 克。

7 剂水煎，日 1 剂分早晚 2 次服。

按语：此患者身体素虚，肾精亏虚，胞宫虚冷，经气不利，故婚后 2 年未育，月经 2 个月一至。肾精亏虚，心神失养，心肾不交，故见神弱、失眠、多梦；乙癸同源，肝血不藏，筋骨失养，故见腰膝酸软，肢软疲劳；肾虚不能固藏，故见白带量多。寒凝气滞，故见小腹冷痛，四肢不温。脉沉细无力，舌淡苔薄白，皆肾虚失养，下元寒冷之象。治以补肾温阳，理气调经，疗效较好。

案 4　姓名：李某，女，21 岁。2009 年 9 月 8 日初诊。

主诉　月经后期半年余。

初诊　患者主诉月经来迟已半年，经多次治疗未愈。近月来，月经迟来，量少，色暗红，少腹冷痛，得热痛减，四肢畏寒，面色苍白。脉沉紧，舌淡苔薄。

中医诊断　月经后期；血虚寒凝证。

治法　温经散寒，养血调经。

方药　益母草 20 克，白芍（酒炒）30 克，太子参 15 克，川续断 15 克，当归 15 克，川芎 15 克，官桂 10 克，吴茱萸 15 克，延胡索（炒）15 克，制香附 10 克，炙甘草 10 克。

3 剂水煎，日 1 剂分早晚 2 次服。

二诊　2009 年 9 月 13 日。服药后四肢温暖，表明寒邪已去。前方去吴茱萸，加枸杞子 15 克，嘱患者月经后 25 天左右就开始服初诊时药方 7～14 剂，待净后再服二诊时药方

7 剂，连续治疗 3 个月。2000 年 7 月 10 日诊时，患者告知，近 1 年来月经已按期而至。

按语： 气血亏虚，冲脉失养，故月经迟来，量少，色暗红；寒凝气滞，胞宫虚冷，故少腹冷痛，得热痛减，四肢畏寒，面色苍白。沉脉主里，紧脉主寒，舌淡苔薄皆气虚寒凝之象。治以温经散寒，养血调经，方用温经汤加减，加延胡索、香附理血调经止痛。

案 5　姓名：赵某，女。1985 年 9 月 8 日初诊。

主诉　月经后期 1 年余。

初诊　月经后期，至今 1 年有余，每次月经将行，先下白物，经色淡，经来小腹冷痛，四肢不温，平时自觉畏寒，自汗。舌淡，苔白滑，脉沉细。

中医诊断　月经后期；下元虚寒证。

治法　补虚散寒，养血调经。

方药　肉豆蔻 15 克，炮附子 10 克，炮姜 10 克，炒白芍 25 克，细辛 5 克，桂枝 10 克，蜜黄芪 25 克，防风 10 克，炙甘草 10 克。

7 剂水煎，日 1 剂分早晚 2 次服。

二诊　药后畏寒之状大减。平素经多后期而至，每月递减。距离经期不远，以此方催其早行。

方药　当归 20 克，细辛 5 克，制香附 15 克，川芎 10 克，补骨脂 15 克，官桂 5 克，炮姜 10 克。

3 剂水煎，日 1 剂分早晚 2 次服。

按语： 此疾病日久，气血亏虚，故月经后期，色淡，量少；久必及肾，肾虚不能固藏，故见经行先下白物；血虚气寒，下元亏虚，故见小腹冷痛，四肢不温，平时总觉身体畏寒。苔白滑，表明有寒；舌淡，脉沉细，此皆虚寒之象。以当归四逆汤温通厥阴经脉，加黄芪、桂枝、芍药，取黄芪桂枝五物汤益气温经之义。黄芪和防风配伍，补肺固表，止汗补虚。

案 6　姓名：王某，女，24 岁，未婚。2005 年 10 月 26 日初诊。

主诉　月经后期 3 月余。

初诊　患者素来寡于言笑，情志不舒，常有胁腹窜痛之候。1 年来经事不调，量少有块，颜色深紫，少腹胀痛，不喜按揉。平日白带量多，质稠气秽，阴痒。近两个月来，每感日晡形凛，面热心烦，喜握凉物，体倦神疲。观其面色晦滞，舌质暗红少苔，按脉细弦略数。

中医诊断　月经后期；肝郁化热证。

治法　疏肝解郁，清热养阴调经。

方药　当归 30 克，刘寄奴 15 克，怀牛膝 15 克，丹参 15 克，香附 15 克，赤芍 15 克，茯苓 20 克，鳖甲 15 克，银柴胡 15 克。

6 剂水煎，日 1 剂分早晚 2 次服。

又予成药加味逍遥丸，每日 10 克，每日 3 次。丸剂与汤剂交替服用。另以蛇床子 10 克、吴茱萸 5 克、黄柏 10 克，布包，水煎，坐浴，每日 2 次。

二诊　2005 年 11 月 9 日，服药 1 周后，月经来潮，量仍少，血块多。胁肋窜痛、腹部胀感大减，带下已少，热势已降。依原方加减予服。

方药 怀牛膝 15 克，赤芍 10 克，刘寄奴 15 克，当归 20 克，泽兰叶 10 克，川芎 10 克，牡丹皮 10 克，地骨皮 15 克，青皮 10 克。

6 剂水煎，日 1 剂分早晚 2 次服。

外用药同前。并嘱药后每日服丸剂同上，至月经来潮停药。

三诊 2005 年 12 月 8 日，诉上诊后，汤药服未尽剂，体温即已复常，自感精神体力有加，月事届期来潮，色、量俱较前为好。按脉弦细，舌质淡红，嘱服加味逍遥丸 20 天，每日上、下午各 1 剂，用以调理。

按语： 患者情志不舒，常有胁腹窜痛之候，可知其素来肝气不舒，气滞则血瘀。经脉气血运行不畅，故见月经后期，量少有块，颜色深紫，少腹胀痛，不喜按揉，面色晦滞；肝木火郁，克犯脾土，湿热下流，故见平日白带量多，质稠气秽；气郁生火，灼伤肝阴，故见面热心烦，喜握凉物，体倦，神疲。舌质暗红少苔，脉细弦略数，皆气滞血瘀、阴伤有热之象。治以当归芍药散养血调肝，清热除湿，青蒿鳖甲汤清退阴分伏热，加上疏肝理气药物，共奏疏肝解郁、养阴调经之功。

案 7 姓名：徐某，女，39 岁。2009 年 3 月 27 日初诊。

主诉 月经后期 2 月余。

初诊 每次月经错后，经期延长，月经量多，有黑色血块，经来小腹凉痛，喜温，四肢不温。脉沉迟涩，舌苔薄白有津，舌质淡。

中医诊断 月经后期；寒瘀互结证。

治法 温经散寒，活血调经。

方药 当归 20 克，吴茱萸 10 克，莪术 15 克，小茴香 10 克，川芎 10 克，官桂 10 克，醋三棱 10 克，制香附 10 克，延胡索 15 克，川楝子 10 克，葱白为引（后下）。

7 剂水煎，日 1 剂分早晚 2 次服。

另服良附丸，每晚，10 克，白开水送下。

按语： 治疗下元蓄冷，气机凝滞，瘀血留着，寒瘀互结，所见经期延长，月经量多，有黑色血块；阳虚不能温煦，而见小腹凉痛，喜温，四肢不温。该患脉沉主里，迟主寒，涩主气血瘀滞，舌苔薄白有津，舌质淡，皆虚寒之象。月经后期以虚寒居多，或兼而有之，先生所治重以吴茱萸、炮姜、小茴香、官桂为常法温经通阳散寒。当归、川芎、莪术、三棱、香附、延胡索、川楝子理气活血止痛，诸药合用温经散寒，活血调经。

3. 月经先后无定期

案 1 姓名：张某，女，37 岁。2004 年 9 月 12 日初诊。

主诉 月经先后不定期半年余。

初诊 3 年来，月经先后无定期，现出血数十日，量多而不止，致身体虚弱，心烦易怒，头晕心悸，精神疲困，面色苍白，食纳减少，手足心热，舌红苔少，脉弦细。妇科检查：子宫增大，无压痛，子宫内膜诊刮，病理检查为子宫内膜增殖症。

中医诊断 月经愆期（先后无定期）；肝郁血热，气血亏虚证。

治法 疏肝解郁，凉血调经。

方药 黄芪50克，当归20克，龙骨15克，菊花10克，阿胶10克，赤芍10克，茯神15克，杜仲20克，地榆炭10克，炒酸枣仁15克，棕榈炭15克，炙甘草10克。

7剂，水煎，每日1剂，分两次服。

二诊 2004年9月17日。出血明显减少。再以上方加减服3剂。

三诊 2004年9月22日。出血已止，心亦不烦，食纳已增。恐血止而留瘀，服养血活血之剂。

方药 当归20克，赤芍15克，丹参10克，蒲黄15克，五灵脂15克，杜仲15克，夜交藤15克，牡丹皮15克，藕节10克，炙甘草10克。

7剂水煎，日1剂分早晚2次服。

按语： 月经先后不定期是指月经周期或前或后1～2周，连续3个周期以上者。主要的病机是冲任气血不调，血海蓄溢失常。此案中患者肝气不舒，冲任不和，故月经先后无定期；肾虚不摄，肝郁血热，故经量多而不止；出血过多，致身体虚弱；肝郁化火，故心烦、易怒、头晕。血亏心虚，故心慌；精血两伤，故精神疲困；血虚不能荣于面，故面色苍白。肝克脾，故食纳减少，舌苔薄白；肝郁则脉弦，肾虚则脉弱。拟疏肝解郁，凉血调经，补益气血之剂。

案2 姓名：梁某，女，29岁。2005年4月28日初诊。

主诉 月经先后不定期3月余。

初诊 患者近3个月来，经行或前或后，血量或多或少，色红有小血块，乳房胀痛，胸闷不舒，腰酸乏力，头晕眼花。脉沉弦，舌红苔白。

中医诊断 月经先后无定期；肝郁肾虚证。

治法 疏肝解郁，益肾养血。

方药 柴胡15克，当归20克，白芍10克，白术10克，制香附10克，郁金10克，泽兰10克，熟地黄20克，炒牡丹皮10克，补骨脂15克，枸杞子15克。

7剂水煎，日1剂分早晚2次服。

二诊 2005年5月5日，此次月经按期来潮，病症大减，嘱每月经期服上方2剂。

按语： 脉沉主里，病位及肾，弦脉主肝病，又主气郁。合症观之，肝肾同病。肝气郁滞，气血运行不畅，故见经行断续，血量或多或少，色红有小血块，乳房胀痛，胸闷不舒。方用柴胡、香附、郁金、牡丹皮理肝解郁；当归、芍药、熟地黄养血；白术、泽兰祛湿邪，畅通阳气；补骨脂、枸杞子补肾虚，调节肾中水火平衡。

案3 姓名：付某，女，27岁，已婚。2006年9月8日初诊。

主诉 月经先后不定期2年。

初诊 患者主诉月经先后不定期近2年，乳汁自出1年多。患者3年前生第一胎，产后哺乳6个月时，曾因人工流产手术而停止哺乳。术后乳汁自行，量不多，乳白色。在某医学院附属医院做过蝶鞍摄片，未见异常情况。乳房红外线热像图亦属正常。服用过中药，但均未见效。患者素日脘闷不舒，纳少便溏，白带多，腰酸，怕冷，乏力，月经量少，伴有经前乳胀、烦躁等症。月经史：$15\dfrac{6}{20-45}$。妇科检查：一般发育情况良好，乳房等大，

柔软，挤压时有白色乳汁分泌，质稀。子宫大小正常，子宫颈轻度糜烂。两侧附件无异常。舌质暗红，苔薄腻，脉弦滑，尺脉不足。

中医诊断　月经先后无定期；肝郁脾湿证。

治法　疏肝理气，健脾化湿。

方药　炒山药30克，炒白术30克，薏苡仁24克，生麦芽30克，赤芍15克，当归15克，熟地黄15克，醋香附10克，柴胡10克。

10剂水煎，日1剂分早晚2次服。

二诊　上方连服10剂后，白带少，腰酸轻，畏寒减，苔腻消失，脉见滑缓，尺脉应指。

方药　原方加淫羊藿、菟丝子、仙茅、覆盆子、芡实米，继续服用1个月，月经按期来潮。

按语：此病因人工流产术后气血损伤所致。脾胃虚弱，气血生化无源，肝失所养，疏泄失职，气机不畅，故见脘闷不舒，纳少便溏，经前乳胀、烦躁等症；脾虚生湿，湿邪下注故见白带多；气血不足，故见腰酸，怕冷，乏力，月经量少。舌质暗红，苔薄腻，脉弦滑，皆肝郁气滞、脾虚湿停之象。方用赤芍、当归、熟地黄、醋香附、柴胡以疏肝解郁，用山药、白术、薏苡仁、生麦芽健脾化湿。

4. 经期延长

姓名　沈某，42岁，已婚。2002年12月2日初诊。

主诉　经行10天未止。

初诊　正产1胎，人工流产2次，放置宫内节育环，经事素来调畅。近两个月经期延长，每转旬余方止，经量偏多。刻下经行10天未止，伴神疲乏力，腰脊酸楚，两腹侧抽痛，夜寐欠安，平素则带下多色黄，纳可便调。妇科检查：子宫正常，右侧附件增厚。舌质暗红，苔薄腻，脉细。

中医诊断　经期延长；肝旺血热，冲任不固证。

治法　平肝清热，调摄冲任。

方药　生地黄30克，白芍20克，生牡蛎（先煎）30克，桑椹15克，夏枯草15克，夜交藤25克，钩藤15克，莲子须10克，女贞子15克，旱莲草15克，合欢皮20克，金樱子15克。

7剂水煎，日1剂分早晚2次服。

二诊　2002年12月23日。末次月经11月23日，淋沥近20日方止。余症如前，舌偏红，苔薄，边有齿印，脉细。肝肾阴虚，冲任失调，治宜疏肝清热，养血调经。

方药　当归20克，丹参15克，生地黄25克，熟地黄25克，赤芍20克，白芍20克，柴胡10克，延胡索15克，川楝子5克，红藤15克，川续断15克，川牛膝15克，桑寄生25克，桑枝10克，狗脊15克。

7剂水煎，日1剂分早晚2次服。

三诊　2003年1月15日。1月6日经至，经量较多，质稠，褐色，至今未止，头晕，齿龈肿痛，神疲腰酸。舌淡暗，苔薄，边有齿印，脉细。仍属肝旺肾虚，瘀阻气滞，治宜益肾清肝，祛瘀止血。

方药　生地黄 25 克，赤芍 10 克，白芍 10 克，女贞子 25 克，旱莲草 15 克，茜草 10 克，炒蒲黄 10 克，炒五灵脂 10 克，海螵蛸 25 克，山楂炭 10 克，大黄炭 5 克，炮姜炭 5 克。

7 剂水煎，日 1 剂分早晚 2 次服。

四诊　2003 年 1 月 20 日。药后经净已 2 天，头晕，神疲乏力，带多色黄。舌淡红，苔薄，脉弦细。经净后肾气虚弱，宜益肾调冲。

方药　党参 15 克，菟丝子 25 克，桑寄生 15 克，麦芽 10 克，焦术 15 克，山茱萸 15 克，狗脊 15 克，山药 15 克，炒川断 15 克，炒杜仲 15 克。

7 剂水煎，日 1 剂分早晚 2 次服。

五诊　2003 年 2 月 12 日。调治后月经 2 月 2 日准期而转，量适中，7 天净，经后腰脊酸楚，面浮肢肿，大便溏薄，带下绵绵色黄。舌质淡暗，苔薄，边有齿痕。因脾肾气虚，冲任固摄失司，治宜健脾益肾固冲。

方药　党参 15 克，茯苓 20 克，防己 10 克，椿根白皮 15 克，黄芪 20 克，怀山药 15 克，赤小豆 10 克，炒菟丝子 25 克，白术 10 克，补骨脂 15 克，玉米须 20 克，炒川断 15 克。

7 剂水煎，日 1 剂分早晚 2 次服。

六诊　2003 年 3 月 24 日。经期延长已见好转，末次月经 3 月 5 日，量适，7 天净止，腰酸神疲，纳可便调，因几近经前，时小腹作胀。舌偏红，苔薄，边有齿印，脉沉细。仍如前法调治。

方药　前方去防己、赤小豆、补骨脂、菟丝子，加莲子须 10 克，桑螵蛸 10 克，海螵蛸 20 克，狗脊 10 克，桑寄生 15 克。

7 剂水煎，日 1 剂分早晚 2 次服。

药后经水 3 月 30 日至，量中等，6 天净止，因出血经久，气血耗伤，遂以益气养血，补肾固冲善后。

按语：因为做过两次人工流产术，致肝肾虚损，血分伏热，血室不宁，故症见经行 10 天未止，伴神疲乏力，腰脊酸楚。肝不藏血，经脉失和，故见胁肋部疼痛。心肾不交，则见夜寐欠安。热在下焦，故见平素带下多色黄。舌质暗红，苔薄腻，脉细，皆提示肝肾不足，热伏血分之象。

5. 月经过多

案 1　**姓名：张某，女，32 岁，已婚。2006 年 6 月 12 日初诊。末次月经 9 月 6 日。**

主诉　月经量多已半年。

初诊　患者自诉近 1 年来月经常过期不止，量多色淡，质清稀如水，伴面色㿠白，气短懒言，小便频数。舌淡红，苔薄白，脉细弱。

中医诊断　月经过多；气虚失固证。

治法　益气健脾，固涩止血。

方药　黄芪 30 克，当归 15 克，党参 15 克，白术 10 克，茯苓 15 克，黄精 10 克，远志 5 克，荆芥炭 5 克，山茱萸 15 克，阿胶珠 10 克，海螵蛸 25 克，菟丝子 25 克，木香 10 克。

3 剂水煎，日 1 剂分早晚 2 次服。

二诊　2006 年 6 月 17 日。服药后，精神转佳，气短懒言减轻，月经已停止。

方药　黄芪 15 克，党参 15 克，白术 10 克，旱莲草 25 克，茯苓 15 克，菟丝子 25 克，黄精 10 克，女贞子 25 克，当归 15 克，炒杜仲 15 克，炒白芍 10 克，木香 5 克，炙甘草 10 克。

10 剂水煎，日 1 剂分早晚 2 次服。

下次月经来潮正常。

按语： 月经量多与血热、阴亏、气虚等因素有关，是阴阳二气失去平衡而致，血热者伴有量多、色红、口渴、小便黄赤、大便干结、经量初多后少的特点，阴虚者多伴手足心热、两颧红赤、心烦的特征，两者亦可兼有瘀血的表现。脾气虚，脾不统血是本病的另一病机。患者素来体弱，气血不足，脾胃不健。脾气虚不能固摄，故月经量多，过期不止；气虚血寒，故见经来血色淡，清稀如水；面色㿠白，气短懒言，皆为脾气虚之象；下元虚冷，膀胱失约，故见小便频数。舌淡红，苔薄白，脉细弱皆气血虚弱之证。

案 2　姓名：任某，女，28 岁，已婚。2002 年 5 月 7 日初诊。末次月经 4 月 5 日。

主诉　月经过多 4 月余。

初诊　放节育环后 4 个月来，经量过多。患者既往月经正常，23 岁结婚，次年生一男孩。2002 年 1 月 5 日做人工流产后放置宫内节育器不锈钢金属环。自 2 月份起月经量增多，色淡红，无血块，月经每月提前 3 天左右，多次妇科检查无异常，X 线透视金属环位置正常。血常规检查：血红蛋白 6.2g/L，血小板、出血、凝血时间均正常，患者自感头目眩晕、纳食不香、神疲乏力、腰酸足软、脐腹坠胀、气短懒言、面色萎黄、口唇淡白。现舌质淡嫩，边有齿痕，苔薄白。沉细弱，尺脉不足。

中医诊断　月经过多；脾虚失摄，冲任不固证。

治法　健脾益气，固冲摄血。

方药　生黄芪 30 克，党参 20 克，炒白术 10 克，山药 30 克，海螵蛸 30 克，茜草 10 克，升麻炭 10 克，柴胡 5 克，棕榈炭 10 克，炒杜仲 10 克，通草 3 克。

7 剂水煎，日 1 剂分早晚 2 次服。

二诊　2002 年 5 月 15 日。连续 7 剂后血止，仍气短乏力，纳呆，面有微浮，腰酸腿软。小腹坠胀亦减轻。查舌脉同前，拟原方加减，去升麻、柴胡升提之品，加川续断 10 克，菟丝子 25 克，小茴香 5 克，以发挥温肾暖宫之作用。嘱冷水浸泡中药 1 小时，再文火煎煮 40 分钟，并令患者每日炖服吉林红参 10 克，早晚分服。

三诊　2002 年 6 月 15 日。上方连服 14 剂后，自觉全身有力气。6 月初月经来潮，量中等，色红，腰腹亦无不适之感，食欲好转，纳谷馨香。基本恢复正常。

按语： 此病因脾虚失统，冲任不固。脾虚不运化，故见纳食不香、神疲乏力；肝肾不足，故见头晕目眩、腰酸足软；气血不足，故见气短懒言、面色萎黄、口唇淡白；气虚下陷，故见脐腹坠胀；沉细弱说明气血不足；尺脉不足，说明肾精亏虚；舌质淡嫩，边有齿痕，苔薄白皆为气血虚弱之象。

6. 月经过少

案 1　姓名：杨某，女，26 岁，已婚，孕 0 产 0。2010 年 10 月 16 日初诊。末次月经 10 月 12 日。

主诉　月经量少半年余。

初诊　既往子宫发育不良病史。已婚 1 年，未避孕。月经后期，常在 45～60 日一转，月经量少，第二天经净。经色浅淡，质稀，伴见腰膝酸软，小便频数，时有耳鸣，两目干涩，舌质淡，苔薄白，脉沉细弱。

中医诊断　月经过少；肾虚型。

治法　补肾填精，调经。

方药　五子衍宗丸加味。

覆盆子 15 克，五味子 10 克，枸杞子 25 克，炒菟丝子 50 克，当归 15 克，熟地黄 40 克，巴戟天 25 克，制何首乌 25 克，仙茅 15 克，淫羊藿 15 克，阿胶 10 克，鹿角胶 10 克，王不留行 15 克，麦冬 15 克。

按语：菟丝子、枸杞子为方中的君药。五子衍宗丸中的诸药皆为植物种仁，味厚质润，既能滋补阴血，又蕴含生生之气，性平偏温，擅于益气温阳。方中菟丝子温肾壮阳力强；枸杞子填精补血见长；五味子五味皆备，而酸味最浓，补中寓涩，敛肺补肾；覆盆子甘酸微温，固精益肾，具有补肾益精的功能。主治：肾虚精亏而致的阳痿不育，遗精早泄，腰痛，尿后余沥。加鹿角胶、菟丝子、杜仲、枸杞子、当归诸补肾益精血之品，组成"纯甘补阳"之剂，则温肾阳、补精血之力较之肾气丸更胜一筹。

案 2　姓名：陈某，女，27 岁。2007 年 8 月 4 日初诊。末次月经 8 月 2 日。

主诉　经行 2 日即净。

初诊　患者婚后 2 年未孕，素体虚弱，平时月期后期，常在 45～50 天一转，量少，自觉涩滞难下，色淡，2 日即净，心悸，腰脊酸软，耳鸣，小便频数，头眩目花。刻诊时，月经刚净。妇科检查：子宫发育偏小，子宫后倾。舌淡，苔薄白，脉细弱。

中医诊断　月经过少；肾精亏虚证。

治法　补肾益精调经。

方药　熟地黄 15 克，当归 15 克，山药 15 克，茯苓 15 克，巴戟天 15 克，川牛膝 15 克，香附 10 克，鸡血藤 15 克，紫河车粉 8 克（分 3 次吞服），枸杞子 15 克，菟丝子 25 克，丹参 25 克，山茱萸 10 克。

水煎，日 1 剂分早晚 2 次服。连续调理 3 个月（每月月经过后 5 剂）。

二诊　2007 年 10 月 2 日。服药后量已有所增加，持续 2～4 天，经期已趋准，略有腰酸神疲。

方药　淫羊藿 15 克，紫石英 15 克，香附 10 克，炒菟丝子 15 克，阳起石 15 克，枸杞子 20 克，熟地黄 15 克，砂仁 10 克，鹿角片 10 克，当归 15 克，九香虫 5 克，益母草 15 克，鸡血藤 15 克。

每剂服紫河车粉 3 克，随药吞服。上方调制 2 个月后停经，妊娠试验结果为阳性。

按语：此人素体虚弱，精血不足，胞脉失充，故而患者婚后两年未孕；肝不藏血，脾虚不运，故见月期延后，经量涩少，色淡，2 日即净；精血不足，髓海失养，故见耳鸣；气血不足，心神失养，故见心悸；肝肾亏虚，故见腰脊酸软。膀胱气化失职，故见尿多；气血不足，清窍失养，故见头目眩晕；脉细弱，舌淡苔薄皆为气血不足之象。

案 3　姓名：朱某，女，28 岁。2001 年 9 月 10 日初诊。

主诉　月经量少 1 年余。

初诊　患者自述，经量少已 1 年余，色淡红，面色萎黄，皮肤干燥，无光泽，时头晕心悸。脉细弱，舌淡苔薄。

中医诊断　月经过少；血虚证。

治法　养血调经。

方药　益母草 10 克，白芍（酒炒）10 克，党参 15 克，川续断 15 克，川牛膝 15 克，当归 15 克，川芎 10 克，吴茱萸 5 克，鹿角胶 10 克，熟地黄 15 克，延胡索（炒）10 克，制香附 10 克，炙甘草 10 克。

3 剂水煎，日 1 剂分早晚 2 次服。

二诊　2001 年 9 月 15 日。服药后头晕心悸减少，脉较前有力，仍守上方，月经过后服 7 剂，连续 2 个月而愈。

按语：由于血虚，胞脉失养，故见经量少已 1 年余，色淡红；血虚不能濡养肌肤，故见面色萎黄，皮肤干燥无光泽；血虚不能上荣清窍，养护心神，故见头晕、心悸；气血亏虚，经脉不充，故见脉细弱；舌淡苔薄皆气血亏虚之象。《丹溪心法》云："经水涩少为虚为涩，虚则补之，涩则濡之。"血海不充，经源缺乏，经水量少色淡，排血时间缩短，此为自然之理，治以养癸水、充经源，此乃治本之道。

案 4　姓名：吴某，女，42 岁。2009 年 8 月 4 日初诊。

主诉　月经量少 1 年余。

初诊　患者主诉月经愆期，量少已年余，色不鲜，形体肥胖，胸闷肢倦懒言，晨起有痰，带多色黄。舌苔薄腻，脉弦滑。

中医诊断　月经过少；痰湿壅阻证。

治法　燥湿化痰，理气调经。

方药　苍术 10 克，白术 10 克，半夏 10 克，生姜 10 克，茯苓 15 克，炒枳壳 10 克，当归 15 克，桔梗 10 克，香附 5 克，陈皮 10 克，川芎 10 克，鸡血藤 15 克，人参 10 克。

12 剂水煎，日 1 剂分早晚 2 次服。

上方加减调理 2 个月后，月经量已正常。

按语：患者形体肥胖，可见其素来气虚痰多，加之情志不遂，津液输布不畅，痰湿酿生，气血运行受阻，胞脉阻滞，故见月经量少，色不鲜；胸中气机不利，故见胸闷；肢倦懒言，晨起有痰，皆气虚生痰之象；中气不足，湿热下注，故见带下多，色黄；脉弦主气滞，脉滑主痰湿，舌苔薄腻为痰湿之征象。本病的病机关键在于气滞生痰，故采用理气化痰调经之法治疗，取得了较好疗效。

7. 痛经

案 1 **姓名：张某，女，24 岁，未婚。2012 年 5 月 12 日初诊。末次月经：2012 年 4 月 5 日。孕 2 流 2。**

主诉　经行小腹痛。
初诊　月经先后不定期，现小腹冷痛，畏寒，舌质淡红，苔薄白，脉象沉弦。
中医诊断　经行腹痛；寒凝血瘀型。
治法　温经散寒。
方药　吴茱萸 10 克，肉桂 10 克，干姜 10 克，延胡索 15 克，五灵脂 15 克，小茴香 10 克，川芎 15 克，防己 10 克，当归 15 克，白芍 30 克，僵蚕 15 克，甘草 10 克。
按语：腹痛是临床常见的病证，可见于多种妇科疾病，例如，经前腹痛、经期腹痛、经后腹痛、妊娠腹痛、产后腹痛等，原因有气滞、血瘀、血虚、血热、气虚、寒凝等。医圣张仲景在《金匮要略》之妊娠、产后、杂病三篇中均有所涉及，可见妇人腹痛病证可散见于多种疾病当中。该患既往月经先后不定期，或因经期余血未尽，感寒饮冷，冒雨涉水，或久居寒湿之地，寒湿伤及胞脉，血为寒湿所凝，冲任阻滞，血行不畅，不通则痛，故出现腹痛病证，且月经即将来潮，为经前腹痛，寒凝气滞血瘀，患者小腹冷痛，畏寒，脉象沉弦，故以温经散寒法为治疗原则，方用温中汤加减。温中汤为王清任《医林改错》之少腹逐瘀汤加减变化而成，方中吴茱萸温经散寒，疏肝调气为主，与干姜、肉桂配伍温经散寒，通利血脉；延胡索、五灵脂活血行气止痛；当归、川芎、芍药三者合用，相辅相成，活血、养血、调肝；防己、僵蚕祛风、散结、止痛；小茴香，温经散寒、行气止痛；甘草益气健脾，以资生血之源，并调和药性之用。诸药共奏温经散寒，养血祛瘀，扶正祛邪之功。

案 2 **姓名：闫某，女，29 岁，已婚。2011 年 9 月 16 日初诊。末次月经：2011 年 8 月 5 日。孕 1 流 1。**

主诉　痛经。
初诊　既往月经期整，量适，色质可，无块，无痛经。现少腹胀痛 3 天，疼痛难忍，服止痛药后疼痛略缓解。询问病史，于经行第 4 天，余血未尽之时而行房事，随即小腹胀痛剧烈，需服止痛药，现经行第 6 天，经血点滴而下，夹杂小血块，色暗红，块下腹痛稍减，舌质暗，脉沉弦。
中医诊断　痛经；瘀血阻滞型（合之非道）。
治法　活血化瘀，调经止痛。
方药　丹参 100 克，小茴香 10 克，炮姜 10 克，延胡索 15 克，五灵脂 15 克，没药 10 克，川芎 15 克，当归 15 克，蒲黄 15 克，肉桂 10 克，赤芍 25 克。
按语：《医宗金鉴》曰："合之非道损伤成。"月经期合房谓"恶合阴阳"，属于合之非道的范畴。其病机为精血相搏，经血欲出不得，瘀阻胞脉，阻滞气血。气血失和，故经行滞涩，时夹血块，腹部胀痛；血块得下，瘀滞暂减，是以痛缓；须臾瘀滞重又如前，故复痛；故宜去其瘀血败精，气血和畅，则痛止。曾有"一味丹参，功同四物"之说，故重用丹参以养血活血调经；臣以蒲黄、五灵脂、没药、川芎、赤芍除胞脉之瘀滞；小茴香、炮姜、肉桂温经散寒；延胡索活血行气止痛。

案 3 姓名：杨某，女，21 岁。2007 年 9 月 18 日初诊。

主诉　经行腹痛 8 年。

初诊　患者 14 岁初潮后即有痛经，疼痛甚剧，待烂肉样的血块排出后，腹痛缓解，月经周期不规则，经量中等，色紫暗，伴四肢不温，面色苍白，乳房胀痛，每次月经须用止痛药。刻诊：正值月经来潮 1 天，腹痛不能忍受，伴恶寒肢冷，腹部冷痛，舌质暗，舌边有瘀点，苔薄白，脉沉弦。

中医诊断　痛经；寒凝血瘀证。

治法　温经散寒，活血化瘀。

方药　当归 10 克，川芎 10 克，炒白芍 15 克，甘草 10 克，五灵脂（包煎）10 克，延胡索 10 克，生蒲黄（包煎）10 克，干姜 5 克，小茴香 10 克，肉桂 10 克，没药 10 克。

7 剂水煎，日 1 剂分早晚 2 次服。

二诊　2007 年 10 月 15 日。月经已来潮，腹痛较以前减轻，四肢不温，腰酸痛，舌脉如前。守上方加川断 15 克，制香附 10 克，7 剂。

患者依照上方，每次月经时服用 7 剂，5 个月后，诸症缓解，痛经消失。

按语：此患者素来体质虚弱，气血不充，虚寒内伏，寒凝血滞，胞脉经行不畅，故患者主诉 14 岁初潮后即有痛经，疼痛甚剧，待烂肉样的血块排出后，腹痛缓解；肝主藏血，主疏泄，具有调畅月经的功用，脾主运化，为气血化生之源，今肝脾两虚，血虚寒凝，故见月经周期不规则，经量中等，色紫暗；脾阳不达于外，故见四肢不温，面色苍白；肝气不条达，故见乳房胀痛；阳虚不能温煦，故见恶寒肢冷；寒凝气滞血瘀，故见腹部冷痛，舌质暗，舌边有瘀点，苔薄白，脉沉弦，皆为寒凝血滞之象。

案 4 姓名：孙某，女，25 岁。2002 年 11 月 19 日初诊。

主诉　痛经 3 月余。

初诊　因经期受寒着凉，痛经 3 月余。每次经行小腹冷痛，经血紫暗夹有血块。曾诊断为痛经并给予消炎痛（吲哚美辛）治疗，疗效不佳。本次月经来潮时腹痛加重。症见经行腹痛，喜暖喜按，经血暗红有血块，畏寒肢冷，面色㿠白，舌质暗红，苔白，脉沉弦紧。

中医诊断　痛经；寒凝血滞证。

治法　温经散寒，暖宫止痛。

方药　吴茱萸 20 克，乌药 15 克，制附子 20 克，艾叶 15 克，姜半夏 10 克，炒白芍 25 克，当归 20 克，川芎 20 克，炒五灵脂（包）20 克，炙甘草 10 克。

7 剂后，腹痛消失，经血转红无块，嘱咐下次月经来潮时宜提前一周再进上方 7 剂。后随访，病愈。

按语：患者因经期气血虚弱之时，不慎感受寒邪，寒凝气血瘀滞，胞脉不畅，故发为痛经，每次经行小腹冷痛，经血紫暗夹有血块，因未得到及时有效的治疗，故而本次月经来潮时腹痛加重，少腹喜暖喜按，寒象已显露，加之患者见畏寒肢冷，面色㿠白，其寒凝胞脉已明了，寒凝气滞，血行不畅，故见经血暗红有血块。舌质暗红，苔白，脉沉弦紧也显示寒湿内客胞宫，气血受阻。

案 5 姓名：葛某，女，30 岁。2002 年 10 月 17 日初诊。末次月经 9 月 30 日。

主诉 痛经 10 余年。

初诊 患者于 16 岁月经初潮始，即经期小腹冷痛，难以忍受，甚则晕厥，上吐下泻，月经周期延迟。舌质暗淡，脉沉涩。

中医诊断 痛经；脾胃虚寒证。

治法 健脾和胃，温中散寒。

方药 熟附片 25 克，炮姜 25 克，白术 20 克，当归 25 克，香附 20 克，吴茱萸 20 克，肉桂 15 克，半夏 15 克，木香 10 克，甘草 10 克。

治疗 2 个月后，经来腹痛大减，遂用艾附暖宫丸以巩固疗效。

按语：此患者素来体质虚弱，脾胃气虚，寒从内生，寒邪客于胞脉，气血运行不畅，故见小腹冷痛，难以忍受，甚则晕厥，脾阳不升，中焦清浊相干，清气不升则见泄泻，浊气不降故见呕吐。寒凝血滞，故见月经周期延迟。舌质暗淡，脉沉涩皆显示寒凝气滞血瘀之候。

案 6 姓名：佟某，女，38 岁。2000 年 5 月 8 日初诊。

主诉 经行腹痛 3 年余。

初诊 3 年前产后正值暑期，因贪食瓜果及生冷食物，致经前感觉小腹不适，行经期及经后少腹作痛。曾服调经药多剂无效。此后，至经期时腹痛逐渐加剧，得热痛减。伴有恶心，心悸，气短，腰痛，紫色血块，白带多。脉沉缓，舌淡。

中医诊断 痛经；气滞寒凝证。

治法 行气活血，化瘀散寒。

方药 当归 20 克，赤芍 15 克，香附 10 克，川芎 10 克，艾叶 20 克，桃仁 10 克，五灵脂 10 克，红花 10 克，肉桂 10 克，制附子 10 克，炙甘草 10 克。

二诊 连服 5 剂，腹痛消失，腰痛减轻，小腹轻松，食欲增进。又按原方加补气健脾之剂。

方药 当归 20 克，生黄芪 15 克，白术 15 克，紫石英 10 克，香附 10 克，艾叶 20 克，赤芍 10 克，桃仁 10 克，五灵脂 10 克，肉桂 10 克，炙甘草 10 克。

每月经前服食 1 周，连服 3 个月，痛经基本消失。随访观察半年未复发。

按语：此患者在 3 年前产后患此证，因产后气血亏虚，且恶露不净，加之天气炎热，贪食瓜果及生冷食物，中阳受损，寒湿内盛。寒凝气滞血瘀，胞脉不畅，故见经前感觉小腹不适，行经期及经后少腹作痛，后因治疗不当，疾病迁延至今，经期时腹痛逐渐加剧，得热痛减，其寒证已明，寒湿阻滞，气滞血瘀，经脉不利，故见腰痛。紫色血块，胃气不和，故见恶心欲吐。心主血，血行不畅，故见心悸，气短。寒湿下注，带脉受损，故见白带量多。舌淡，脉沉缓，皆为寒象。

案 7 姓名：邓某，女，21 岁，未婚。2007 年 10 月 30 日初诊。末次月经 10 月 22 日。

主诉 经行腹痛 6 年余。

初诊　患者月经周期正常。13 岁月经初潮时即痛经，但疼痛不甚。近 6 年行经腹部绞痛甚剧，痛时恶寒肢冷，唇青面白，辗转不宁，自言疼痛时在床上翻滚，难以上班，痛时经来量多，身净则痛止，每次经行注射"哌替啶""异丙嗪"并不能止痛。舌质淡红，舌苔薄黄，脉弦。

中医诊断　痛经；寒凝血瘀证。

治法　温经散寒，养血通络止痛。

方药　当归 15 克，桂枝 20 克，炒白芍 40 克，炙甘草 10 克，生姜 10 克，大枣 15 克，细辛 5 克，吴茱萸 20 克，通草 10 克，香附 15 克，高良姜 20 克。

5 剂水煎，日 1 剂分早晚 2 次服。

二诊　2007 年 11 月 25 日。末次月经 11 月 20 日。患者服上方 7 剂后，本次行经腹痛不剧，不影响正常工作。舌质红，舌苔灰色，脉细弦软。效不更方，继守前法。

方药　上方加乌药 20 克，桃仁 10 克，益母草 35 克，以增强行气活血之力。后来随访，患者诉服药后经来再不疼痛，经行顺畅，经期工作如常。

按语：患者素来体质虚弱，气血不充，寒从内生，寒凝气滞，胞脉不畅，故月经初潮时即痛经，初起疼痛不甚，患者没有及时接受治疗，疾病加重，就诊时主诉行经腹部绞痛甚剧，痛时恶寒肢冷，唇青面白，辗转不宁，自谓疼痛时在床上翻滚，竟将床架扳断，此寒凝气滞之象显露无疑，由于寒凝血滞，瘀血阻滞经脉，血不归经，故见痛时经来量多，身净则痛止，肝气郁滞，脾阳不健，故见右脉微细，左脉弦细软。

案 8　姓名：吴某，女，32 岁，已婚。2007 年 5 月 30 日初诊。

主诉　经行腹痛 10 年余。

初诊　患者主诉婚后数年未孕，每月行经少腹疼痛逐渐增重，多方医治，痛终未减，影响工作与生活。行经前 2 天，即腹痛隐隐，间歇性痛剧，而后经血伴着剧痛涩滞而下，行经第 1、2 天疼痛都比较重，重时甚至手足逆冷，冷汗自出，必服或者注射止痛药。经水量少，色紫暗，有血块，恶寒，欲近衣被，腹冷如冰，喜热喜按，微有胀坠感，呕吐清涎，不能食，便溏，日 2、3 行，至月经第 3 天，经水畅行，大量黑褐色血块排出，腹痛减轻。曾在某医院诊为子宫内膜异位症，建议摘除子宫。曾自服多种中西药，未获良效。舌质紫暗，舌尖及两旁有瘀点瘀斑，脉涩。

中医诊断　痛经；脾肾阳虚证。

治法　温补脾肾，养血调经。

方药　黄芪 40 克，白术 20 克，陈皮 15 克，茯苓 20 克，当归 20 克，艾叶 30 克，制附子 20 克，炮姜 20 克，川续断 25 克，鸡血藤 50 克。

经期加用：生蒲黄（包煎）20 克，五灵脂 15 克。

在行经第 1 天，经水初见冲服下药：琥珀粉 2 克，肉桂粉 2 克，补骨脂 10 克，沉香粉 4 克。

服药后第 1 个月行经时，血块减少，腹痛减轻，呕吐未作，未用其他止痛药物，能忍受其痛。次日腹痛即除。连服 3 个月药，腹痛止，它症除，体增胖，精神转佳，心情舒畅。

按语：患者脾肾虚寒，气血不充，肾精不藏，故见婚后数年未孕；阳虚寒凝，气血瘀滞，胞脉不畅，故见每月行经少腹疼痛。多方医治无效，疼痛逐渐增重，终未减；血虚寒凝故见经水量少，色紫暗，有血块；恶寒，欲近衣被，喜温喜按，为虚寒之象；腹冷如冰，微有胀坠感，寒凝下焦所致；脾气虚寒，阳气不升，津液不化，胃气上逆，故见呕吐清涎，不能食，便溏，大便次数增多；气血不充，寒凝胞脉，故见 10 余年来，经水均为后期。治疗之法以通为主，因"通则不痛，不通则痛"。故采用行气活血，祛瘀止痛；温经逐寒，活血止痛；益气养血，调经止痛；补肾养血，调经止痛等治疗痛经之大法。《素问·上古天真论》曰："二七天癸至，任脉通，太冲脉盛，月事以时下，故有子。"此患者自幼体弱，纳谷量少，十七岁月事方下；禀赋素弱，阳气素虚，阴寒内盛，故见腹痛甚剧。治以温补脾肾，养血调经法；经期加用活血之品。琥珀粉具有活血镇惊安神的作用，患者因痛经日久，故经水将至精神即紧张，所以用琥珀既能活血，使经水畅行，且可安神；肉桂温暖下焦，去其陈寒痼冷；沉香降气温中暖肾。

8. 闭经

案 1　姓名：霍某，女，28 岁，已婚。初诊日期：2011 年 6 月 20 日。

主诉　闭经近 2 年。

初诊　本例患者既往曾有精神紧张、劳累过度致月经淋漓不断、月经过多病史。现闭经近 2 年许，胸腹胀满，口渴喜饮，晨起易眼睑浮肿，纳谷不馨，乏力倦怠，精神萎靡，寐可，白带略多，时腰酸，二便调。舌淡暗，胖大有齿痕，脉沉涩。

中医诊断　闭经；血瘀气滞证。

治法　活血化瘀通经。

方药　小茴香 10 克，干姜 10 克，延胡索 15 克，五灵脂 10 克，没药 10 克，川芎 15 克，当归 15 克，蒲黄 10 克，肉桂 10 克，赤芍 10 克，水蛭粉 5 克，卷柏 25 克，泽兰 10 克，益母草 20 克。

7 剂水煎服。

二诊　2011 年 6 月 27 日，服用上方 7 剂后，自觉精神状态好转，眼睑浮肿仍在，口唇红润。舌淡红，脉沉细。

方药　上方加益母草 50 克，泽兰 15 克，瞿麦 20 克，黄芪 50 克，丹参 25 克，继服 7 剂。后经至。

按语：关于闭经，先生常以"工厂"来做比喻，"月经"就像工厂的产品，而"子宫"是厂房，"天癸"是动力，"气血"是原料，并进一步指出，14～20 岁的闭经多为"动力"不足，常施天癸汤治疗；形瘦、纳少、运化不佳、失眠多梦者则以归脾汤施治。成年女性闭经在肾经亏虚、天癸不足之外还有瘀血、虚寒、肝郁、痰湿为患等因素。该患闭经 2 年，属于重度血瘀，"血病及水"，气滞水停，津液运行受阻故多饮则浮肿，胸腹胀满；气不化津，津不上承，则口渴喜饮。治宜化瘀活血、通经活络。方用少腹逐瘀汤加减；活血祛瘀通经，以乳香、没药、五灵脂、延胡索活血化瘀、行气止痛；肉桂、炮姜温中散寒，泽兰、益母草行水消肿。二诊，服用上方 7 剂后，气行血濡，故自觉精神好转，口唇红润，体力稍增强，但尚未全复，故脉沉细，舌淡红，苔薄白。血者，水之侣，故上方加益母草化瘀利水。

案 2 姓名：戴某，女，30 岁。2003 年 8 月 22 日初诊。

主诉 闭经半年。

初诊 患者自初潮以来，月经经常延后，每 3 个月到半年一至。此次因闭经半年，经注射黄体酮后于 7 月 16 日来潮，量极少，色淡红，伴腰痛，4 天净。平时常感头晕，腰酸，腿软，面色萎黄，头发枯槁。舌质淡，苔薄白，脉细。

中医诊断 闭经；肾虚血少证。

治法 养血温肾。

方药 当归 15 克，熟地黄 25 克，淫羊藿 15 克，山药 15 克，茯苓 15 克，炒白芍 15 克，木香 10 克，鹿角片 15 克，川芎 10 克，炙甘草 10 克。

14 剂水煎，日 1 剂分早晚 2 次服。

二诊 2003 年 9 月 12 日。自诉服上方后主证明显好转。拟养血温肾，佐活血通经为治。

方药 当归 15 克，泽兰 15 克，白芍 15 克，炙甘草 10 克，熟地黄 15 克，桃仁 15 克，川芎 10 克，鹿角片 10 克，川牛膝 15 克，木香 10 克。

上方进 20 剂后于 9 月 4 日来潮，量较少，无明显腹痛，腰不酸。经后仍以养血温肾为治。

三诊 自诉于 10 月 16 日开始月经按时来潮，量较以往明显增多，4 天净。经后再服上方 10 剂以巩固疗效。

按语： 此为肾虚精血亏虚之人，因胞脉失养所致，或因为久病大病，或由于素来体弱，失于调养，故见经期延后甚或闭经；精血亏虚，故见月经量极少，色淡红；腰为肾之府，肾虚故见腰酸，腰痛；肝肾同源，肝血不足，故见平时常感头晕眼花，腰膝酸软；血虚不荣，故见面色萎黄，头发枯槁；舌质淡，苔薄白，脉细皆精血亏损之象。

案 3 姓名：石某，女，35 岁。2005 年 6 月 6 日初诊。末次月经 1 月 25 日（人工流产术后 45 天），孕 2 产 1 流 1。

主诉 闭经 5 月余。

初诊 于 2004 年 12 月 10 日行人工流产，素有畏寒，手足不温，术后加重。经色粉红，质清稀，经期持续 2 天，量少，小腹冷痛，此后闭经 5 个多月，使用中药和西药治疗仍无效。就诊时小腹冷痛且胀，腰骶酸痛。舌质淡嫩，胖大，边有齿痕，薄白苔，脉见沉缓，两尺脉无力。

中医诊断 闭经；肾虚寒凝证。

治法 温胞散寒，暖肾调冲。

方药 小茴香（盐炒）20 克，肉桂（后下）10 克，吴茱萸 10 克，仙茅 15 克，巴戟天 20 克，当归 15 克，丹参 15 克，乌药 10 克，香附 10 克，鹿角霜 30 克，炮附片 10 克。

10 剂水煎，日 1 剂分早晚 2 次服。每晚用淡盐水送服紫河车粉 3 克。

二诊 2005 年 7 月 20 日。药后月经来潮，3 日净，经色淡红，量少，但较前次略多，行经时下腹疼痛不适，但较前明显好转，舌脉同前。嘱月经后继服紫河车粉，每日两次，在月经来潮之前 1 周又服初诊处方 7 剂，以此来调整月经周期。自 8 月 20 日至年底月经

自然来潮6次，周期为30天左右，经色红，量中等，余无不适。

按语：此人素体阳虚，故见素有畏寒，手足不温，术后加重，复又受人工流产所创伤，血为寒凝，伤胞经闭，故经水不来，阳虚生寒，经血不畅，故见经色粉红，质清稀，经期两天，量少，小腹冷痛，此后闭经数月，肾虚故见腰骶酸痛。阳虚不化，寒湿内盛，故见舌质淡嫩，胖大，边有齿痕，薄白苔，阳气虚无力鼓动血脉，脉见沉缓，两尺无力。

案4 姓名：盛某，女，20岁。2000年2月6日初诊。

主诉　闭经3月余。

初诊　月经3个月未至，少腹冷痛，四肢不温，小腹冷痛而胀，腰骶酸痛，舌质淡胖大，边有齿痕，苔白腻，脉来沉紧细。

方药　紫石英50克，当归10克，桃仁10克，川牛膝10克，卷柏20克，香附10克，川芎15克，白芍10克，䗪虫10克，桂枝20克，炮姜20克。

二诊　前方服后，腹痛减轻，脉见弦滑。寒气得温而散，瘀滞有下达之渐。效不更方。

方药　紫石英10克，桃仁10克，制香附20克，卷柏25克，莪术15克，泽兰10克，川牛膝10克，桂枝20克，炮姜20克。

三诊　经至，色、质、量正常。再拟调经药善后。

方药　当归10克，炒白芍15克，泽兰10克，牛膝10克，川芎10克，香附10克，益母草15克。

按语：此证乃为寒邪客于胞宫，冲任失调所致，治当温通奇经，活血化瘀，温经散寒。方中桂枝能补下焦肾中不足的真火，配合紫石英共起温经散寒之功，泽兰有破宿血调月经之用，前人有牛膝配泽兰可利腰膝间死血的经验，理合病机，选药精当，故疗效卓然。

9. 经间期出血

姓名：常某，女，32岁，已婚。2000年7月2日初诊。

主诉　经间期流血5月余。

初诊　放节育环半年来，连续5个月呈规律性月经间期出血，流血时间3～4天，色暗量少。曾经做过人工流产，每次月经后白带量多，色黄，腰酸，怠惰嗜卧，待经间期流血时腰痛加重。经前1周即开始出现心烦，易激动，乳房胀痛，外阴瘙痒，至月经来潮则好转，多次治疗效果不明显。舌质偏红，苔黄白而腻，脉弦滑。

中医诊断　经间期出血；肝经湿热证。

治法　清利湿热，凉血解郁。

方药　赤芍20克，牡丹皮15克，香附20克，白通草3克，当归20克，生地黄25克，黄柏10克，薄荷10克，苍术20克，郁金20克。

二诊　2000年8月10日。服上方3剂后血止。查月经前乳胀，心烦，外阴、肛门瘙痒，舌见黄白苔，脉弦细。

方药　炒白芍15克，当归15克，生地黄10克，柴胡5克，焦术10克，茯苓10克，香附10克，乌药5克，佛手10克，白蒺藜25克。

水煎服。另用芒硝、金银花、蛇床子各25克，煎汤去渣，熏洗外阴部，每晚1剂。

三诊　服上方6剂后肝气郁滞症状明显减轻，外阴、肛门瘙痒亦减。10月15日月经来潮，量不多，褐色，腰酸轻。今日经净后白带量多，色微黄，左侧小腹胀痛，腰骶酸痛，查舌根苔黄白腻，脉弦滑。

方药　炒山药30克，炒芡实30克，车前子10克，生地黄15克，炒荆芥穗5克，川楝子10克，黄柏10克，知母10克，牡丹皮10克，泽泻10克，赤芍10克，醋香附10克。

10剂水煎，日1剂分早晚2次服。

四诊　2000年10月30日诊。服上方后白带量减少，腰酸减轻，基础体温升高2天，未见阴道流血，查舌根微有薄苔，脉见弦细，继服初诊处方5剂，并嘱其患者月经前服二诊方5剂，月经后服三诊方5剂，每月分3个阶段共服15剂中药，连续治疗2个月以巩固疗效。随访，经间期出血证迄今未再复发。

按语：此证得之于肝郁气滞，湿热下注，扰血动血。肝郁克脾，土不健运而湿聚，湿从火化，水与血合，症见水下血从。方中炒白芍、香附、当归调养肝血，生地黄、牡丹皮、黄柏清泻相火；苍术、通草化湿；薄荷达郁，共奏清热利湿，凉血疏肝之效。此方仿《傅青主女科》清肝止淋汤，"妙在纯于治血，少加清火之味"，故疗效独奇。

10. 崩漏

案1　姓名：杨某，女，26岁，未婚。初诊时间：2012年6月16日。

主诉　月经淋漓不净半月余。

初诊　经血点滴而下，淋漓不净，伴心悸、气短，胸闷，神疲体倦，舌质淡红，苔薄白，脉象虚涩。

中医诊断　崩漏；脾虚型。

治法　补气止血。

方药　党参15克，炒白术15克，黄芪30克，茯苓25克，当归15克，酸枣仁15克，木香5克，海螵蛸30克，甘草10克，旱莲草30克，阿胶10克，诃子15克，熟地黄40克，炙远志10克，艾叶炭10克，生姜3片，大枣2枚。

按语：经漏之病名最早见于李东垣的《兰室秘藏》，指阴道出血淋沥不断，或持续日久淋漓不止，血量或多或少。《医宗金鉴》亦称："妇人行经之后，淋漓不止，名曰经漏。"此患病因多为气虚所致，气不摄血，致使气血失调，冲任失守，冲为血海，任主胞胎，冲任不固而致经漏。气虚不摄为经漏的常见证型，气短，神疲体倦，脉虚，皆为气虚之象。心悸为气虚血少，血不养心。脉涩为因虚致瘀。正如《罗氏会约医镜》所说："或崩久成漏者，连年不休，此中气下陷，元气不固也。""气为血之帅，血为气之母"，气行则血行，失血多可导致气虚，气虚则不能摄血。治宜补气养血，可稍加固摄止血。方用补气止血汤加减化裁。补气止血汤为归脾汤的变化方。方中以党参配炒白术、茯苓补气健脾，助黄芪补气生血。阿胶、熟地黄、旱莲草配伍滋阴补血之力强。以当归、酸枣仁养血补肝，补血养心安神；艾叶炭、诃子、海螵蛸收摄止血。佐以远志宁心安神。更佐理气醒脾之木香，与诸补气养血药相伍，可使其补而不滞；甘草补益心脾之气，并调和诸药，用为佐使。引用生姜、大枣，调和脾胃，以资化源。本方气血双补，气血并重，有气旺生血、补脾统血之效。

案 2 姓名：张某，女，42 岁。2006 年 5 月 22 日初诊。

主诉 崩漏 1 年余。

初诊 近 1 年来，月经紊乱，量多，有时一月二至，有时行经时间长达数周。曾做腹部 B 超，提示：左侧卵巢囊肿 3cm×4.5cm，子宫肌瘤 0.5cm×1.2cm。此次月经已 36 天未净，曾注射止血敏、珍珠母精等，无明显好转。现出血量时多时少，色淡，夹小瘀块，面色苍白，精神萎靡，伴头晕心慌，食欲、睡眠及二便均正常。舌淡苔薄白，脉沉弱。此为肾气渐衰，冲任不固而致崩漏，反复下血量多，气随血失，则头晕心慌，面色苍白；气虚则统摄无权，导致出血长时不止；量时多时少夹瘀块为血瘀之象。治以补肾，益气，摄血，化瘀，以止崩汤加味。

中医诊断 崩漏；脾不统血证。

治法 健脾升阳，固摄冲任。

方药 党参 30 克，枳壳 20 克，大蓟 20 克，山楂 30 克，熟地黄 50 克，煅龙骨 50 克，煅牡蛎 50 克，升麻 10 克，柴胡 10 克，炙黄芪 30 克，炙甘草 10 克。

2 剂水煎，日 1 剂分早晚 2 次服。

二诊 服 2 剂，出血即止，尚余头晕乏力，腰背酸痛，舌淡红，苔薄白，脉沉细。

处下方 5 剂调理善后。

方药 人参 20 克，茯苓 20 克，陈皮 15 克，熟地黄 50 克，白术 30 克，白芍 30 克，当归 20 克，桑寄生 30 克，柴胡 10 克，炙黄芪 30 克，茜草根 10 克，仙鹤草 10 克。

三诊 前方连服 2 剂，经血显著减少，腰腿酸痛减轻，头已不晕，体温已正常，唯少腹仍感酸坠不适，是阳气已升，阴血渐充，宜原方加减。

方药 黄芪 20 克，生地黄 15 克，山茱萸 15 克，杜仲炭 15 克，白芍 25 克，生牡蛎 15 克，棕榈炭 15 克，山药 15 克，乌贼骨 35 克，阿胶 10 克，柴胡 10 克。

连服 5 剂，经血不现，其他症状均消失。后以原方加减，服用 1 周，巩固疗效。

按语： 此例患者出血已 36 天未净，气随血失，此当以塞流为主，配以澄源之法。人参，配合黄芪、升麻、柴胡以益气升提、健脾摄血；大蓟味甘、酸，性凉，配以山楂，凉血止血兼能散瘀，止血而不留瘀。龙骨、牡蛎性擅收敛，能固冲止血。血止之后以复旧为大法，调理善后。

案 3 姓名：张某，女，43 岁，已婚。2007 年 3 月 18 日初诊。

主诉 崩漏 1 年余。

初诊 患者平素月经正常，2 月 8 日行经，至 2 月 15 日干净，18 日再潮，23 日干净，以后间断出血，淋漓不尽至今，量多，色红有块，伴小腹疼痛、拒按、腰痛。脉沉弦细数，舌质红，苔淡黄，舌边有瘀点。

诊断 崩漏；血瘀证。

治法 活血化瘀、清热止血。

方药 莪术 10 克，艾叶炭 10 克，泽兰 10 克，红花 10 克，五灵脂 10 克，赤芍 10 克，炙甘草 10 克，川芎 10 克，桃仁 10 克，续断 10 克，蒲黄炭 10 克，棕榈炭 10 克，牡丹皮

15 克，栀子 10 克。

二诊 2007 年 3 月 21 日。患者服上方后，腹痛减轻，阴道出血减少，经色仍红，畏寒，头晕眼花，心悸气短。舌质淡红，舌苔薄，舌边有齿痕，脉沉细弱。继续活血化瘀，再加甘温益气之品。于上方加党参 40 克，姜炭 10 克。共 5 剂。

三诊 2007 年 3 月 25 日。患者服上药后，经净，平时见少许血性分泌物，自感诸证均明显减轻，舌质淡红，苔薄黄，脉沉细，此乃瘀血得以疏通，但血虚未复。继用补血活血止血之法。

方药 胶艾汤加减。

川芎 10 克，当归 10 克，白芍 10 克，荆芥炭 10 克，熟地黄 10 克，白术 10 克，炙甘草 3 克，艾叶炭 10 克，阿胶（烊化）10 克，姜炭 10 克，陈皮 10 克。

5 剂水煎，日 1 剂分早晚 2 次服。

经随访，患者称病愈，月经正常。

按语： 因瘀血阻滞胞宫，血不归经，故见出血证。活血化瘀是治本之法，不能见到出血，以为是虚证，便用补法，此虽因虚致瘀不假，然"瘀血不去，新血不生"，血瘀才是导致出血的根本原因，故而选用胶艾汤进行治疗。临床上，伴腹痛甚者可加五灵脂 10 克，或三七末（冲服）3 克，以活血化瘀，止血止痛。

案 4 姓名：李某，女，47 岁，职工。2005 年 6 月 11 日初诊。

主诉 崩漏半年余。

初诊 经行半月不止，色红，量多，有块。纳馨，口干欲饮，小便正常，大便 5 日未行。舌尖红，苔中部白厚，脉沉细。

中医诊断 崩漏；阴虚血热证。

治法 滋阴凉血止血。

方药 生地黄 30 克，女贞子 15 克，旱莲草 15 克，阿胶 10 克，炒白芍 25 克，白茅根 30 克，贯众炭 15 克，棕榈炭 10 克，蒲黄炭（包）15 克，牡丹皮 10 克，三七 5 克。

5 剂水煎，日 1 剂分早晚 2 次服。忌食生冷及辛辣热物。

二诊 2005 年 7 月 20 日。自诉药尽，血止，便畅。血止 20 余日后月经又至，带经 10 日，量较前少，前日刚完。刻下饮食、二便、睡眠均正常。唯感神疲乏力，腿酸，小腹作痛，舌淡有齿痕，脉沉细。

方药 生黄芪 20 克，党参 10 克，生地黄 15 克，白芍 10 克，牡丹皮 10 克，香附 10 克，茯苓 15 克，三七粉 3 克，当归 10 克，丹参 15 克，川断 15 克，炙甘草 10 克。

10 剂水煎，日 1 剂分早晚 2 次服。

三诊 2005 年 10 月 3 日。自诉上方连服 20 剂，月经基本复常，因故未及时来就诊。刻下乏力，多汗，头晕，腰酸，纳差，二便正常，脉细无力，舌质淡，苔白薄腻。治以补气养血，益肾止汗，佐以和中开胃之法。

方药 生黄芪 30 克，党参 15 克，当归 10 克，炒白芍 10 克，茯苓 20 克，川断 15 克，桑寄生 30 克，煅龙骨 30 克，陈皮 10 克，生姜 10 克，煅牡蛎 30 克，炙甘草 10 克。

水煎，日 1 剂分早晚 2 次服。

并嘱其宜畅情志，慎起居，继服 14 剂，诸症基本消失。

按语： 此患者自诉既往体健，因为平日喜食辛辣咸卤之味，加之日夜操劳，导致阴血亏虚，阴虚生热，热伏血分，血室不宁，胞脉不利，故见经行半月不止，色红，量多，有块。血虚不能濡养，邪热伤津液，故见纳佳，口干，大便5日未行。舌尖红，说明心火偏旺。苔中部白厚，中焦有湿浊。脉沉主里，脉细主血气虚少。

11. 经行头痛

姓名：王某，女，34岁。2007年10月9日初诊。月经第1天。

主诉　经前头痛2年。

初诊　患者自诉近2年，月经常在26～30日一转，每次月经前2～3天即开始头痛，逐渐加重，以两侧太阳穴为主，痛甚则波及眼眶、巅顶，经停则止。曾行头颅CT，经颅多普勒等检查，未见异常。现代医学诊断为血管神经性头痛，给予中西药治疗，疗效不显。刻诊正值经期，头痛以太阳穴及巅顶痛为主，疼痛如裂，经量少，色暗不鲜，时有血块，伴烦躁不安，头晕，耳鸣，夜寐欠安，口干口苦，大便燥结，2、3日一行，舌质红，苔薄黄，脉细数。

中医诊断　经行头痛；血虚肝旺证。

治法　清肝泻火，养血止痛。

方药　黄芪15克，夏枯草30克，菊花10克，当归15克，蔓荆子10克，炒栀子10克，龙胆草10克，炒酸枣仁15克，川芎20克，延胡索10克，合欢皮30克，胡麻仁30克，甘草10克。

二诊　2007年11月4日。经事将临，头痛虽未发作，仍烦躁不安，夜寐欠安，头晕，耳鸣，舌质红，苔薄，脉细数。

方药　生黄芪30克，当归10克，丹参20克，川芎10克，延胡索10克，炒白芍10克，炒枣仁10克，制何首乌20克，夜交藤20克，合欢皮20克。

5剂水煎，日1剂分早晚2次服。

三诊　2007年11月9日。月经第3天，头痛减轻，经量增多，色转红，夜寐转佳，仍头晕，耳鸣，舌质红，苔薄，脉细数。血虚肝旺，水不涵木，治宜清肝平木，滋阴养血。

方药　黄芪15克，当归10克，丹参20克，川芎10克，制何首乌20克，延胡索10克，制女贞子15克，炒栀子10克，炒白芍10克，白芷10克，夜交藤30克。

5剂水煎，日1剂分早晚2次服。

嘱患者于每次经前1周服用上方5～7剂，平时服用逍遥丸，3个月经周期后，头痛明显减轻，6个月经周期后，经行头痛消失。

按语： 此患者素来体弱，阴血亏虚，因虚生瘀，故见月经量少，色暗，时有血块。因血虚肝旺，虚阳上扰，经络不和，故见月经前2～3天即头痛，逐渐加重，以太阳穴为主；肝阳上扰，清空不利，故见烦躁不安，头晕，耳鸣。血不养心则心神不宁，夜寐欠安。胆火上炎，故见口干苦。血虚不能濡养，故见大便燥结。舌质红，苔薄黄，脉细数，说明阴虚有热。故经清肝泻火，滋阴养血而获良效。

12. 经行发热

姓名：陆某，女，34 岁。初诊：2007 年 5 月 12 日。月经第 2 天。孕 1 产 1。

主诉 经行发热 1 年。

初诊 近 1 年来月经后期，常在 50 天左右 1 转，经量涩少，夹有小血块，色深红，经期忽冷忽热，平素白带量多，色白，无异味，现逢经期第 1 天，小腹隐痛不适，舌质淡红，苔白腻，脉见弦滑，此乃肝气不舒，营卫不和，寒湿不化，故经行寒热。

中医诊断 经行发热；肝郁血滞证。

治法 调和营卫，疏肝解郁。

方药 桂枝 10 克，炒白芍 10 克，当归 10 克，柴胡 15 克，干姜 10 克，醋香附 10 克，姜半夏 10 克，茯苓 10 克，防风 10 克，白芷 10 克，炙甘草 10 克。

二诊 服 5 剂后，全身关节、肌肉不再酸楚疼痛，未再见寒热往来，唯小腹隐痛且有胀感。查舌脉同前。

方药 香附 10 克，川芎 10 克，熟地黄 15 克，苏梗 10 克，乌药 10 克，白芍 15 克，丹参 15 克，柴胡 15 克，当归 10 克，青皮 10 克，白芷 10 克。

遵此法月经前、月经期服初诊方 5～7 剂，而月经后服二诊方 7 剂，连服两个月经周期。随访，未再复发。

按语：因肝失条达，气滞血瘀，故月经后期，经量涩少，有血块，色深红。肝脾失和，寒湿内生，故见经后白带量多，色白。不通则痛，故经期小腹隐痛。营卫不和，临月经期发冷发热。肝气不舒，寒湿不化则见舌质淡红，苔白腻，脉见弦滑。治病当求其本，故采用疏肝理血、调和营卫治法。

13. 经行乳房胀痛

姓名：冯某，女，34 岁。2006 年 12 月 25 日初诊。

主诉 经行乳房胀痛 3 年。

初诊 近 3 年来，月经先后不定期，每于经前 5～7 天即开始乳胀不舒，胸胁闷胀。严重时伴有恶心、呕吐、头晕。月经色黑，量少，夹有血块，经后痛解。婚后 10 年不孕。舌质红少苔，脉弦细。

中医诊断 经行乳房胀痛；阴虚肝郁证。

治法 疏肝理气，养阴通络。

方药 白芍 15 克，生地黄 15 克，牡丹皮 10 克，香附 10 克，柴胡 10 克，合欢皮 10 克，郁金 10 克，当归 10 克，乌药 10 克，路路通 10 克，橘核 25 克，荔枝核 25 克。

二诊 2007 年 1 月 25 日。几近经期，乳胀 3 日，胸胁、少腹胀痛较上月有所减轻，但白带较多，伴有腰骶酸痛，舌质红，苔薄白，脉弦细。治以疏肝解郁，健脾燥湿止带。

方药 白芍 15 克，当归 15 克，香附 10 克，柴胡 10 克，合欢皮 10 克，郁金 10 克，炒白术 15 克，炒荆芥穗 10 克，乌药 15 克，路路通 10 克，茯苓 15 克。

按语：乳头属足厥阴肝经，乳房属足阳明胃经，胀为肝气郁结，痛为肝气有余，肝郁化火，则乳头痛且胀。故选橘核、荔枝核、路路通、乌药以通经行滞。方中香附疏肝理气，配合柴胡、郁金疏肝解郁，白芍、当归养血柔肝，白术健脾燥湿止带，共奏疏肝理气、养阴通络之效。

14. 经断前后诸证

姓名：侯某，女，52 岁。2004 年 2 月 28 日初诊。

主诉 月经紊乱 9 个月。

初诊 患者自 2003 年 5 月停经 3 个月后月经紊乱，于 2004 年 1 月 13 日，突然月经来潮，量多，色红，行经 9 天。2 月 24 日月经又至，量多，色红有块，心悸而烦，五心烦热，腰酸，小腹坠胀。妇科检查未发现异常，宫颈活检未见癌变。舌质暗红，脉沉弦。

中医诊断 经断前后诸证；阴虚肝旺证。

治法 平肝固冲，养阴清热。

方药 黄芩 15 克，白芍 25 克，女贞子 20 克，生地黄 25 克，旱莲草 20 克，炒菟丝子 30 克，川断 10 克，阿胶块（烊化）10 克，煅灶蛎 30 克，珍珠母 30 克，百合 20 克，知母 10 克。

二诊 2004 年 2 月 26 日。上方服 6 剂后，诸症减轻，继服前方。3 月 14 日，月经来潮，行经 7 天，量较前减少，血块减少。舌脉同前。继服前方，诸症基本消失。后以芩心丸调养半月余，经水断绝。

按语：绝经后阴道出血应首先排除宫颈癌及子宫内膜癌。芩心丸原为朱丹溪所倡，药用黄芩二斤醋泡一昼夜后晒干，再泡再晒，共计 3 次，研细末水泛为丸，每次服 3 钱，每日 1 次，取其凉血清热，能清血中之伏热。醋泡后，取其入肝，以清肝热，敛肝阴。临床用此药以治疗绝经期月经该绝不绝或绝经后复来，效果良好。

二、妊 娠 病

1. 胎漏、胎动不安

案 1 姓名：孙某，女，22 岁。于 1988 年 1 月 7 日初诊。

主诉 停经 58 天，阴户下红 2 天。

初诊 患者既往月经规律，28～30 天一行，平素月经量少，持续 3～5 天，色淡，末次月经：1987 年 11 月 13 日。两天前出现阴户下红，色褐，伴小腹坠痛，腰酸。盆腔超声显示宫内妊娠，可见胎心搏动。现患者停经 58 天，阴户下红 2 天，色褐，伴小腹坠痛，腰酸。舌淡，苔薄，脉滑无力。

西医诊断 先兆流产。

中医诊断 胎动不安；脾肾不足。

治法 补肾健脾，养血安胎。

方药 党参 15 克，黄芪 25 克，熟地黄 15 克，白芍 20 克，当归 10 克，杜仲炭 25 克，阿胶 15 克，续断 25 克，寄生 25 克，菟丝子 15 克。

4 剂水煎，日 1 剂分早晚 2 次服。

二诊 1988 年 1 月 11 日。刻下孕 62 日，服药后阴户下红已除，小腹坠痛减轻，但胃纳欠佳。

方药 党参 15 克，黄芪 25 克，熟地黄 15 克，白芍 20 克，当归 10 克，杜仲炭 15 克，阿胶 15 克，续断 25 克，寄生 25 克，砂仁 10 克，白术 15 克，菟丝子 15 克。

7 剂水煎，日 1 剂分早晚 2 次服。

药后小腹坠胀已除，胃纳振。盆腔超声提示：妊娠 9 周，胎心 152 次/分。嘱继服前方 7 剂以巩固疗效。

按语： 妊娠期间，阴道不时下血，或点滴不止，而无明显腰酸腹痛现象者称为"胎漏"。若出现腰酸、腰痛、小腹下坠，或阴道少量流血者，称为胎动不安。二者相当于西医学之先兆流产。中医对胎动不安的认识源远流长，诊断和治疗方法也不断丰富和发展。胎漏与胎动不安虽其症状不同，但病因病机相同，故辨证论治亦同。本病病位在胞脉，以腰酸、腹痛为主，或伴阴道少量流血，故辨证中应注意腰腹疼痛的性质、程度，阴道流血的量、色、质等征象，以及出现的兼症、舌脉，进行综合分析，辨证论治。引起胎漏、胎动不安的原因不外乎肾虚、气血亏虚、血热、外伤。先生认为肾为先天之本，元气之根，主生殖，系胞络，肾旺自能荫胎；脾胃为后天之本，气血生化之源，气以载胎，血以养胎，气血充实，胎孕得安，肾虚者根怯，脾虚者本薄，故肾脾不足是本病之源。本例因其肾虚，冲任不固，胎失所系，出现腰酸、阴户下红；气血虚弱，胎失所载，故小腹坠痛。寿胎丸加减是治疗肾虚之胎动不安之首选方剂。寿胎丸中菟丝子补肾益精，肾旺自能荫胎；桑寄生、续断补肝肾，固冲任，使胎气强壮；阿胶滋养阴血，使冲任血旺；党参，黄芪益气健脾以固胎元；四物汤中减川芎之滑利之品养血和血以养胎元则胎气自固。全方共奏补肾健脾、养血安胎之功。故服药后阴道流血停止，腰酸腹痛消失。复诊时因脾胃虚弱，运化失职，胃纳欠佳，故加入砂仁、白术以健脾和胃。服药后胎气得安。

治疗胎漏、胎动不安注意分明母体因素及子体因素，子体因素为父母精气不足，虽能成孕但难成胎，成孕后胎元不固，甚或胎元有缺陷，胎多不能成实，不易保胎。母体因素系指素体肾虚、气血不足，素有癥瘕、外伤等。安胎大法以补肾固冲、益气养血为主。因母病动胎者，但疗母病则胎自稳。若经治疗后腰酸、腹痛加重，阴道流血增多，考虑是否胎堕难留。胎堕难留者当去胎益母。

案 2　姓名：刘某，女，24 岁。于 1981 年 3 月 15 日初诊。

主诉　停经 65 天，阴户下红 5 天。

初诊　患者既往月经规律，月经 30 天一行，末次月经：1981 年 1 月 10 日。5 天前合房后出现阴户下红淋漓不断，至今未止。为求保胎治疗，就诊先生门诊。现患者停经 65 天，阴户下红 5 天，色暗，伴腰酸，下肢无力，尿频，舌淡，苔薄白，脉滑尺弱。

西医诊断　先兆流产。

中医诊断　胎动不安；肾虚。

治法　补肾固冲安胎。

方药　菟丝子 15 克，杜仲炭 15 克，续断 25 克，寄生 25 克，党参 15 克，黄芪 25 克，熟地黄 15 克，白芍 15 克，当归 10 克，阿胶 15 克，益智仁 15 克。

7 剂水煎，日 1 剂，分早晚 2 次服。嘱患者妊娠 3 个月内禁行房事。

二诊　1981 年 3 月 22 日。服药后阴道阴户下红已止，腰酸、下肢无力、尿频均减轻。

方药　继服前方 7 剂，水煎，日 1 剂分早晚 2 次服。

按语：《医宗金鉴》曰："孕妇气血充足，形体壮实，则胎气安固。若冲脉二经虚损，则胎不成实；或因暴怒伤肝，房劳伤肾，则胎气不固易致不安。"本例妊娠后阴户下红淋漓不断，腰酸系因妊娠期间，不忌房事，损伤肾气，以致冲任失固，胎失所系。肾虚膀胱失约，而致尿频。故方用菟丝子、杜仲炭、续断、寄生以固肾安胎；党参、黄芪、熟地黄、当归、白芍、阿胶以益气养血以固胎元，益智仁温肾缩尿。全方重在补肾，肾气充足，冲任得固，则胎自安。故保胎以绝欲为第一要策，身心清净，不犯房劳，胎安而产亦易。

案 3　姓名：张某，女，25 岁。于 1996 年 6 月 13 日初诊。

主诉　停经 50 天，阴户下红 5 天。

初诊　患者既往月经规律，40 余天一转，末次月经：1996 年 4 月 10 日。5 天前无明显诱因出现阴户下红，排便时及活动后量增多，小腹空坠感，伴腰酸。平素饮食饥饱无常，月经量少，色淡。盆腔 B 超提示：宫内妊娠，可见胎心搏动。现患者停经 50 天，阴户下红 5 天，量少，淡红色，排便时及活动后量增多，小腹空坠感，伴腰酸，神疲乏力，嗜卧，舌淡红，苔薄白，脉细滑稍弱。

西医诊断　先兆流产。

中医诊断　胎动不安；气血亏虚。

治法　益气养血，固冲安胎。

方药　党参 25 克，黄芪 50 克，白术 15 克，当归 10 克，白芍 20 克，熟地黄 15 克，川断 25 克，寄生 25 克，杜仲炭 15 克，黄芩 15 克，砂仁 10 克，炙甘草 10 克。

7 剂水煎，日 1 剂分早晚 2 次服。

二诊　1996 年 6 月 19 日。服药后血去，小腹下坠感及腰酸减轻。

方药　继服前方。

三诊　1996 年 6 月 29 日。服药后诸症已除，再次行盆腔超声检查，提示宫内活胎，胎心：149 次/分。

方药　嘱继服前方 7 剂水煎服以巩固疗效。

按语： 胎在腹中，即果之在枝，枝枯则果落。胎有不安，而腰疼腹痛，甚则下坠，多有气血虚无所养致枝叶不茂。患者平素饮食不节，伤及脾胃，脾胃气虚，气血生化不足，故神疲乏力，嗜卧，月经量少，色淡。现孕后阴户下红，小腹下坠感，均为一派气血不足之象。气血虚弱，冲任不足，不能固摄滋养胎元，而致胎动不安。故方用泰山磐石散加减。方中以党参、黄芪、白术、甘草、熟地黄、当归、白芍以气血双补。肾为系胎之本，肾虚则系胎无力；且肾虚而致腰酸，故方中加入川断、寄生、杜仲炭以补益肝肾，固冲任，使胎气强壮。全方益气养血，补肾安胎，以收全功。

案 4　姓名：于某，女，26 岁。于 1996 年 7 月 5 日初诊。

主诉　停经 65 天，阴户下红 2 天。

初诊　患者既往月经规律，末次月经：1996 年 5 月 2 日。患者 2 天前不慎跌倒后阴户下红，量多，但未超过月经量，小腹坠痛，腰酸，为求保胎治疗，来先生门诊就诊。现患者停经 65 天，阴户下红 2 天，量多，未超过月经量，小腹坠痛，腰酸，倦怠乏力，舌淡，苔白，脉滑无力。盆腔超声提示：宫内妊娠，可见胎心搏动：165 次/分。

西医诊断　先兆流产。

中医诊断　胎动不安；外伤型。

治法　益气养血，固肾安胎。

方药　黄芪 50 克，党参 25 克，白芍 20 克，熟地黄 15 克，阿胶 15 克，川断 25 克，寄生 25 克，砂仁 10 克，艾叶炭 10 克。

7 剂水煎，日 1 剂分早晚 2 次服。嘱患者卧床休息，避免持重、行远道及合房。

二诊　1996 年 7 月 13 日。服药后阴道流血已止，小腹坠痛、腰酸减轻，仍感乏力。

方药　继服前方。

三诊　1996 年 7 月 20 日。服药后乏力消失，再次行盆腔超声检查，提示宫内活胎，胎心：145 次/分。

方药　继服前方 7 剂以巩固疗效。

按语： 孕后不慎跌倒，而致阴户下红，小腹坠痛乃外伤所致胎动不安。因跌倒后气血紊乱，冲任失调，气失载胎，血失养胎，而致胎动不安。故以圣愈汤加减以益气养血，固肾安胎。方中当归、白芍、熟地黄养血，党参、黄芪益气，使气血充足，气血和则胎元得其载养而自安，阿胶又名驴皮胶，系驴皮所熬，最善伏藏血脉，滋养阴血以养血安胎，善疗胎前产后诸疾；砂仁理气安胎；川断、寄生以补肾固冲任；全方气血并调，有固肾安胎之效，使胎气得固，而无堕胎之虞。如阴户下红量多不止、小腹坠痛持续不已，则胎多难安。

案5 姓名：吴某，女，24岁。于1978年6月22日初诊。

主诉 停经2个月，阴户下红淋漓不断10余日。

初诊 患者停经2个月，自10天前阴户下红淋漓不断，初起量少，点滴而下，自3天前血量增多，色鲜红，腰腹坠胀作痛。患者平素嗜食辛辣。患者因恐惧流产，就诊先生门诊。现患者停经2个月，阴户下红淋漓不断10余日，量多，色鲜红，心烦少寐，口渴喜冷饮，颜面红赤，尿黄，舌红，苔黄，脉滑数。盆腔超声提示：宫内妊娠，可见胎心搏动：150次/分。

西医诊断 先兆流产。

中医诊断 胎动不安；血热型。

治法 清热凉血，固冲安胎。

方药 生地黄20克，当归10克，白芍20克，川断25克，寄生25克，杜仲炭25克，黄芩15克，苎麻根15克，地榆炭25克，菟丝子15克。

7剂水煎，日1剂分早晚2次服。

二诊 1978年6月29日。服药后阴户下红明显减少，烦热、口渴明显减轻。

方药 继服前方嘱患者卧床休息，饮食清淡，禁房事。

三诊 1978年7月6日。患者服药阴户下红已止，且余症皆除。

后顺利产下一健康男婴。

按语： 本例患者平素嗜食辛辣，辛辣化火，暗耗阴血。孕后热伏冲任，迫血妄行，而至阴户下红淋漓不断，色鲜红；热扰心神，故烦热；热伤津液，则口渴；热邪上扰，而致颜面红赤；阴血不足，胎失所养，故小腹下坠感。故方用生地黄、黄芩、地榆炭、苎麻根以凉血止血；当归、白芍以养血；因肾为系胎之本，故加入川断、寄生、杜仲炭、菟丝子以固肾安胎。全方共奏凉血止血、固肾安胎之功，使血热得清，胎元得固，遂顺利产下一健康男婴。

【类 案】

案1 姓名：潘某，女，26岁。

主诉 妊娠48天，腰酸及小腹疼痛4天，伴少量阴道褐色分泌物。

初诊 1986年4月2日，精神疲倦，头晕耳鸣，舌淡，苔白滑，脉沉细而滑。

方药 党参25克，白术15克，菟丝子15克，续断15克，阿胶15克，寄生15克，杜仲炭15克，熟地黄15克，甘草10克。

水煎服。

案2 姓名：江某，女，24岁。

主诉 妊娠56天，腰酸，小腹坠胀5天，阴道少量流血3天。

初诊 1989年5月4日，气短懒言，食欲欠佳，舌淡，苔薄，脉缓滑。

方药 党参 25 克，黄芪 50 克，白术 20 克，续断 15 克，寄生 15 克，阿胶 15 克，艾叶炭 10 克。

水煎服。

案 3 姓名：樊某，女，22 岁。

主诉 妊娠 60 天，腰酸腹痛 6 天，伴头晕眼花。

初诊 1980 年 8 月 1 日，胎动下坠，面色萎黄，心悸失眠，舌淡，苔少，脉细滑。

方药 熟地黄 15 克，白芍 15 克，阿胶 15 克，川续断 25 克，寄生 15 克，茯苓 20 克，白术 20 克，菟丝子 15 克，甘草 10 克。

水煎服。

2. 恶阻

案 1 姓名：刘某，女，26 岁。于 1982 年 7 月 13 日初诊。

主诉 妊娠 2 月余，恶心呕吐十余日。

初诊 患者妊娠 2 月余，近十余日恶心呕吐，且逐渐加重，不思饮食，食入即吐，痛苦不堪，为求中医诊治，来先生门诊就诊。现患者妊娠 2 月余，恶心呕吐十余日，且逐渐加重，不思饮食，食入即吐，呕吐痰涎，口淡无味，脘腹作胀，神疲乏力，舌淡胖，苔白腻，脉滑无力。

西医诊断 妊娠剧吐。

中医诊断 恶阻；胃虚痰滞。

治法 健脾和胃，化痰除湿，降逆止呕。

方药 白术 15 克，姜半夏 10 克，陈皮 15 克，茯苓 15 克，木香 5 克，砂仁 10 克，党参 15 克，藿香 10 克，甘草 10 克。

4 剂水煎，日 1 剂，少量频饮、不拘时服为宜。

二诊 1982 年 7 月 17 日。呕吐减轻，痰涎减少，略思饮食，晨起腰痛明显。舌淡体胖，苔薄白，脉滑无力。

方药 姜半夏 10 克，白术 15 克，陈皮 15 克，茯苓 15 克，木香 5 克，砂仁 10 克，党参 15 克，厚朴 10 克，苍术 15 克，寄生 15 克，甘草 10 克。

4 剂水煎，日 1 剂，少量频饮、不拘时服为宜。

三诊 1982 年 7 月 21 日。恶心减轻，呕吐已止，饮食渐增，腹胀消失，仍觉倦怠嗜睡，舌淡，苔白，脉缓滑。

方药 党参 15 克，白术 20 克，茯苓 15 克，姜半夏 10 克，陈皮 15 克，木香 5 克，砂仁 10 克，寄生 15 克，厚朴 10 克，甘草 10 克，生姜 3 片，大枣 6 枚。

7 剂水煎，日 1 剂，少量频饮、不拘时服。

按语：妊娠早期，反复出现严重的恶心呕吐，头晕厌食，甚则食入即吐，称为恶阻，属于胎气类疾病，亦属于子病类病患，又称"子病""阻病"。胞宫为"奇恒之府"，亦泻亦藏，藏泻有时，受孕之后胞宫不再行经，经血壅遏以养胎元，胞宫藏而不泻。另冲任脉内起于胞宫，经血壅阻，下既不通，必然上逆，冲脉之气也因此而升逆，即冲气上逆，亦为胎气上逆，逆犯于胃，胃失和降，则发为恶阻。而精神紧张，烦躁、恐惧等易动乎于肝，引发肝气携带冲脉之气上逆，使胎气上逆更甚，呕吐剧烈，甚者伤阴劫津，气阴两虚。呕吐病位在胃，与肝脾密切相关。临证切记根据呕吐物的性状、色、质、气味辨其寒、热、虚、实。胃虚者食入即吐，吐物为胃内食物；肝热者呕吐酸水或苦水；痰滞者呕吐痰涎；呕吐咖啡样物为气阴两虚。调气和中、降逆止呕为治疗大法。分析本例恶心呕吐，呕吐痰水，脘腹作胀，神疲乏力之证，为受孕之后，精血下聚养胎，冲脉之气旺盛，上逆犯胃，胃失和降，脾虚失运，痰饮中阻，孕后冲脉气盛，夹痰饮上逆，而致恶心、呕吐，呕吐痰水；脾虚水湿中阻，故脘腹作胀。故方用香砂六君汤加减，方中党参、白术、茯苓、甘草健脾补中；半夏、陈皮以健脾化痰止呕；木香、砂仁、藿香以醒脾和胃；厚朴、苍术燥湿化痰；寄生补肾安胎，全方共奏健脾和胃、化痰除湿、降逆止呕之效。药证相合，效如桴鼓。

案 2　姓名：唐某，女，23 岁。于 1979 年 1 月 10 日初诊。

主诉　妊娠 68 天，恶心呕吐半月余。

初诊　患者妊娠 68 天，近半个月来恶心呕吐，食入即吐，呕吐苦水。经西医对症补液治疗 5 天，未见显效，为求中医诊治，来先生门诊。详问病史患者平素脾气暴躁，孕后郁怒加重。现患者妊娠 68 天，恶心呕吐半月余，食入即吐，呕吐苦水，烦躁少寐，胸满，颜面红赤，口渴，欲饮冷，大便干燥已 3 天未行，舌质红，苔黄，脉滑数。

西医诊断　妊娠剧吐。

中医诊断　恶阻；肝热型。

治法　清肝和胃，降逆止呕。

方药　黄芩 15 克，黄连 15 克，芦根 15 克，麦冬 15 克，姜半夏 10 克，茯苓 15 克，陈皮 15 克，竹茹 15 克，胡麻仁 10 克，甘草 10 克。

7 剂水煎，日 1 剂，浓煎汤药频服。嘱患者服药前先咀嚼闽姜。

二诊　1979 年 1 月 17 日。服药后恶心呕吐减轻，胃纳渐增，烦躁缓解，并能入寐，大便已行，仍觉口渴、口苦，欲饮冷，舌质红，苔薄黄，脉滑数。

方药　前方加山栀 15 克，石斛 15 克。

7 剂水煎，日 1 剂，浓煎汤药频服。

三诊　1979 年 1 月 24 日。服药后呕吐已止，烦躁已除，已恢复进食，大便已畅，余症均消。

按语：《胎产心法》云："恶阻者，谓有胎气，恶心阻其饮食也。"由此可知，恶阻之命名，系恶心呕吐，阻隔饮食而致。胎动气逆，有寒热虚实之不同，宜审辨之。肝体阴而用阳，孕后阴血下聚以养胎，阴血不足，肝失所养，肝火愈旺。该患者素性脾气暴躁，肝火亢盛，孕后冲脉之气上逆，引动肝热气火上冲，夹胃气上逆，胃失和降，胆汁外泄而致食入即吐，吐苦水，肝脉布胸胁夹胃贯膈。肝气不舒，肝脉不畅则胸满，肝火上炎则心烦、颜面红赤、口渴，欲饮冷。治疗则抑肝和胃，降逆止呕。故方以加味温胆汤加减。方中黄芩、黄连清热和胃；竹茹清热化痰，除烦止呕；半夏、陈皮、茯苓理气降逆止呕；胡麻仁润燥通便，麦冬、芦根以滋阴清热，降逆止呕。全方共奏清肝和胃，降逆止呕之效。因患者呕吐剧烈，每致服药亦呕，影响疗效，故服药前可先咀嚼闽姜，并将浓煎的汤药少量频服。注意嘱其充分休息，避免紧张、恐惧、烦躁等精神因素，易食清淡食品，禁食油炸甜腻之物。服药少量频饮、不拘时服为宜。

半夏因其降逆止呕之功效显著，临床用于多种呕吐病证，《本草纲目》中记载半夏堕胎，孕妇禁忌，故半夏在妊娠恶阻治疗的作用一直颇有争议。历代名家应用半夏治疗妊娠恶阻记载很多。《胎产心法·恶阻论》则认为："半夏性能动胎，虑其辛燥易燥。但恶阻，又非半夏不止，须姜汁炒，以制其毒。"先生每遇恶阻，均投以姜半夏，且病转则停，临床上尚未发现影响胎儿之害，但孕期使用半夏，尤其早孕期使用还当慎重。

案 3　姓名：李某，女，26 岁。于 1975 年 8 月 15 日初诊。

主诉　妊娠 3 个月，呕吐频作 1 月余。

初诊　患者妊娠 3 个月，近 1 个月呕吐频作，饮食难进，期待自愈，又恐用药伤胎，故病虽重而未予治疗，近日来呕吐加剧，食入即吐，呕吐物中带有鲜红色血丝。患者疲惫不堪，身体不能支持。现患者妊娠 3 个月，呕吐频作 1 月余，恶心呕吐，食入即吐，呕吐物中带有鲜红色血丝，唇干口燥，精神萎靡，小便短赤，大便干燥，手足心热，烦躁不宁，舌红，苔燥，脉细滑数。

西医诊断　妊娠剧吐。

中医诊断　恶阻；气阴两伤。

治法　养阴益气，清热和胃。

方药　西洋参 15 克，黄芩 15 克，黄连 10 克，竹茹 15 克，陈皮 15 克，茯苓 15 克，沙参 15 克，玉竹 15 克，麦冬 15 克，玄参 15 克，芦根 15 克。

7 剂水煎，日 1 剂，浓煎汤药少量频服。

二诊　1975 年 8 月 23 日。服药后呕吐减轻，吐物血丝消失，逐渐进食，口干心烦，溲赤便干，余症状均好转。

方药　前方加石斛 15 克，知母 15 克以增加生津除烦之功。

7 剂水煎，日 1 剂，浓煎汤汁少量频服。

三诊　1975 年 8 月 30 日。药后患者呕吐渐止，食量渐增，精神明显好转，余症均消失。属效不更方，继服前方 7 剂，服法同前。后顺利产下一对龙凤胎。

按语：呕久伤气，吐久伤阴，本例患者呕吐日久，气阴俱伤，饮食难进，耗气伤阴，而致气阴两伤之恶阻。津伤气少，胃中阴津亏耗，胃失濡养，气失和降，胃气上逆，而致食入即吐；脉络破损呕吐血水，胃阴耗伤，津液不得上承于口唇，而致唇干口燥；呕吐日久，耗气伤阴而致精神萎靡，小便短赤；津液不能下濡大肠则大便干燥。故方中沙参、玉竹、麦冬、芦根养阴和胃；黄芩、黄连清胃热；竹茹清热化痰，降逆止呕；半夏、陈皮、茯苓理气降逆止呕；西洋参益气养阴；石斛、知母增加生津除烦之功。全方共奏养阴益气、清热和胃之功，而收效甚佳。对于阴液亏损，精气耗散的气阴两虚重症，经治不愈则需从速下胎益母，减少对母体的损害。

【 类　案 】

案 1　姓名：陈某，女，25 岁。

初诊　1979 年 10 月 2 日，妊娠 45 天，恶心呕吐，水饮不入，食入即吐，动则头晕，心慌气短，舌质淡，舌尖红，脉沉缓无力。尿常规：酮体（++）。

方药　党参 25 克，白术 20 克，茯苓 15 克，甘草 10 克，半夏 10 克，陈皮 15 克，木香 5 克，砂仁 10 克，生姜 3 片，大枣 10 枚。

水煎服。

二诊　1979 年 10 月 9 日，可稍进食，恶心呕吐缓解，仍有头晕，疲乏，舌淡，苔薄白，脉沉缓。

方药　上方去半夏，加厚朴、寄生水煎服。

案 2　姓名：段某，女，22 岁。

初诊　1988 年 9 月 2 日妊娠 50 天，晨起干呕，食则恶心呕吐，胸胁满闷，纳差，口苦咽干，大便秘结，小便深黄，舌尖红苔略黄，脉弦滑而数。

方药　陈皮 15 克，黄连 15 克，姜半夏 10 克，茯苓 15 克，枳实 10 克，黄芩 15 克，芦根 15 克，续断 15 克，竹茹 15 克，生姜 3 片。

水煎服。

案 3　姓名：刘某，女，26 岁。

初诊　妊娠 60 天，近日呕吐黄水，不思饮食，口淡腻，偶有头晕心烦，舌淡胖，苔白腻，脉滑。

方药　黄芩 15 克，黄连 15 克，芦根 15 克，麦冬 15 克，姜半夏 10 克，茯苓 15 克，陈皮 15 克，竹茹 15 克。

水煎服。

3. 滑胎

案 1　姓名：李某，女，30 岁。于 1986 年 6 月 19 日初诊。

主诉　停经 42 天，阴户下红 4 天。

初诊　患者孕 4 流 3，屡孕屡堕，曾受孕 3 次均于妊娠 7 周左右自然流产，8 个月前因不全流产行刮宫术。近一年月经量少，色暗，末次月经 1986 年 5 月 7 日。现停经 42 天，小腹下坠，腰酸膝软，阴户少量下红，面色晦暗，小便频数，严重脱发，舌淡，苔白，脉沉弱。尿妊娠试验阳性。

西医诊断　复发性流产。

中医诊断　滑胎；肾虚。

治法　补肾固冲安胎。

方药　党参 15 克，黄芪 25 克，熟地黄 25 克，白术 20 克，当归 10 克，杜仲炭 25 克，阿胶 15 克，续断 25 克，菟丝子 15 克，鹿角霜 15 克，枸杞 15 克，砂仁 10 克，寄生 25 克，巴戟天 15 克。

7 剂水煎服，日 1 剂分早晚 2 次服。

二诊　1986 年 6 月 26 日。妊娠 49 天，阴道流血已止，腰酸略减，脱发减少，仍感小腹下坠。舌淡，苔白，脉沉弱。

方药　前方去杜仲炭，加太子参 15 克，升麻 5 克。

7 剂水煎服，日 1 剂分早晚 2 次服。

三诊　1986 年 7 月 3 日。妊娠 56 天，阴道无流血，腰酸减轻，脱发明显减少，小腹下坠减轻，面色改善，不思饮食，偶有恶心。盆腔超声检查，可见胎芽及胎心搏动。舌淡，苔白，脉沉滑。

方药　前方减去巴戟天、鹿角霜，加陈皮 15 克。

14 剂水煎服，日 1 剂分早晚 2 次服。

四诊　1986 年 7 月 17 日。妊娠 10 周，阴道无流血，无腰酸腹痛，无脱发，时有恶心欲吐。手足心热，舌淡，苔白，脉滑。

方药　党参 15 克，黄芪 25 克，熟地黄 25 克，白术 20 克，当归 10 克，阿胶 15 克，续断 15 克，菟丝子 15 克，砂仁 10 克，寄生 25 克，黄芩 15 克，茯苓 15 克。

14 剂水煎服，日 1 剂分早晚 2 次服。

五诊　1986 年 8 月 1 日。妊娠 12 周，诸证消失，盆腔超声提示：妊娠 12 周，双顶径 2.9cm，胎心 144 次/分。嘱其定期检查，于 1987 年 3 月，剖宫产下 3.65 千克健康男婴。

按语：凡堕胎或小产连续发生 3 次或 3 次以上者，称为滑胎，亦称"数堕胎"。胞脉者系于肾，亦系于脾胃，肾虚者，火不生土，久则必然影响脾胃，故滑胎不外由肾气亏损和气血两虚所致。肾虚冲任不固，不能固摄胎元；或气血亏损，气不摄胎，血不养胎，以致冲任损伤，胎元不固，或胚胎缺陷，不能成形，而发屡孕屡堕。补肾固冲安胎为治疗大法。本例患者因肾气亏损，不能荫胎系胞，故屡孕屡堕。肾气不足，胎元受损，脾虚化源亏乏，不能摄养胎元而致腰酸，小腹下坠，阴户下红。精血亏虚则脱发不止。故治疗以补肾健脾养血，方中党参、黄芪、熟地黄、白芍、当归、阿胶以健脾益气养血；杜仲炭、续断、寄生以补肾固胎元。巴戟天、鹿角霜增其补肾之功，因患者小腹下坠，加入升麻起升提、补益中气作用。随着妊娠日期增加，加陈皮以顾护胃气，黄芩、白术清热安胎。全方共奏补肾健脾养血、固冲安胎之效，具有较好的安胎作用。

治疗滑胎应遵循以下原则：

1）排除男女方非药物所能奏效的因素。

2）防重于治，防治结合。"预培其损"即未孕先治，固肾为本；若既孕防病，已病早治。本病的治疗要在下次妊娠之前进行调理，宜补肾健脾，补气养血为主。

3）一旦受孕，立即行保胎治疗，予以补肾健脾养血，以调冲任固胎元。治疗时间应超出既往堕胎的 2 周以上。

案 2　姓名：衣某，女，30 岁。于 **1989 年 12 月 27 日初诊。**

主诉　停经 35 天，阴户下红 2 天。

初诊　已婚 5 年，孕 5 流 4，4 次妊娠分别于妊娠 8 周、7 周、7 周、6 周自然流产，第一次流产，因劳力过度诱因而发，前两次流产行刮宫术，第 4 次孕后流血曾在当地诊所中药保胎治疗，药物不详，但血量逐渐增多自然陨堕。流产后一个月，来先生门诊求治，询病史既往月经周期提前一周，量多，经期小腹下坠，经期便溏。给予补气养血、固冲调经之中药调护，两个月后，月经周期正常，无腹坠便溏。末次流产 1989 年 11 月 22 日。

现患者停经 35 天，阴户下红 2 天，因恐惧再次堕胎，前来保胎治疗。阴户下红量少，色淡，质稀，小腹坠胀，腰酸，面色㿠白，倦怠乏力，不思饮食，舌淡，苔白，脉滑细弱。尿妊娠试验阳性。

西医诊断　复发性流产。

中医诊断　滑胎；气血虚弱。

治法　益气养血，固冲安胎。

方药　党参 15 克，黄芪 25 克，白术 15 克，当归 10 克，白芍 20 克，熟地黄 15 克，川断 25 克，寄生 25 克，杜仲炭 25 克，黄芩 15 克，砂仁 10 克，炙甘草 10 克。

7 剂水煎服，日 1 剂分早晚 2 次服。嘱患者卧床休息，避免劳累，禁房事。

二诊　1989 年 1 月 5 日。服药后阴户下红已止，小腹下坠、倦怠乏力有所减轻，腰酸，舌淡，苔白，脉滑细弱。

方药　前方去杜仲炭，加菟丝子 15 克、狗脊 15 克、升麻 10 克。

7 剂水煎服，日 1 剂分早晚 2 次服。

三诊　1989 年 1 月 12 日。妊娠 49 天，无阴道流血，患者小腹下坠、腰酸明显减轻，自觉乏力、纳呆，小便频数，舌淡，苔白，脉细滑。

方药　前方加陈皮 15 克、益智仁 15 克。

7 剂水煎服，日 1 剂分早晚 2 次服。

四诊　1989 年 1 月 19 日。妊娠 56 天，患者腹坠腰酸消失，惟不思饮食，恶心呕吐频频发作。盆腔超声：提示妊娠 7 周，可见胎心搏动。

方药　前方加入姜半夏 10 克。

7 剂水煎服，日 1 剂分早晚 2 次服。

五诊　1989 年 1 月 26 日。妊娠 63 天，时有恶心，无阴道流血，小腹下坠、腰酸消失，小便频数好转，舌淡，苔白，脉滑数。

方药　党参 15 克，黄芪 25 克，白术 15 克，当归 10 克，白芍 20 克，熟地黄 15 克，川断 25 克，寄生 25 克，砂仁 10 克，黄芩 15 克，菟丝子 15 克，陈皮 15 克，炙甘草 10 克。

14 剂水煎服，日 1 剂分早晚 2 次服。

六诊　1989 年 2 月 20 日，妊娠 12 周，无恶心呕吐，无腰酸腹坠，胃纳增。嘱其停药，定期产检，于当年 9 月 29 日顺产一健康男婴。

按语：胎之所养，本乎气血，气以载胎，血以养胎，气虚则提摄不固，血虚则灌溉不周。患者因其气血不足，胎失所养，胎失所载而不能成胎，而致屡孕屡堕。且因屡孕屡堕脏腑气血受损气血亦虚，胎失所养，胎元不固，则阴户下红；化源不足，无以奉心化赤故下血色淡，质稀；中气不足失于旁达升举，则倦怠乏力，小腹下坠；血虚不荣肌肤则面色㿠白。舌淡，苔白，脉滑细弱为气血俱虚之候。故投泰山磐石散加减益气养血，固冲安胎。方以四君子汤补气，四物汤去川芎以养血，双补气血，固肾安胎。并加入川断、寄生、杜仲炭、菟丝子以强肾固冲之功。朱丹溪指出"产前安胎，黄芩、白术为妙药也"。血止后去杜仲炭，加升麻助升阳举陷固摄之功。随着阴户下红及小腹坠痛消失，气力亦增，惟不思饮食，恶心呕吐频作，此乃胎气较盛，冲气上逆之象，为安胎之佳兆，故在养血益气、补肾安胎基础上加入砂仁、陈皮、姜半夏以理气止呕，顾护胃气，胎元得以载养。

案3 姓名：彭某，女，30岁。

主诉 已婚7年，四孕皆殒。

初诊 1976年11月13日。患者已婚7年，孕4流4，四孕均在40～50天自然流产，末次流产在1975年12月。因恐惧再次流产，趁孕前前来调治。现月经30～45日一转，量少，色暗红，平素腰酸，经期加重，畏寒，面色黧黑，舌质淡，脉沉。末次月经 1976年10月30日。

西医诊断 复发性流产。

中医诊断 滑胎；肾虚。

治法 补肾填精，调补冲任。

方药 仙茅15克，巴戟15克，淫羊藿15克，首乌25克，熟地黄20克，菟丝子15克，枸杞15克，麦冬15克，五味子15克，当归20克，王不留10克，覆盆子15克，阿胶15克，鹿角胶10克。

7剂水煎服，日1剂分早晚2次服。

二诊 1976年11月20日。腰酸好转。

方药 继服上方。

14剂水煎服，日1剂分早晚2次服。

三诊 1976年12月3日。月经量增多，腰酸经期未重，面色好转。

方药 上方制成蜜丸，每丸9克，每日3次，连服两个月。

四诊 1977年1月18日。停经51天，晨起恶心，腰酸，乏力嗜睡，不思饮食，舌淡，脉滑数。尿妊娠试验阳性。末次月经2011年11月28日。

方药 黄芪50克，党参25克，当归10克，熟地黄25克，白芍25克，杜仲15克，川断25克，寄生25克，阿胶15克，菟丝子15克，砂仁10克，陈皮15克。

7剂水煎服，日1剂，嘱其少许频服。

五诊 1977年1月26日。妊娠59天，偶有恶心，无其他不适。舌尖红，苔白，脉平和滑利。

方药 继服前方以巩固疗效。

14剂水煎服，日1剂分早晚2次服。7个月后剖宫产产下一健康女婴。

按语：妊娠数见堕胎，必是气脉亏损，胎妊之妇最虑腰痛，痛甚则坠。因屡孕屡堕，脏腑气血屡次受损，故其正气虚损程度远超过胎漏、胎动不安。且部分患者因肾气大衰，故常可并发不孕。所以在再次妊娠之前按照"预培其损"的原则，预先补肾填精、养血以充其源，培其根蒂。方中仙茅、淫羊藿、巴戟天、菟丝子以温肾壮阳；熟地黄、当归、首乌、枸杞、覆盆子、阿胶、鹿角胶、麦冬、五味子以滋补肝肾，养血填精；兼以王不留理气活血，使气血畅行，全方共奏补肾填精养血之功，使冲任脉充，故而受孕。孕后因肾主闭藏能系胎元；气血下聚能养胎元，故治以补肾健脾、养血安胎，方中党参、黄芪、熟地黄、白芍、当归、阿胶以健脾益气养血；杜仲炭、续断、寄生以补肾固胎元；陈皮、砂仁调养脾胃，理气安胎。全方合用补肾固冲，胎元安固。

【类 案】

案 1　姓名：孙某，女，35 岁。

主诉　1989 年 2 月 1 日，婚后孕 4 流 3，均于妊娠 2 个月时自然流产，现妊娠 50 天，腰酸痛，小腹下坠。

初诊　面色无华，气短懒言，腰酸乏力，舌淡苔薄，脉细滑无力。平日月经周期正常，月经量少，色暗。

方药　党参 15 克，黄芪 25 克，阿胶 15 克，白术 15 克，当归 10 克，白芍 20 克，熟地黄 15 克，川断 25 克，寄生 25 克，杜仲炭 25 克，黄芩 15 克，砂仁 10 克，炙甘草 10 克。

水煎服。

案 2　姓名：张某，女，30 岁。

主诉　1985 年 4 月 2 日，孕 3 次，均妊娠 2 个月余自然流产，现妊娠 50 余天，阴道少量出血，头晕耳鸣，腰酸，腹痛下坠，夜尿多，大便正常，舌淡，苔白，脉沉弱。

方药　党参 15 克，黄芪 25 克，熟地黄 25 克，白术 20 克，当归 10 克，杜仲炭 25 克，阿胶 15 克，续断 25 克，菟丝子 15 克，鹿角霜 15 克，枸杞 15 克，砂仁 10 克，寄生 25 克，巴戟天 15 克。

水煎服。

案 3　姓名：李某，女，32 岁。

主诉　1990 年 6 月 2 日，婚后 6 年，妊娠 5 次，均于妊娠 2 月余自然流产，现经行后期，量少色淡，经净小腹隐痛，头晕耳鸣，眼眶暗黑，腰酸膝软，小便频数，舌淡苔薄，脉沉细。

方药　巴戟天 15 克，当归 15 克，菟丝子 15 克，续断 15 克，当归 15 克，熟地黄 20 克，鹿角霜 25 克，枸杞子 20 克，阿胶 15 克，党参 25 克，白术 20 克，生姜 3 片，大枣 12 枚。

水煎服。

4. 子嗽

案 1　姓名：任某，女，27 岁。于 1979 年 1 月 17 日初诊。

主诉　妊娠 4 个月，咳嗽 10 余日。

初诊　患者妊娠 4 个月，10 余日前感受风寒后出现恶寒，无汗，鼻塞，流清涕，继而出现咽痒、咳嗽、白痰，患者恐惧继续咳嗽会影响胎儿，前来先生门诊就诊。患者妊娠 4 个月，咳嗽 10 余日，咳白痰，咽痒，舌淡，苔白，脉浮滑。

中医诊断　子嗽；风寒犯肺。

治法　辛温散寒，宣肺止咳。

方药 紫苏 15 克，桔梗 15 克，蜜麻黄 10 克，杏仁 15 克，桑白皮 15 克，茯苓 15 克，天冬 15 克，百合 15 克，川贝 15 克，前胡 15 克。

5 剂，水煎服，日 1 剂分两次服。嘱饮食清淡，禁食腥辣油腻。

二诊 1979 年 1 月 24 日，服药后咳嗽已减八成，已无痰，咳时腹部隐痛，舌淡，苔薄白，脉滑。

方药 前方加川断 15 克、寄生 15 克。

5 剂水煎服，日 1 剂分早晚 2 次服。

三诊 1979 年 1 月 29 日，咳愈，腹痛消失，食欲大增。

按语：妊娠期间，咳嗽不已，称为子嗽，亦称"妊娠咳嗽"。"其嗽不已，则传于腑，妊娠病久不已，则伤胎也。"即咳嗽剧烈或久咳不愈，每致伤胎。妊娠咳嗽主要责之于肺，不外分外感、内伤两类，有阴虚火动、痰饮上逆的内伤咳嗽，亦有感受风寒的外感咳嗽，均以肺气不得宣发，肺失清肃，气逆而上致咳。

子嗽特征是时间较长，久咳不已，且咽痒则咳，阵咳，早晚较剧，因其孕后阴血下聚以养胎，素体阴虚者，阴血愈亏，阴虚火旺，灼伤肺津，或灼津为痰，肺失肃降，或脾虚失运，痰浊内生，阻碍肺络，肺气壅遏不宣，而致久咳不已。临证应结合有痰无痰，辨其阴虚、外感及痰饮。治疗原则以宣降肃肺，使肺气通达为主旨。本例初起鼻塞流清涕，继而出现咳嗽，白痰，为感受风寒而致。风寒束表，肺气不宣，而咳嗽。方中紫苏、麻黄以解表；桔梗、杏仁、前胡、桑白皮以宣肺止咳化痰；天冬、百合、川贝以养阴化痰止咳；茯苓以祛痰之源，从而达到止咳之目的。服药 5 剂后咳轻痰化，咳时腹痛，恐其伤胎，故加川断、寄生补肾安胎之品，使胎孕得安。用药期间应遵循治病与安胎并举的原则，慎用降气、豁痰、滑利之碍胎药品，祛邪而不伤胎。

案 2 姓名：李某，女，24 岁，于 1980 年 5 月 16 日初诊。

主诉 妊娠 5 个月，咳嗽 1 月余。

初诊 患者妊娠 5 个月，平素嗜食辛辣，初起因外感而头痛，鼻塞，咳嗽，未治疗。头痛、鼻塞好转，惟咳嗽不已，愈咳愈剧。患者妊娠 5 个月，咳嗽 1 月余，咳吐黏痰，色黄，入夜尤甚，不寐，咳甚则痰中带血，腰酸，手足心热，大便干燥。舌暗红，苔黄干，脉滑数。

中医诊断 子嗽；阴虚肺燥。

治法 滋肾养肺，宣肺化痰。

方药 麦冬 15 克，五味子 15 克，生地黄 15 克，山茱萸 15 克，山药 15 克，茯苓 10 克，桔梗 15 克，百合 20 克，杏仁 15 克，橘红 15 克，川贝 15 克，苎麻根 15 克。

7 剂水煎服，日 1 剂分早晚 2 次服。

二诊 1980 年 5 月 24 日。咳嗽明显减轻。

方药 继续服原方加沙参 15 克，桑叶 15 克。

7 剂水煎服，日 1 剂分早晚 2 次服。服药后咳止，诸症消失。

按语：患者初起因外感而头痛、鼻塞、咳嗽，期待自愈而未予治疗，致咳嗽日益加重。另因患者平素嗜食辛辣，辛辣之品动火伤阴，且妊娠期间，阴血下聚以养胎，出现阴血愈亏，阴虚火旺，两因相感，火灼肺金，灼津为痰，痰火胶结，壅阻于肺，肺失宣肃，故久咳不已、咳吐黏痰；阴虚火旺，灼伤肺津肺络，而入夜尤甚、咳甚则痰中带血，不能入睡。阴血亏损则手足心热，大便干燥，久病及肾，咳嗽日久，导致肾精亏虚，肾虚冲任不固，胎失所系而致腰酸腹痛。究其此咳系阴虚肺燥，痰火蕴阻于肺，肺失肃降所致。故投以麦冬、五味子、生地黄、山茱萸、山药，养阴、润肺、滋肾，使金水相生，阴津充足，以滋肾养肺；桔梗、杏仁以宣通肺气；百合养阴润肺；川贝以养阴化痰；茯苓、陈皮，健脾化痰，苎麻根以安胎。全方共奏滋肾养肺，宣肺化痰之功，得以咳止胎安。

案 3　姓名：尤某，女，22 岁，于 1976 年 11 月 13 日初诊。

主诉　妊娠 6 个月，咳嗽两周。

初诊　患者妊娠 6 个月，形体肥胖，嗜食肥甘而无节制，两周以来无明显诱因出现咳嗽痰多，咳甚时出现腹痛，胸闷。唯恐咳嗽伤胎，前来就诊。患者妊娠 6 个月，咳嗽两周，有痰量多，咳痰不爽，色微黄。咳甚则腹痛，胸闷，舌淡红，苔白润，脉滑。

中医诊断　子嗽；脾虚痰饮。

治法　健脾除湿，化痰止咳。

方药　党参 25 克，白术 15 克，姜半夏 15 克，陈皮 15 克，茯苓 15 克，枳壳 15 克，桔梗 15 克，杏仁 10 克，川断 15 克，寄生 15 克。

7 剂水煎，日 1 剂分早晚 2 次服。嘱饮食清淡，食忌咸辣，忌生冷辛辣之品。

二诊　1976 年 11 月 20 日。服药后咳嗽减轻，咳痰减少。

方药　继服前方。

按语：该患素体肥胖，孕后又嗜食肥甘厚味，损伤脾胃，水湿运化受损，水湿停聚，聚湿成痰。"脾为生痰之源，肺为贮痰之器"，因脾虚不能运化水湿，痰浊内生，水湿停聚于肺，肺失宣降而致咳嗽不已、痰多、胸闷。给予二陈汤加减祛湿化痰，理气和中；枳壳、桔梗以宣肺化痰；党参、白术健脾祛湿，因患者咳嗽剧烈则出现小腹坠痛等胎动不安的症状，故加入川断、寄生以补肾固冲安胎。全方共奏理气化痰止咳，兼固冲安胎之效，治疗后咳止胎安。胎之肥瘦，气通于母，恣食厚味，多致胎肥难产。妊妇调摄饮食，宜淡泊不宜浓厚，宜清虚不宜重浊，宜和平不宜寒热。

【类　案】

案 1　姓名：张某，女，31 岁。

主诉　妊娠 3 个月，咳嗽伴咯黏痰 10 天。

初诊　1984 年 3 月 4 日，咳嗽咳痰不爽，痰液黄稠，面红口干，舌红，苔黄腻，脉滑数，曾服用止咳糖浆 4 天未见缓解，现咳嗽少痰，声嘶。

方药　沙参 20 克，陈皮 15 克，黄芩 15 克，白芍 15 克，紫苏 15 克，菊花 20 克，百合 15 克，杏仁 10 克，竹茹 10 克。

水煎服。

案 2　姓名：陈某，女，25 岁。

主诉　1979 年 6 月 19 日，妊娠 2 月余，外感风寒后出现体温 39℃，头痛，鼻塞流涕，咽痒咽痛，咳嗽头痛，在当地医院静脉滴注青霉素及口服维 C 银翘片后发热头痛及鼻塞流涕症状消失，现仍有咽痒，咳嗽加剧，痰稠难咯，咳嗽严重时伴遗尿，饮食欠佳，舌淡红，苔薄白，脉浮滑。

　　方药　川贝 15 克，紫菀 15 克，百合 15 克，荆芥 10 克，桔梗 10 克，陈皮 10 克，菟丝子 20 克，寄生 15 克，续断 15 克，甘草 10 克。

　　水煎服。

　　案 3　**姓名：姜某，女，29 岁。**

　　主诉　妊娠 3 月余，干咳，夜间咳甚，咽痒，痰少白黏，口干欲饮冷水，纳差，手足心热，舌红，苔少，脉细滑数。

　　方药　沙参 15 克，麦冬 15 克，白术 15 克，黄芩 15 克，桔梗 15 克，百合 15 克，浙贝 15 克，陈皮 15 克，甘草 10 克。

　　水煎服。

三、产 后 病

1. 恶露不绝

案1 姓名：马某，女，28 岁。于 1984 年 7 月 30 日初诊。

主诉 产后两月余，恶露持续不止。

初诊 患者两个月前顺产，产后恶露淋漓不断，持续至今不止，伴小腹下坠无痛感，倦怠乏力。曾用中药治疗，效果不显，观前用药，多为收涩之品。刻诊患者恶露淋漓不断两月余，色淡，质稀，如血水样，小腹下坠，神疲乏力，舌淡，苔白，脉弱。

中医诊断 产后恶露不绝；冲任虚损，血不收摄。

治法 益气养血，固冲摄血。

方药 益母草 50 克，当归 20 克，川芎 15 克，白芍 15 克，熟地黄 15 克，党参 15 克，茯苓 15 克，白术 15 克，甘草 10 克。

7 剂水煎服，日 1 剂分早晚 2 次服。

二诊 1984 年 8 月 7 日。服药后 3 天恶露减少，小腹下坠减轻，7 天后血已止，仍感乏力。

方药 上方减去益母草

按语： 产后血性恶露持续 10 天以上，仍淋漓不断者称为产后恶露不绝，《金匮要略·妇人产后病脉证并治》中称之为"恶露不尽"。《诸病源候论》归纳本病可由"风冷搏于血""虚损""内有瘀血"所致。恶露乃血所化，出于胞中而源于血海。冲为血海，任主胞胎，胞宫者，藏泻有时，恶露不绝乃胞宫藏之无力。先生认为产后恶露乃裹儿污血，产时当随胎而下。若日久不绝，淋漓不止，或因冲任虚损，血不收摄；或因瘀血不尽，停留腹内，随化随行，新血难安，不得归经。临证应审恶露之色、量、味、质，辨其寒、热、虚、实，虚则补之、瘀者攻之。该患者顺产后两月余，恶露不尽，量多，色淡，质稀，乃气虚冲任不固，收摄无权之候，中气不足则神疲乏力、小腹下坠，舌淡，苔白，脉弱，属气血俱虚之征。遵循虚则补之原则，投以八珍益母汤益气养血，固冲摄血。方中以党参补脾益气，熟地黄大补阴血，益母草活血祛瘀。白术、茯苓助补脾益气且祛湿；当归、白芍助熟地黄补血养心肝。川芎行气活血，使补而不滞，甘草益气、调和诸药。本着产后多虚多瘀的特点，益气养血勿忘祛瘀，加入益母草以祛瘀生新，加速胞宫复原，达到补虚不留瘀，祛瘀不伤正，冲任、气血调和恶露自净的功效。注意治疗产后病虚则补之，但勿补太过，以防止血而留瘀；实者泄之，勿泄太过，防耗血动血。

案 2　姓名：刘某，女，28 岁。1996 年 8 月 20 日初诊。

主诉　产后 50 余天，恶露持续不断。

初诊　患者 59 余天前剖宫产顺利产下一男婴，产褥期因天气炎热，喝冷水一杯，后即恶露淋漓不断 50 余天，至今未止。产后 50 余天，恶露持续不断，血量时多时少，色暗红，血块多，伴小腹疼痛，块下后痛稍减，神疲倦怠，舌暗，苔白，脉弦涩。盆腔超声提示：宫腔内少量积血。

中医诊断　产后恶露不绝；寒凝血瘀。

治法　补血活血，温经散寒，化瘀生新。

方药　益母草 25 克，当归 15 克，川芎 10 克，桃仁 15 克，红花 10 克，炮姜 10 克，丹参 15 克，泽兰 15 克。

5 剂水煎，日 1 剂分早晚 2 次服。

二诊　1996 年 8 月 25 日。服药 4 天血量减少，腹痛消失。

方药　益母草 25 克，当归 15 克，川芎 10 克，炮姜 10 克，党参 15 克，黄芪 30 克，白术 15 克，泽兰 15 克，甘草 10 克。

7 剂水煎，日 1 剂分早晚 2 次服。

三诊　恶露已止，诸症悉除。

按语： 生化汤出自《傅青主女科》，原治产后血瘀腹痛，行中有补，能生又能化，善治产后诸证。因产后瘀浊未净，阻滞胞脉，血不归经，而致恶露持续不断，血量时多时少，色暗红，有大血块；瘀血阻滞，胞脉不畅，故小腹疼痛；块下之后，瘀阻暂通，故块下后痛减；用祛瘀生新之生化汤加益母草、泽兰以祛瘀生新。益母草行血养血，行血而不伤新血，养血而不瘀滞为血家之圣药。方中川芎辛温走窜，不仅能活血化瘀，又能行气，为"血中之气药"；桃仁、红花活血化瘀；当归、丹参养血活血，血得热则行，故加入温经散寒之炮姜。全方共奏补血活血，温经散寒，化瘀生新之功。服药后块下血止，随加党参 15 克、黄芪 30 克、白术 15 克以助脾胃后天脾胃生化之源。

【类　案】

案 1　姓名：郝某，女，27 岁。

初诊　1989 年 3 月 6 日。产后 50 天恶露不尽，色淡，疲乏，面色㿠白，少气懒言，舌质淡，脉缓弱。

方药　益母草 50 克，当归 20 克，川芎 15 克，白芍 15 克，熟地黄 15 克，党参 15 克，茯苓 15 克，白术 15 克，甘草 10 克。

水煎服。

案 2　姓名：商某，女，28 岁。

初诊　1994 年 9 月 10 日。产后 25 日恶露不尽，色紫红，夹有血块，腹痛，腰酸，舌质红，边有瘀斑，脉细涩。

方药　益母草 25 克，当归 15 克，川芎 10 克，桃仁 15 克，红花 10 克，炮姜 10 克，丹参 15 克，泽兰 15 克。

水煎服。

案 3　姓名：何某，女，29 岁。

初诊　1988 年 12 月 1 日。患者产后恶露所下极少，色紫暗，夹有血块，持续 2 月余未尽，腹痛拒按，舌紫，苔白薄，脉细涩。

方药　当归 10 克，川芎 10 克，桃仁 15 克，炮姜炭 10 克，甘草 10 克，丹参 15 克，益母草 15 克，党参 20 克，炒白术 10 克，茯苓 10 克，延胡索 10 克，川楝子 15 克。

水煎服。

案 4　姓名：狄某，女，28 岁。

初诊　1992 年 3 月 16 日。患者分娩后 35 天，恶露未净，小腹时有疼痛，热敷则痛减，肢冷，唇色淡白，舌淡，苔薄白，脉沉迟。

方药　当归 10 克，川芎 10 克，桃仁 15 克，炮姜炭 10 克，甘草 10 克，丹参 15 克，益母草 15 克，党参 20 克，炒白术 10 克，茯苓 10 克，延胡索 10 克，川楝子 15 克。

水煎服。

2. 产后身痛

案 1　姓名：张某，女，34 岁。于 2006 年 1 月 9 日。

主诉　产后 3 个月，周身酸痛。

初诊　患者 3 个月前顺产，产时失血较多，现产后 3 个月，周身关节酸楚疼痛，转侧不利，影响日常生活，为求中医诊治，来先生处就诊。患者产后 3 个月，周身酸痛，汗出甚，乳汁少，饮食二便尚可，舌淡，苔白，脉缓。

中医诊断　产后身痛；气血亏虚。

治法　养血益气，通络止痛。

方药　黄芪 50 克，桂枝 15 克，白芍 25 克，穿山龙 50 克，地龙 25 克，木香 5 克，海桐皮 15 克，乌蛇 15 克，甘草 10 克。

7 剂水煎，日 1 剂分早晚 2 次服。

二诊　2006 年 1 月 16 日。服药后诸症悉减。

方药　继服上方。

7 剂水煎，日 1 剂分早晚 2 次服。

三诊　2006 年 1 月 21 日，诸症悉除。嘱尪痹冲剂继服两周。

按语：妇女在分娩之后，出现关节疼痛、肢体酸麻者，称为"产后身痛"，亦称"遍身疼"。属于中医的痹证范围。产后多气血俱虚，气虚则气之行于脉外，多壅而不能周通一身，血虚则血之行于脉中，常滞而不能滋荣于体，外风乘虚而入，余血因虚而阻，变身筋脉时作疼痛。本病由于分娩之时失血耗气，产后处于血脉空虚之境，四肢关节失于濡养；或因产后气血两亏，腠理不固，感受风寒湿邪，稽留于肢体关节所致产后周身酸痛。气虚，卫阳不固，阴津外泄，故汗出甚；气血虚弱，乳汁化源不足，故乳汁少。治以养血益气，通络止痛。方用黄芪桂枝五物汤加减。方中白芍养血和营而通血痹；黄芪甘温益气，补在表之卫气；桂枝散风寒而温经通痹，佐以生姜、大枣调和营卫；配合穿山龙、地龙、木瓜、海桐皮、乌蛇以祛风活络；诸药共奏调养营卫，祛风散邪，活络通痹之功。

案2 姓名：刘某，女，37岁。1976年11月2日初诊。

主诉 产后4个月，肢体关节疼痛3月余。

初诊 患者产后18天即下地劳动，且居处阴冷潮湿，出现肢体关节疼痛，屈伸不利，冷痛剧烈，得热后疼痛有所缓解。患者产后4个月，肢体关节疼痛，屈伸不利，冷痛剧烈，得热后疼痛缓解，足跟痛，舌暗，苔白，脉弦细。

中医诊断 产后身痛；风寒阻络。

治法 养血祛风，散寒除湿。

方药 当归20克，桂枝15克，独活15克，川芎15克，黄芪25克，牛膝10克，薤白10克，寄生25克，川断25克，穿山龙25克，地龙25克。

7剂水煎，日1剂分早晚2次服。

二诊 1976年11月9日。服药后关节冷痛逐渐有所缓解，遇冷及阴天则重。

方药 继服前方。

14剂水煎，日1剂分早晚2次服。

药后诸症悉除。

按语：《产育宝庆集》曰："产后百节张开，血脉流走，遇气弱则经路分肉之间，血多留滞，累日不散，则骨节不利，筋脉引急，故腰背转侧不得，手脚不能动摇，不能屈伸。"临证应详审疼痛的性质以疗之。肢体麻木，酸痛多属血虚，补血治之，按之痛甚者多为血瘀，祛瘀治之；疼痛游走不定，风邪内侵，祛风治之；重着而痛，湿邪多属湿邪为患，除湿治之。本患者产后血脉空虚，元气耗损，腠理不密，加之产后不久即下地劳动，且住处阴冷，而感受风寒湿邪，稽留于肢体关节，瘀阻经络而致周身关节疼痛，屈伸不利，冷痛剧烈。治以养血祛风，散寒除湿，方用趁痛散加减。方中当归养血，营一身之经脉；黄芪补气，运一身之卫阳；桂枝温通经脉以散寒；独活通经络；牛膝壮筋脉；薤白温通阳气，以活血脉；山龙、地龙以祛风活络；因患者足跟痛，故加入川断、寄生以补肾强筋壮骨；全方共用使脉气流通，寒邪外解，经脉融和，筋骨强壮。

【类 案】

案1 姓名：康某，女，24岁。

主诉 1990年12月3日。现产后50余天，周身酸痛，自汗，不思饮食，倦怠乏力，舌淡，苔白，脉缓。

方药 黄芪50克，桂枝15克，白芍25克，乌蛇15克，穿山龙50克，地龙25克，木香5克，海桐皮15克，甘草10克。

水煎服。

案2 姓名：王某，女，35岁。

主诉 1988年4月12日。产后1个月因洗沐感凉，身困疼痛，两上肢麻木凉疼，腰胯疼痛难忍。身重乏力，气短神疲。

方药　当归 20 克，桂枝 15 克，独活 15 克，川芎 15 克，黄芪 25 克，牛膝 10 克，薤白 10 克，寄生 25 克，川断 25 克，穿山龙 25 克，地龙 25 克。

水煎以黄酒引服。

案 3　姓名：蒋某，女，27 岁。

主诉　1991 年 8 月 25 日。行剖宫产术。产后自觉周身酸楚麻木，面色少华，神疲倦怠乏力，自汗，头晕心悸，偶有恶心。舌红，苔白，脉细。

方药　黄芪 25 克，桂枝 15 克，党参 15 克，山药 15 克，熟地黄 10 克，阿胶 10 克，当归 10 克，鸡血藤 15 克，防风 10 克，川芎 10 克，甘草 10 克。

水煎服。

3. 缺乳

案 1　姓名：杜某，女，28 岁。2001 年 5 月 11 日初诊。

主诉　产后 44 天，乳汁稀少。

初诊　患者于 44 天前足月产一男婴，产时出血较多，后觉乳汁稀薄渐少，不能满足喂养婴儿，故服鲫鱼汤等，仍未见乳汁增多。患者产后 44 天，乳汁稀薄渐少，乳房软而无胀感，倦怠乏力，气短懒言，时有头晕，舌淡，苔白，脉虚缓。

中医诊断　缺乳；气血虚弱。

治法　健脾养血，疏肝通络。

方药　黄芪 50 克，党参 30 克，熟地黄 15 克，当归 20 克，花粉 25 克，漏芦 20 克，甲珠 15 克，丝瓜络 15 克，王不留 15 克，路路通 15 克，通草 10 克，猪蹄 3 只。

7 剂水煎，日 1 剂分早晚 2 次服。

二诊　2001 年 5 月 18 日。乳汁较前增多。嘱其多饮汤品。

方药　继服前方。

14 剂水煎，日 1 剂分早晚 2 次服。

三诊　2001 年 6 月 1 日。乳汁明显增多。

方药　鲤鱼 250 克，通草 10 克，同煮饮汤，每日 1 次。

按语：产后哺乳期内，产妇乳汁甚少或全无，称为缺乳，亦称"产后乳汁不行"。缺乳的病因分为虚实两端，即以乳汁化源不足或乳络不畅为主。《景岳全书·妇人规》云："妇人乳汁，乃冲任气血所化，故下则为经，上则为乳。"妇人经血与乳汁均为气血精微所化生，分娩后脾胃所化生的水谷精微，一部分供给母体的营养需要；一部分则化生乳汁，哺育婴儿。乳汁不行分其气血盛而壅闭不行者，及血少气弱涩而不行者。即分虚实两端，须据乳汁清稀，乳房软胀以辨之。虚则补之，补气养血，健脾和胃，实则疏之，疏肝理气，通络行乳。本病产后乳汁渐少，乳房软而不胀，辨其气血虚弱，乳汁化源不足，乳脉空虚所致。故方中黄芪、党参、熟地黄、当归以补气健脾，益气养血；猪蹄为血肉有情之品以补益精血，花粉养阴滋液以达到化生乳汁之目的。配合青皮以疏肝解郁，甲珠、王不留、漏芦、路路通、丝瓜络以活络下乳，其中甲珠、王不留为通络下乳之要药。全方共奏补气健脾养血、疏肝通络之功，以使乳汁化源充足，乳道畅行。

案 2　姓名：魏某，女，38 岁。1989 年 5 月 11 日初诊。

主诉　产后 50 余天，乳汁不足两天。

初诊　患者产后 50 余天，两天前与爱人争吵大怒，突感乳汁不足，乳房胀而有块，情志抑郁。现患者产后 50 余天，乳汁不足，乳房胀而有块，乳房刺痛，情志抑郁，胸闷，舌暗红，苔淡黄，脉弦。

中医诊断　缺乳；肝气郁滞。

治法　疏肝理气，益气养血，通络下乳。

方药　甲珠 15 克，王不留行 15 克，黄芪 50 克，党参 25 克，路路通 15 克，瓜络 15 克，通草 10 克，漏芦 15 克，青皮 15 克，甘草 10 克，猪蹄 1 只。

7 剂水煎，日 1 剂分早晚 2 次服。

二诊　1989 年 5 月 20 日。服药后乳汁增多，乳房肿块减小，乳房胀痛消失。

方药　继服上方 7 剂水煎服。

按语：《医宗金鉴·妇科心法要诀》曰："产后乳汁不行，因瘀血停留，气脉壅滞者，其乳必胀。"本例因大怒后气机不调，乳络不畅，乳汁淤积而致乳汁突感不足，乳胀而有块，乳房刺痛，胸闷。方中青皮以疏肝解郁；甲珠、王不留行、路路通、丝瓜络、通草、漏芦以通络下乳；黄芪、党参以补气健脾；猪蹄为血肉有情之品，补益精血以资化源；全方共奏疏肝理气、益气养血、通络下乳之功，使气机调达，乳络通畅，而使乳汁充足。

【类　案】

案 1　姓名：何某，女，25 岁。

主诉　1994 年 6 月 30 日。自然分娩。两乳房作胀疼痛连胁，乳汁不畅，身有微热，食纳正常，二便通调，舌淡红苔薄黄，脉细数。

方药　甲珠 15 克，王不留行 15 克，黄芪 25 克，党参 25 克，路路通 15 克，瓜络 15 克，通草 10 克，漏芦 15 克，青皮 15 克，橘核 15 克，甘草 10 克。

水煎服。

案 2　姓名：李某，女，25 岁。

主诉　1992 年 8 月 26 日。行剖宫产术。产后乳少，乳房柔软，无胀感，神疲倦怠乏力，食少，纳呆，面色少华，形体消瘦，舌淡，脉细弱。

方药　黄芪 15 克，当归 15 克，党参 15 克，山药 15 克，炒白术 15 克，阿胶 10 克，通草 10 克，桔梗 10 克，穿山甲 15 克，王不留行 15 克，甘草 10 克，猪蹄 1 只。

先煎猪蹄，后用猪蹄汤煎诸药，取汁水煎服。

4. 产后大便难

案　姓名：林某，女，25 岁。于 1982 年 5 月 25 日初诊。

主诉　产后 14 日，大便干燥难解。

初诊 患者剖宫产后 14 日，产后大便干燥，硬块状，三、四日一解，现已四日未便，自述产时流血较多。患者产后 14 日，已 4 日未便，大便干燥，硬块状，面色萎黄，而饮食尚可，恶露量少，色较淡，无腹痛腹胀感，舌淡，苔薄白，脉细涩。

中医诊断 产后大便难；血虚津亏。

治法 养血润肠通便。

方药 黄芪 50 克，当归 20 克，熟地黄 15 克，肉苁蓉 15 克，胡麻仁 15 克，郁李仁 15 克，首乌 15 克，枳壳 15 克。

4 剂水煎，日 1 剂分早晚 2 次服。

二诊 1982 年 5 月 29 日。服药后大便已通，每日一解，仍略干燥，效不更方，继服 7 剂水煎服。

按语： 产后饮食如常，大便艰涩难下，或数日不解，或排便时干燥疼痛，难于解出者，称为产后大便难，是新产三病之一。《万氏妇人科》曰："人身之中，腐化糟粕，运行肠胃者，气也；滋养津液，溉沟渎者，血也。产后气虚而不运，故糟粕壅滞而不行，血虚而不润，故沟渎干涩而不流，大便不通，乃虚秘也。"先生依此认为产后大便难有两端；一为产后失血过多，津液亏耗，不能濡润大肠，肠道干涸；一是因产用力耗气，气虚大肠传导无力，而致大便不通。临证重在辨其在气、在血。血虚者，大便干燥，艰涩难下；气虚者，大便不坚，怒责难解。血虚则以滋以润、气虚则以补以行。本例剖宫产后大便干燥，已 4 日未解，辨其因产时流血较多，津液耗损，肠道干枯，而致大便干燥。故处方黄芪、当归以补气生血；熟地黄以补血滋阴；肉苁蓉以养血润燥；胡麻仁、郁李仁以润肠通便；首乌以补益肝肾，养血润燥；加入枳壳以升清降浊；全方共奏养血润肠通便之功，而使大便通畅。本病病位在大肠，多属虚证。治疗多以养血润肠为主，切忌妄投苦寒攻下之品，以免徒伤中气，重伤阴血，反加闭涩。

【 **类 案** 】

案 1 姓名：李某，女，25 岁。

主诉 1990 年 3 月 7 日。产后 1 周，出现腹胀，大便欲解不能，面色萎黄，神疲乏力，纳食不佳，头晕目眩，多汗，舌淡苔薄，脉细弱。

方药 黄芪 50 克，当归 20 克，熟地黄 15 克，肉苁蓉 15 克，胡麻仁 15 克，郁李仁 15 克，首乌 15 克，枳壳 15 克，党参 30 克，甘草 5 克。

水煎服。

案 2 姓名：杨某，女，23 岁。

主诉 1985 年 2 月 13 日。产后大便不通已 5 天，口咽干燥，腹满胀痛，手足心热，纳一般，神疲，小便正常，舌红，苔微黄而干，脉细数。

方药 西洋参 15 克，当归 15 克，郁李仁 15 克，北沙参 15 克，麦冬 15 克，肉苁蓉 15 克，桃仁 15 克，干姜 5 克，甘草 10 克。

水煎服。

案 3 姓名：吴某，女，30 岁。

主诉 产后 1 周，大便时干燥疼痛，难以解出，曾服药物（具体不详），大便仍未解出，面色萎黄，饮食尚可，恶露量少，色较淡，腹胀，舌淡苔白，脉沉细。

方药 黄芪 50 克，当归 20 克，熟地黄 15 克，肉苁蓉 15 克，胡麻仁 15 克，郁李仁 15 克，首乌 15 克。

水煎服。

5. 产后小便不通

姓名：吴某，女，24 岁，1990 年 8 月 25 日初诊。

主诉 产后第 3 天，小便不通。

初诊 患者顺产产后第 3 天，因分娩时间过长，分娩后未能自行排尿，留置导尿管，拔管后仍不能自行排尿，遂请先生诊治。产后第 3 天，小腹胀痛，小便难出，倦怠乏力，汗出较多，面色无华，舌淡，苔白，脉缓弱。

中医诊断 产后小便不通；气虚型。

治法 益气生津，宣肺行水。

方药 黄芪 50 克，白术 20 克，陈皮 15 克，党参 25 克，升麻 10 克，柴胡 15 克，当归 20 克，桔梗 20 克，通草 10 克，茯苓 15 克，甘草 10 克。

5 剂水煎，日 1 剂分早晚 2 次服。

产妇服药当日小便自解，并畅通。

按语：产后出现小便点滴而下，甚至闭塞不通，小腹胀急疼痛者，称为产后小便不通，又称"产后癃闭"，是产后常见病，多发生于产后 3 天内，亦可发生在产褥期。《诸病源候论》曰："因产动气，气冲于胞，胞转屈僻，不得小便故也。"先生认为气虚不升，中州清阳之气下陷，致膀胱窒塞不通，即所谓州都气化不行。病在膀胱，气化不利为患。虽气虚为多，亦由气滞、血瘀所致。即有虚、实之分，治虚者补气温阳以化之，实者疏利决渎以通之。本例患者因产程较长，劳力伤气，气虚无力通调水道，不能运化流通津液而致小便难出，尿蓄膀胱滞留不出，故小腹胀痛，气虚中阳不振，则倦怠乏力，面色无华。气虚不能固表，而汗出较多。舌淡，苔白，脉缓弱为气虚之候。治疗以补气升清，化气行水，方用补中益气汤加减治疗。方用补中益气汤以补气升清，化气行水，重用黄芪补气以升举清气，加入桔梗、通草、茯苓提壶揭盖，升清降浊，通利小便。全方共用补脾益肺，化气行水，而使小便得解。

【 类 案 】

案 1 姓名：赵某，女，27 岁。

主诉 1989 年 4 月 8 日。足月顺产，因产后大出血导致休克，经抢救后好转，但少腹膨胀，尿闭，伴见体虚乏力，汗出多，面色㿠白，脉弱数，舌淡红，苔薄白。病属产后失血过多，导致气虚行水无力。

方药 黄芪 50 克，白术 20 克，陈皮 15 克，党参 25 克，升麻 10 克，柴胡 15 克，当归 20 克，桔梗 20 克，通草 10 克，茯苓 15 克，甘草 10 克。

水煎服。

案 2　姓名：陈某，女，24 岁。

主诉　1992 年 9 月 20 日。患者系初胎足月产，产程长，产后即小便不通，小腹胀急，经用热敷无效。症见面色萎黄，气短懒言，恶风出汗，微咳，恶露不多，色稍暗，舌淡苔薄白，脉浮缓弱。

方药　黄芪 50 克，党参 25 克，炒白术 15 克，升麻 10 克，桔梗 10 克，防风 15 克，桂枝 15 克，通草 10 克，川芎 15 克。

水煎服。

案 3　姓名：刘某，女，28 岁。

主诉　1987 年 4 月 4 日。产后 8 天无尿，赖导尿管排尿。患者素体亏损，面色㿠白无华，头晕腰痛，体乏无力，手足不温，乳汁不足，小腹胀满而痛，舌淡苔薄，脉沉迟。

方药　党参 25 克，炒白术 15 克，黄芪 50 克，升麻 10 克，桔梗 20 克，防风 10 克，通草 10 克，桂枝 10 克，川芎 10 克，制附子 5 克，肉桂 5 克。

水煎服。

6. 产后腹痛

案 1　姓名：王某，女，29 岁。1989 年 7 月 31 日初诊。

主诉　产后 15 天，小腹冷痛 2 天。

初诊　患者产后 15 天，因天热夜间贪凉，抱被席地而卧受凉，次日清晨即小腹冷痛，遂请先生诊治。产后 15 天，小腹冷痛，按之痛甚，得热痛减，恶露色暗，有块，舌暗，苔白，脉沉紧。

中医诊断　产后腹痛；寒凝血瘀。

治法　温经散寒，化瘀止痛。

方药　当归 20 克，川芎 15 克，桃仁 15 克，红花 10 克，炮姜 10 克，茴香 15 克，吴茱萸 15 克，蒲黄 15 克，五灵脂 15 克，炙甘草 5 克。

7 剂水煎，日 1 剂分早晚 2 次服。

二诊　1989 年 8 月 7 日。服药 7 剂后小腹疼痛消失，恶露已止。

按语：产妇在产褥期，发生与分娩或产褥有关的小腹疼痛，称"产后腹痛"。《医学入门》曰："产后小腹痛者，名儿枕痛。"《妇人良方大全》中说："夫儿枕者，由母胎中宿有血块，因产时其血破散与儿俱下，则无患也。若产妇脏腑风冷，使血凝滞，在于小腹不能流通，则令结聚疼痛，名曰儿枕也。"

先生认为产后腹痛有瘀、虚之分。有因去血过多而痛之血虚痛，有因恶露去少及瘀血壅滞而痛之血瘀痛，有因伤食而恶食胀闷之伤食痛，有因风寒乘虚侵于胞中之寒滞痛。故治疗应审所因治之。本例患者产后因天热贪凉，血室正开之时，寒邪乘虚而入，血为寒凝，血行不畅，瘀阻胞宫而致小腹冷痛拒按，恶露，色暗，有块。血得热则行畅，故得热痛减，瘀血内阻则舌暗，苔白，脉沉紧。以《傅青主女科》所载"产后虚中，感寒犯冷，其寒下下攻小腹作痛，又有血块作痛在，有产后血虚脐下痛在，并治之以加减生化汤"为治疗依据，方中当归、川芎补血活血；桃仁、红花化瘀止痛，炮姜温经止痛，茴香、吴茱萸以增温经散寒之功，蒲黄、五灵脂增加祛瘀止痛之效。使寒得解，瘀得除，诸恙得愈。

案2　姓名：刘某，女，27岁。1986年8月4日初诊。

主诉　产后30天，小腹绵绵作痛10余日。

初诊　患者平素身体较弱，产时失血较多，产后1周左右即出现小腹绵绵作痛，喜温喜按，且周身乏力，乳汁稀少。患者产后30天，小腹绵绵作痛10余日，喜温喜按，周身乏力，心烦不安，不得睡眠，恶露未净，色淡，乳汁稀少，舌淡，苔白，脉虚细。

中医诊断　产后腹痛；血虚气弱，胞脉失荣。

治法　益气养血。

方药　黄芪50克，党参25克，熟地黄15克，白芍15克，川芎10克，当归20克，延胡索15克。

7剂水煎，日1剂分早晚2次服。

二诊　1986年8月11日。服药后腹痛明显减轻，恶露已净。嘱患者当归、生姜加入羊肉中同煮，取汤服之，连服7日。

按语：圣愈汤出自《兰室秘藏》，主治一切失血过多，阴亏气弱，烦热作渴，睡卧不宁之证。本方亦为血虚而设。方中人参、黄芪补气（原方为人参，现多用党参代替），当归、熟地黄、白芍、川芎补血滋阴。共奏补气养血之功。气旺则血自生，血旺则气有所附。分娩时流血过多，营血亏损，胞脉失养，并血随气耗，气虚运血无力，血行迟滞，而致小腹绵绵作痛，喜温喜按，阴血亏虚，冲任血少，恶露不净，色淡，血虚心神失养，故心烦不安，不得睡眠。此产后腹痛乃血虚气弱，胞脉失荣所致，治疗选用养血益气的圣愈汤加减，配合延胡索以理气活血行滞。全方补血益气，稍佐理气活血之品，使气血充沛，腹痛得去，每服获益，疗效卓著。另张仲景《金匮要略》专为"产后腹中疞痛"设立当归生姜羊肉汤，其当归养血，配生姜温中散寒以助血行，更加羊肉血肉有情之品，补血益气以善其后。

【类　案】

案1　姓名：黄某，女，22岁。

主诉　1982年3月23日。妊娠39周，正常分娩，产后小腹疼痛两周、按之疼痛加重，恶露色紫有块，腹胀痛，面色青白，四肢不温，舌淡暗，脉沉紧。

方药　黄芪15克，党参15克，当归15克，川芎15克，桃仁15克，红花10克，桂枝15克，炮姜10克，山楂15克，炙甘草15克，大枣10克。

水煎服。

案2　姓名：赵某，女，23岁。

主诉　1982年4月5日。产后第6天出现腹痛不安，面色青白，四肢发凉，唇色淡白，有白带，食欲减退，触摸小腹敏感，舌淡暗，脉象沉迟。

方药 当归20克，川芎15克，桃仁15克，红花10克，炮姜10克，茴香15克，吴茱萸15克，蒲黄15克，五灵脂15克，牛膝20克，炙甘草5克。

水煎服。

案3 姓名：王某，女，22岁。

主诉 1983年8月25日。正常分娩产后20天，小腹隐隐作痛，喜按，少量恶露，色淡粉，头晕眼花，自汗，心慌气短，神疲乏力，夜间盗汗，二便可，舌淡红，脉细。

方药 当归20克，黄芪30克，党参15克，炒白术15克，熟地黄10克，阿胶25克，人参5克，山药15克，续断15克，麦冬15克，肉桂5克，川芎15克，甘草15克。

水煎服。

7. 产后发热

案1 姓名：谷某，女，25岁。1979年5月6日初诊。

主诉 产后6天，高热寒战1天。

初诊 患者产后第6天，突然高热寒战，热势高达39℃，物理降温未见效果，遂请先生诊治。产后第6天，高热寒战，热势高达39℃，恶露量少，色暗，气臭，有块，小腹胀痛，小便黄，大便干，舌红，苔黄，脉数。

中医诊断 产后发热；感染邪毒。

治法 清热解毒，凉血化瘀。

方药 金银花25克，防风15克，白芷15克，当归20克，陈皮15克，赤芍15克，浙贝15克，花粉25克，乳香10克，没药10克，皂刺15克，川芎15克，桃仁10克，红花5克，炮姜5克，丹参25克，益母草25克，泽兰15克。

7剂水煎，日1剂分早晚2次服。

患者服药2剂后即热渐消退，7剂后诸症俱息。

按语：产褥期内，发热持续不退，或高热寒战，并伴有其他症状者，称为产后发热。《医宗金鉴·妇科心法要诀》曰："产后发热之故，非止一端，如饮食太过，胸满呕吐恶食者，则为伤食发热，若早起劳动，感受风寒，则为外感发热，若恶露不去，瘀血停留，则为瘀血发热，若去血过多，阴血不足，为血虚发热。"先生认为临床上以邪毒感染所致发热与外感所致发热为最常见，且最为严重。产后的特点多虚多瘀，因其产后元气亏损，腠理不密，感受风寒，则为外感发热；产后血室正开，邪毒乘袭，直犯胞中，正邪交争而致邪毒发热；本例患者产后第6天，血室正开之时，护理不当，感染邪毒，直犯胞宫，正邪相争而高热寒战；邪毒与血相搏，结而成瘀，而出现恶露量少，色暗，有块，小腹胀痛；热毒熏蒸，而致恶露气臭；热盛于内，故小便黄；热灼伤津液，故大便干。故方用仙方活命饮与生化汤合方以清热解毒，活血化瘀。"仙方活命饮"出自《校注妇人良方》，具有清热解毒、消肿溃坚、活血止痛的功效。《医宗金鉴》云："此方治一切痈疽，不论阴阳疮毒，未成者即消，已成者即溃。化脓生肌，散瘀消肿，乃疮痈之圣药，诚外科之首方也。""仙方"，托名仙人所传之方，言其功效神；"活命"，谓有定痛回生之功。本方原用于外科诸证,可使痈肿消而疼痛止,疗效可靠,济世活人,故称"仙方活命饮"。吾师本着异病同治之则,取其功效用于产后发热,并配生化汤以增祛瘀生新之功。

案 2　姓名:张某,女,34 岁。1981 年 5 月 18 日初诊。

主诉　产后 28 天,身有微热。

初诊　产后 28 天,自觉身有微热持续不去,持续在 37.5℃左右,且入夜尤甚。产后 28 天,身有微热,持续在 37.5℃左右,入夜尤甚,恶露已净,手足心热、心悸少寐,恶露已净,乳汁不足,舌淡红,脉细弱。

中医诊断　产后发热;阴血骤虚。

治法　滋阴养血清热。

方药　生地黄、白芍各 15 克,麦冬 15 克,熟地黄 15 克,知母 10 克,地骨皮 15 克,甘草 10 克,黄芪 30 克,白薇 15 克。

7 剂水煎,日 1 剂分早晚 2 次服。

二诊　1981 年 5 月 25 日。服药 3 剂后身热减轻,入夜不甚,手足心热,心烦少寐。

方药　前方加夜交藤 30 克、远志 15 克,宁心安神。

7 剂水煎,日 1 剂分早晚 2 次服。

按语:产后发热,证有虚实。临证应根据发热特点、恶露情况、腹痛性质而详辨。勿犯虚虚实实之戒。本例患者产后 28 天微热不退,究其原因为产后亡血伤津,阴血骤虚,阳无所依,虚阳越浮于外所致,入夜则因益虚故热加重,阴虚内热,则手足心热。血虚心神失养,则心悸少寐,阴血不足无以化乳则乳汁不足。血虚不荣,舌淡红,脉细弱。投以《景岳全书》加减一阴煎,滋阴养血清热。方中熟地黄、白芍、麦冬滋阴养血;生地黄、地骨皮、知母、甘草和中,加黄芪益气以生血。白薇滋阴清热凉血;热退加夜交藤、远志宁心安神。

【类　案】

案 1　姓名:徐某,女,25 岁。

主诉　1984 年 9 月 22 日。剖宫产术后第 9 日出现身热无汗,恶露量多,味臭,腹痛,口渴,心烦不宁,小便短赤,大便 3 日一行,舌红,苔黄微腻,脉数。

方药　金银花 15 克,连翘 15 克,防风 15 克,白芷 15 克,当归 20 克,陈皮 15 克,赤芍 15 克,浙贝 15 克,花粉 25 克,川芎 15 克,桃仁 10 克,红花 5 克。

水煎服。

案 2　姓名:季某,女,28 岁。

主诉　1994 年 9 月 14 日。会阴侧切下分娩,产后低热 9 天不减,面色苍白,神疲气短,汗出溱溱,头晕心悸,舌淡,脉虚微数。症属产后虚热。

方药　生地黄 20 克,熟地黄 20 克,当归 15 克,川芎 10 克,白芍 15 克,阿胶 10 克,炮姜 5 克,党参 20 克,地骨皮 15 克,茯苓 15 克,炒白术 10 克。

水煎服。

案 3　姓名：王某，女，24 岁。

主诉　1986 年 4 月。自然分娩 5 天，恶寒发热 3 天，经用抗生素治疗未果。症见高热，体温 39℃，无汗，恶寒，恶露量少，有暗红色血块，少腹胀痛拒按，伴心悸、纳差，舌质稍淡、有痕点，脉细涩而数。此为瘀血停滞，瘀而化热。

方药　当归 15 克，川芎 10 克，桃仁 5 克，炮姜 5 克，益母草 20 克，香附 10 克，甘草 10 克，炒蒲黄 10 克，焦山楂 15 克，红花 5 克。

水煎服。

四、妇科杂病

1. 不孕症

案1 姓名：王某，女，30 岁。于 1997 年 4 月 20 日初诊。

主诉 结婚 8 年，未避孕而未孕。

初诊 患者结婚 8 年，婚后夫妻共同生活未避孕，性生活正常而至今未孕。平素月经周期延后，40～60 天一行，月经色暗红，有血块。曾经输卵管造影检查示：左侧输卵管欠通。曾行子宫输畅，仍未孕。患者未避孕未怀孕 8 年，时有少腹冷痛，月经后期，色暗红，有血块，形体略胖，饮食可，睡眠可，小便调，大便略溏，舌淡红，苔薄白，脉沉迟涩。

西医诊断 不孕症。

中医诊断 不孕症；冲任虚寒，肾虚血瘀。

治法 温经通脉，补肾调经。

方药 小茴香 15 克，干姜 10 克，肉桂 5 克，赤芍 15 克，当归 25 克，蒲黄 10 克，灵脂 15 克，三棱 15 克，莪术 20 克，王不留行 15 克，香附 20 克。

水煎服，日 1 剂分早晚 2 次服。

前后随证加减共服用 21 剂，不适症状明显改善，于停药 2 个月后，尿妊娠试验阳性。

按语： 不孕症系指婚后同居，有正常性生活，未避孕达 1 年以上而未能怀孕者。病因病机较为复杂，多以肾虚、肝郁、痰浊、血瘀论治。该患者素体脾肾阳虚，冲任虚寒，寒凝血瘀，脉络不畅。《傅青主女科》云："寒冰之地，不生草木；重阴之源，不长鱼龙。"今胞宫寒凝，血脉不通，冲任失盈，何能受孕？加之盼子心切，思郁过度，久则肝气不疏，气滞血瘀，输卵管不通，精卵不能结合而成孕，故致不孕。故先生针对寒凝、血瘀、气滞，治以温经散寒，化瘀止痛，补养冲任，理气行滞。用方以少腹逐瘀汤加减，该方素有调经种子之效，《医林改错》称："此方种子如神。"先生方中用炮桂、干姜作为君药。肉桂性体纯阳，峻补命门，能益火之源，以消阴翳，为温补肾阳之要药，治宫寒不孕之上品。《本草汇言》云："肉桂，散寒邪而利气，行而补肾，能导火归原以通其气。"干姜大辛火热，能走能守，能温里散寒，助阳通脉。《本草纲目》云："干姜，能引血药入血分，气药入气分。又能去恶养新，有阳生阴长之意，故血虚者用之。"《本草衍义》亦曰："干姜干久，体质收束，气则走泄，味则含蓄，比生姜辛热过之，所以止而不行，走散里寒。"可见，二者相伍，温补同施，温命门之火，祛胞宫之寒。当归、蒲黄、灵脂、三棱、莪术、王不留行、香附疏肝理气，活血化瘀，全方合用共奏疏肝理气、活血化瘀、温经通脉、调经种子之功，故获良效。

案 2 姓名：张某，女，35 岁。于 1997 年 8 月 2 日初诊。

主诉 自然流产后不孕 8 年。

初诊 患者曾于 1989 年孕 50 余天流产后，至今未孕。经子宫输卵管碘油造影结果为双侧输卵管间质部完全阻塞。患者少腹隐痛，喜温恶凉，月经先后不定期，月经量少或淋漓不断，色暗红有血块，经行腹痛，带下量多色黄有异味，腰膝酸软，神疲乏力，舌红苔薄黄腻，脉细略数。

西医诊断 不孕症。

中医诊断 不孕症；湿热瘀滞兼肾虚。

治法 清热除湿，活血化瘀，补肾调经。

方药 夏枯草 30 克，败酱草 20 克，丹参 25 克，红藤 20 克，公英 20 克，桃仁 15 克，赤芍 15 克，茯苓 15 克，薏苡仁 30 克，皂角刺 15 克，路路通 15 克。

15 剂水煎，日 1 剂睡前保留灌肠。

二诊 1997 年 8 月 17 日。用药后少腹隐痛明显好转，带下正常，现正值经前期。

方药 炮姜 10 克，小茴香 10 克，赤芍 25 克，蒲黄 15 克，五灵脂 15 克，延胡索 15 克，当归 25 克，肉桂 5 克，穿山甲 10 克，皂刺 15 克，丝瓜络 15 克，益母草 20 克。

7 剂水煎服，日 1 剂分早晚 2 次服。

三诊 1997 年 8 月 24 日。月经净，腹痛消失，经期腹痛明显减轻，血块减少，仍有腰酸乏力。

方药 杜仲 25 克，淫羊藿 15 克，狗脊 20 克，丹参 20 克，路路通 15 克，炮甲珠 15 克，三棱 15 克。

21 剂水煎，日 1 剂分早晚 2 次服。

四诊 1997 年 9 与 13 日。诸症消失，无不适，月经干净 5 天，行子宫输卵管通液术提示双侧输卵管略有不畅，前方再用 21 剂，经期仍用少腹逐瘀汤加味，服药 5 个月妊娠试验呈阳性，次年剖宫足月产一健康男婴。

按语：本例不孕症原因为双侧输卵管阻塞，辨证属湿热瘀滞兼肾虚，故治疗原则为清热除湿，补肾活血，调经助孕。先生认为瘀血不祛，新血不生，经期当"给邪以出路"以温经活血化瘀为治疗大法，用少腹逐瘀汤加减治之。先生善用中药保留灌肠治疗输卵管阻塞，使药液经直肠黏膜渗透吸收，既可减少药物对胃肠的刺激，又可使药力直达病灶，且药物不经肝脏，直接进入大循环，迅速起到治疗作用。

案 3 姓名：胡某，女，30 岁，于 1983 年 3 月 20 日初诊。

主诉 未避孕未怀孕 8 年。

初诊 患者因未避孕未怀孕 8 年就诊，配偶正常，17 岁月经初潮，月经周期 40～50 天，时有月经 3 个月至半年来潮，量少色暗有血块，末次月经 1 月 30 日，2 年前诊断为多囊卵巢综合征，并行双侧卵巢楔形切除术。患者月经错后，40 余天未行，量少色暗有小血块，形体肥胖，带下量多，胸闷不舒，善太息，经前乳房胀痛，舌暗，苔薄腻，脉细弦滑。

西医诊断 不孕症；多囊卵巢综合征。

中医诊断　不孕症；肝郁肾虚，痰湿阻滞。

治法　疏肝化痰，补肾调经。

方药　苍术15克，茯苓15克，香附20克，党参20克，陈皮15克，益母草30克，柴胡15克，当归25克，胆南星15克，甲珠10克。

水煎服，日1剂分早晚2次服。

二诊　1983年3月27日。服药1周，月经来潮，血色稍转红，量略多。

方药　前方加覆盆子30克，菟丝子30克，淫羊藿15克。

水煎服，日1剂分早晚2次服。

三诊　1983年5月2日。月经来潮，周期35天，量明显增加，诸症明显减轻。

方药　前方去胆南星，益母草；加枸杞子30克，巴戟天15克。服药至月经来潮。

水煎服，日1剂分早晚2次服。

四诊　1983年6月7日。月经来潮，周期37天，量增多，体重减轻3.5千克。

方药　前方水煎服，日1剂分早晚2次服。

五诊　1983年7月12日。月经来潮，周期36天，停药。

六诊　停药后3个月，尿妊娠试验阳性。

按语：患者自幼形体肥胖，月经稀少，为肾虚痰湿之体，加之婚后多年不孕，情绪不畅，肝郁气滞，血行不畅，使冲任阻滞，经血稀少故不能摄精成孕，患者为多囊卵巢综合征患者，先生治疗以疏肝化痰、补肾调经为先，初诊方中北柴胡、川楝子、甘草、香附、白术、当归、白芍疏肝柔肝，调理肝脾；茯苓、胆南星、苍术、陈皮醒脾化痰；当归、丹参养血活血调经；益母草祛瘀调经，又有利水消肿之功，可助祛瘀化湿；甲珠活血通络，增加祛瘀调经之效。先生在方中适宜取舍，加巴戟天、淫羊藿、枸杞子、覆盆子等温补肾阳、滋养肾精之品，全方共奏疏肝活血、补肾化痰助孕之效。

案4　姓名：邵某，女，25岁。于1997年2月13日初诊。

主诉　结婚3年未孕，闭经1年。

初诊　患者因结婚3年未孕，闭经1年逾就诊。曾经多家医院诊治，诊断为卵巢早衰，采用人工周期治疗方可来经，停药后仍未见月经，遂至先生处就医。患者结婚3年未孕，月经停闭1年，时有下腹疼痛隐隐，腰酸乏力，潮热盗汗，阴道干涩，烦躁易怒，睡眠多梦，饮食二便可，舌质淡红，苔黄微腻。内分泌检查　FSH 52.13mIU/ml，LH 25.2mIU/ml，子宫输卵管未查。

西医诊断　不孕症；卵巢早衰。

中医诊断　不孕症；脾肾两虚，气血亏虚。

治法　补气养血，健脾益肾。

方药　当归15克，炒白芍15克，川芎10克，生熟地黄各20克，党参15克，黄芪15克，茯苓15克，枸杞15克，山茱萸15克，菟丝子15克，五味子15克，女贞子20克，旱莲草12克，紫河车粉（冲服）3克，沙参15克，葛根15克。

水煎服，日1剂分早晚2次服。同时配合鹿胎膏口服，补肾养血。

二诊　患者服药30天月经自然来潮，带下量增多，腰酸乏力，潮热盗汗，阴道干涩，烦躁易怒，睡眠多梦症状好转。

方药 原方加川断 25 克，桑寄生 20 克，淫羊藿 15 克。

水煎服，日 1 剂分早晚 2 次服。鹿胎膏继服。

三诊 患者月经未按时来潮，近两天带下量多，无明显不适。

方药 前方加益母草 20 克，牛膝 15 克。

水煎服，日 1 剂分早晚 2 次服。

四诊 患者于服药后月经自然来潮，量中等，持续 7 天，无头昏及腰酸。

方药 继服三诊方。

水煎服，日 1 剂分早晚 2 次服。

五诊 患者停经 50 天自测尿妊娠试验阳性，后随访自然分娩一男婴。

按语： 该患者属典型的卵巢早衰，经西药人工周期治疗无效，在病患无望情况下，采用中药治疗 4 月余怀孕，实乃一大奇迹。肾气的盛衰主宰着天癸的至与竭、冲任二脉的盛衰及月经的行与止。故云："经水出诸肾""种子之法，宜先调经"。先生认为肾虚冲任虚衰，血海空虚，无血而下是本病的主要病机。肾阴不足，精亏血少，天癸不足，冲任血虚，胞宫失于濡养，经水渐断；肾阳不足，不能温化肾精以生天癸，冲任气血不通，胞宫失于温养，月水难至；肾精不足，天癸难充，冲任失畅，胞宫失养，月经的化源匮乏。只有肾气盛，肾的阴阳平衡，天癸才能泌至，冲任二脉才能通盛，经血方能注入胞宫成为月经，胞宫才能受孕育胎。先生从补后天脾胃以益先天之肾精入手，填精养血，方用熟地黄、山茱萸、当归、白芍以滋肾益精，养肝调冲；枸杞子、女贞子、旱莲草、沙参滋补肝肾之阴，在经前期加益母草、川牛膝活血催经，在经后期加菟丝子、五味子以补肾填精，经间期加山药等以益气养阴。精血充足，血海按时满盈，月事自以时下经水调，精卵相资，故能受孕。

案 5　姓名：黄某，女，28 岁，2011 年 3 月 4 日初诊。

主诉 已婚 2 年，未避孕，未怀孕。

初诊 15 岁月经初潮，月经周期基本正常，偶尔错后 1 周余，持续 3～5 日，量中等。无流产史。末次月经 2011 年 2 月 8 日。该患形体肥胖，带下量多，色白质黏，头晕胸闷，面色㿠白。舌淡胖有齿痕，苔白腻，脉滑。

中医诊断 原发性不孕症；痰湿阻滞。

治法 燥湿化痰，理气调经。

方药 一生水，14 剂水煎，日 1 剂早晚分服。

二诊 2011 年 4 月 8 日。末次月经 2011 年 3 月 30 日，持续 5 日，量中等，无血块。带下量减少，头晕、胸闷症状缓解，面色转润。舌淡胖，苔白微腻，脉滑。

方药 继服上方 30 剂。

三诊 2011 年 5 月 8 日。月经未至，否认妊娠，余症均减，舌淡胖，苔白微腻，脉滑。

方药 苍附导痰汤加水蛭 5 克，卷柏 25 克。

四诊 2011 年 5 月 27 日。月经未至，自觉乳房胀，舌淡，苔薄白，脉滑。

方药 一生水，30 剂，水煎服。

五诊 2011 年 7 月 1 日。末次月经 2011 年 6 月 30 日，持续 4 日，量中等，无血块。余无不适，舌淡，苔薄白，脉滑。

方药 安坤汤，14剂，水煎服。

六诊 2011年8月14日。末次月经2011年8月9日，持续5日，量中等，有块，褐色。余无不适，舌淡，苔薄白，脉滑稍弱。

方药 天癸汤，30剂，水煎服。

七诊 2011年9月30日。月经未至，尿妊娠试验阳性，初次妊娠。10月查B超提示宫内可见妊娠囊、胎芽，并有胎心搏动。

按语： 不孕症的病因多种多样，但其发病的主要机理与肾气亏虚，冲任气血失调有关。《沈氏女科辑要》中云："此求子全赖气血充足，虚衰即无子。"又云："缪仲淳主风冷乘袭子宫；朱丹溪主冲任伏热；张子和主胸中实痰；丹溪于肥盛妇人，主脂膜塞胞；陈良甫于二三十年全不产育者，胞中必有积血，主以荡胞汤。诸贤所论不同，要皆理之所有，宜察脉辨证施治。"本案形体肥胖，"肥人多痰"，即肥胖之人多痰湿内盛，壅阻气机，闭阻胞宫，不能摄精成孕，故而婚久不孕，经行延后；痰湿中阻，清阳不升，则胸闷，头晕，面色㿠白；湿浊下注，流于阴股，则可见带下量多，色白质黏。舌淡胖有齿痕、苔白腻均为痰湿内盛之征。治疗上方用自拟经验方一生水，以燥湿化痰，理气调经。三诊，改用苍附导痰汤加水蛭、卷柏，此方取自《叶氏女科》一书，其燥湿化痰之力更强，兼以理气活血，使痰湿去，胞脉畅。此后，先生又予以安坤汤、天癸汤，方中有大量补肾之品，以滋补肝肾，调理天癸，为受孕做准备。经数月治疗，取效甚佳，患者成功妊娠。

案6 姓名：陶某，女，30岁，2010年9月29日初诊。

主诉 结婚1年余，未避孕，未怀孕。

初诊 14岁月经初潮，月经周期规律，30日左右一行，持续6日左右，量中等，经行小腹胀痛，经前半个月乳房胀，颜面瘾疹。盆腔B超提示：盆腔未见异常。无流产史。末次月经2011年9月15日。婚久不孕，平时带下清稀量稍多，手足不温，腰酸腹冷，小便清长，夜尿多。舌淡暗，苔白滑，脉沉紧。

中医诊断 原发性不孕症；胞宫寒凝。

治法 温阳散寒，调补冲任。

方药 养血汤加三温。

当归15克，生地黄15克，玄参10克，阿胶10克，知母10克，红花5克（酒洗），桃仁5克（研泥）。

14剂水煎，日1剂分早晚2次服。

二诊 2010年10月15日。末次月经2010年10月14日。服上药后经前乳胀减轻，经行小腹胀痛亦缓解，带下量减少，余症均减，舌淡，苔白滑，脉沉弱。

方药 天癸汤。

仙茅15克，巴戟25克，淫羊藿15克，首乌25克，熟地黄25克，菟丝子50克，枸杞50克，麦冬15克，五味子15克，当归20克，王不留10克，覆盆子15克，阿胶15克，鹿角胶10克。

14剂水煎，日1剂分早晚2次服。

三诊 2010年11月1日。药后诸症均除，上方续服1个月后妊娠，停药1个月后查盆腔B超提示宫内妊娠，可见妊娠囊及胎心搏动。嘱其注意休息，避免劳累，定时产检。

按语:《傅青主女科》中云:"寒冰之地,不生草木;重阴之源,不长鱼龙。"此患胞宫寒凝,冲任失于温煦,何能受孕?故先生以养血汤加三温,益气养血,温阳散寒,调补冲任。方中三温(即吴茱萸、茴香、炮姜)温经散寒,暖宫止痛,温补命门之火;当归、生地黄、阿胶养血滋阴,补血调经;玄参、红花、桃仁活血化瘀,通脉调经。诸药合用,共奏温经散寒、暖宫助阳、活血行滞、温补冲任之功。二诊,寒邪散,然冲任虚损,故以天癸汤治之,滋补肝肾,补益冲任之虚损,使经调病除,胎孕乃成。

案7 姓名:原某,女,33岁,2011年5月2日初诊。

主诉 孕后行人工流产术后3年余,未避孕,未怀孕。

初诊 结婚4年余,夫妻生活正常,2008年2月曾流产1次,之后未避孕,一直未再受孕。月经周期规律,经量少。行盆腔B超提示:两侧卵巢旁均可见弯曲管状暗区,内见皱襞,壁厚,内径分别为:12mm、15mm;双侧输卵管旁管状暗区(考虑输卵管积水)。行子宫输卵管造影术提示:双侧输卵管积水。末次月经 2011年4月27日。妇科检查:外阴发育正常,阴道通畅,子宫后位,大小正常,活动度好,无压痛,双附件区增厚,压痛(+)。平素抑郁,不善与人交流,偶有一侧小腹隐痛。舌淡暗,苔薄白,脉弦涩。

中医诊断 继发性不孕症;水瘀互结,冲脉阻滞。

治法 行气温中,散结逐水。

方药 香棱逐水汤。

丁香10克,木香10克,小茴香10克,炙川楝子15克,青皮35克,莪术25克,三棱15克,橘核25克,荔枝核25克,通草10克,茅根50克。

14剂水煎,日1剂分早晚2次服。

二诊 2011年5月16日。小腹隐痛缓解,感寒后出现腰酸,舌淡暗,苔薄白,脉弦涩。

方药 继服上方30剂,水煎服。

三诊 2011年6月16日。末次月经 2011年5月28日,持续4日,量中等,色红,无血块,经前无明显不适。余症均除。守上方治疗2个月后妊娠,盆腔B超提示:宫内妊娠,活胎,大小与孕周相符。嘱其慎起居,调情志,避免过度劳累。

按语:输卵管积水为慢性输卵管炎症中较为常见的类型,其原因多见于慢性输卵管炎,输卵管伞端因炎症而发生粘连或闭锁,导致输卵管管腔内的漏出液、渗出液逐渐积聚而成。其症状可不明显,所以往往不易察觉。本案患者因水瘀互结,阻塞局部,致胞脉不通,冲脉阻滞,因而不能凝精成孕。治疗上,以香棱逐水汤行气温中,散结逐水。方中应用大量理气之品,丁香、小茴香、木香、青皮和三核行气散结,疏肝理气,佐以消癥散结之莪术、三棱,并加入通草活血通经,茅根凉血解毒,旨在调和气血,消散邪结,通畅胞脉,使冲任通畅,胎孕乃成。

案8 姓名:朱某,女,32岁,2009年10月28日初诊。

主诉 结婚1年未避孕,未怀孕,伴经前乳胀,腰痛。

初诊 14岁月经初潮,月经周期延后,1~3个月一行,持续3~7天,量中等,色紫暗,有血块。经前乳胀,腰酸。曾诊断为盆腔炎,抗炎治疗后症状有所缓解,停药一段时间后复发。末次月经 2009 年 10 月 3 日。经前乳胀，平素腰酸乏力，腰痛，小腹畏寒，隐隐作痛，面色青白。舌淡润，苔薄白，脉沉细无力。

中医诊断 原发性不孕症；气血亏虚，胞脉虚寒。

治法 益气养血，温经散寒。

方药 当归 20 克，白芍 25 克，熟地黄 25 克，川芎 20 克，乌药 20 克，鹿角霜 50 克，钩藤 50 克，莪术 35 克，延胡索 25 克，王不留 20 克，商陆 10 克，青皮 35 克，皂刺 15 克。

14 剂水煎，日 1 剂分早晚 2 次服。

二诊 2009 年 11 月 16 日。月经未至，尿妊娠试验（－），否认妊娠。乳房胀痛，痛甚不可沾衣，腰酸乏力症状缓解，余症均减，舌淡，苔薄白，脉沉弦。

方药 前方加卷柏 25 克，水蛭 5 克。

7 剂水煎，日 1 剂分早晚 2 次服。

三诊 2009 年 11 月 23 日。末次月经 2009 年 11 月 17 日，持续 4 天，月经量稍少，色暗，有血块。经期腰背酸痛，舌淡红，苔薄白，脉弦微数。

方药 天癸汤。

仙茅 15 克，巴戟 25 克，淫羊藿 15 克，首乌 25 克，熟地黄 25 克，菟丝子 50 克，枸杞 50 克，麦冬 15 克，五味子 15 克，当归 20 克，王不留行 10 克，覆盆子 15 克，阿胶 15 克，鹿角胶 10 克。

14 剂水煎，日 1 剂早晚分服。

四诊 2009 年 12 月 25 日。月经未至，自查尿妊娠试验（＋），症见小腹坠胀，阴户下红，伴倦怠乏力，舌淡，苔薄白，脉沉细。

方药 黄芪 25 克，太子参 25 克，当归 10 克，熟地黄 25 克，白芍 25 克，川断 25 克，桑寄生 25 克，杜仲炭 25 克，羌活 15 克，阿胶 15 克，苎麻根 25 克。

7 剂水煎，日 1 剂早晚分服。

五诊 2010 年 2 月 26 日。2009 年 12 月 29 日阴道大量出血，保胎未果，后行刮宫。末次月经 2010 年 2 月 19 日，行经期间自觉体温升高，肢体酸痛，鼻塞，流涕，状似外感，舌质红，苔薄黄，脉弱。

方药 元芩 15 克，西洋参 15 克，清半夏 15 克，当归 25 克，生地黄 25 克，丹皮 15 克，甘草 10 克。

7 剂水煎，日 1 剂分早晚 2 次服。

六诊 2010 年 3 月 6 日。服药后诸症缓解，但出现恶心，心前及后背痛，小腹坠胀，舌质淡，苔薄白，脉细缓。

方药 黄芪 50 克，生晒参 15 克，当归 25 克，川芎 15 克，芍药 50 克，熟地黄 40 克，旱莲草 50 克，阿胶 15 克，巴戟天 25 克。

14 剂水煎，日 1 剂分早晚 2 次服。

七诊 2010 年 3 月 22 日。服上药后诸症消失，舌质淡，苔薄白，脉缓。

方药 天癸汤化裁，90 剂，水煎服。

八诊 2010 年 7 月 23 日。服药期间患者来复诊 3 次，根据患者不适症状予以加减化裁。末次月经 2010 年 7 月 6 日，量中等，色深红，无血块。此后又经过 3 个月的调治，月经周期基本恢复正常。2011 年 11 月 8 日复诊时月经未至，自查尿妊娠试验（＋），查盆腔 B 超提示宫内妊娠。嘱其注意起居休息，按时产检。一年后随访，患者已产下一子。

按语： 不孕症与月经不调关系极为密切，朱丹溪曾云："求子之道，莫先调经。"可见经不调则不易受孕，而调经之法，重在辨证求因，审因论治。本案属气血亏虚，胞脉虚寒。由于气血不足，血海不充，胞脉虚寒，失于温煦，故不能凝精成孕。先生以养血理气汤加入理气温中之品，益气养血，温经散寒，气血调和则经水以时下，胞脉温煦方能凝精成孕。二诊经未至，故加入卷柏、水蛭活血破瘀，通经活络。三诊经水至而见经期腰背酸痛，予以天癸汤滋补肝肾，补益先天之本。四诊胎孕成，然小腹坠胀，阴户下红，可见胎动不安之象，先生治以益气养血，补益肝肾，固涩止血，以固胎元，然未收效，终保胎未果。五诊、六诊根据患者证候表现辨证施治，脉症合参，所谓"正气存内，邪不可干；邪之所凑，其气必虚"，可见患者是由于流产后正气大伤，邪气乘机侵袭机体所致。此后，治疗上以天癸汤补益肝肾，调补冲任，一为调经，一为种子，经细心调理，患者终乃受孕。

【类　案】

案 1　姓名：陆某，女，29 岁。

主诉　未避孕未孕 3 年。

初诊　1978 年 7 月，患者月经后期，量少色暗，双侧输卵管检查：通而不畅，腰酸，易疲乏，畏寒肢冷，饮食及睡眠可，夜尿频，大便正常。舌淡，苔白滑，脉沉细。

方药　小茴香 15 克，巴戟天 15 克，干姜 10 克，肉桂 5 克，赤芍 15 克，当归 25 克，灵脂 15 克，三棱 15 克，莪术 20 克，王不留行 15 克，香附 20 克。

水煎服。

二诊　停药后 3 个月，尿妊娠试验阳性。

案 2　姓名：贾某，女，30 岁。

主诉　1982 年 4 月，患者 2 年前妊娠 60 余天后自然流产，后未避孕 1 年半，均未有子，刻诊患者腰酸膝软，胸闷，口苦，带下量多，色黄，质黏稠，小腹胀痛，月经周期及经期正常，舌红苔薄，脉滑数。

方药　夏枯草 30 克，败酱草 20 克，丹参 25 克，红藤 20 克，公英 20 克，桃仁 15 克，赤芍 15 克，茯苓 15 克，薏苡仁 30 克，皂角刺 15 克，路路通 15 克。

水煎服。

二诊　服 14 剂后，患者腰酸明显缓解，带下正常，略有下腹胀痛。

方药　膈下逐瘀汤加减。

红藤 20 克，败酱草 30 克，五灵脂 15 克，当归 15 克，川芎 10 克，赤芍 15 克，丹皮 10 克，乌药 15 克，香附 15 克，延胡索 10 克。

水煎服。

三诊　停药后 2 个月，测尿妊娠试验阳性。

案 3　姓名：段某，女，28 岁。

主诉　1991 年 6 月，患者未避孕未孕 7 年，月经周期 30 天～2 个月一行，周期 7～8

天，量时多时少，色暗，有血块，患者体胖，嗜食肥甘油腻之品，且运动较少，刻诊患者月经延后 20 余天未至，胸闷乳胀，腰酸，舌淡暗，苔薄腻，脉弦滑。

方药　苍术 15 克，茯苓 15 克，香附 20 克，党参 20 克，陈皮 15 克，益母草 30 克，柴胡 15 克，当归 25 克，胆南星 15 克。

水煎服。嘱清淡饮食，多运动。

二诊　上访服用 7 天后，月经来潮。

方药　前方基础上加覆盆子 30 克、菟丝子 30 克、淫羊藿 15 克，服药 4 周。

三诊　停药 3 个月后，尿妊娠试验阳性。

案 4　**姓名：江某，女，29 岁。**

主诉　1993 年 8 月，未避孕，未孕 6 年，月经周期正常，经期 1～2 天，量少，五心烦热，神疲乏力，腰酸。刻诊腰膝酸软，手足心热，盗汗，舌淡红，苔薄白，脉细。

方药　续断 25 克，白芍 15 克，川芎 10 克，熟地黄 20 克，党参 15 克，黄芪 50 克，茯苓 15 克，枸杞 15 克，山茱萸 15 克，菟丝子 15 克，五味子 15 克，女贞子 20 克，紫河车粉 3 克。

水煎服。

二诊　服药 21 天，月经来潮，诸症消失。

方药　前方去黄芪、党参，加车前子，继服 21 剂。

三诊　月经未潮，尿妊娠试验阳性。

2. 妇人腹痛

案 1　**姓名：段某，女，30 岁，1990 年 10 月 3 日初诊。**

主诉　下腹隐痛坠胀数月。

初诊　患者下腹隐痛坠胀数月，伴畏寒，腹胀便溏，纳食不香，乳房胀，白带量多，色白，质稀，月经后期，量少，色暗，经期小腹疼痛加重，喜温喜按。腹部超声提示：盆腔积液 35mm×25mm。患者下腹隐痛坠胀，伴畏寒，腹胀便溏，纳食不香，乳房胀，白带量多，色白，质稀，舌质暗红，苔薄白腻，脉细滑。

西医诊断　慢性盆腔炎。

中医诊断　妇人腹痛；脾虚肝郁，气血阻滞。

治法　健脾养血，活血利水。

方药　当归 15 克，白芍 30 克，川芎 15 克，白术 15 克，茯苓 20 克，泽泻 15 克，延胡索 15 克，柴胡 10 克，陈皮 10 克，薏苡仁 30 克，红藤 20 克，败酱草 30 克。

7 剂水煎服，日 1 剂分早晚 2 次服。

二诊　1990 年 10 月 10 日。药后诸症均减。

方药　守原方再服 7 剂，诸症悉除。

按语：当归芍药散出自《金匮要略》，是先生临床常用的有效方剂。《金匮要略·妇人妊娠病脉证并治》指出："妇女怀娠，腹中疠痛，当归芍药散主之。"还指出："女人腹中诸疾痛，当归芍药散主之。"均用于妇科腹痛。女子以血为本，以肝为用，故而腹痛以气滞血凝最为多见。此两条所论述的腹痛即是气滞血凝兼有水湿所致，故当治以调肝脾、理气血、利水湿，使肝脾和，气血调，水湿去则痛消。先生选用当归芍药散取其养血调经、健脾利水之功。加延胡索理气止痛，柴胡、陈皮以疏肝健脾，红藤、败酱草以清热利湿。

案 2　姓名：王某，女，33 岁。于 1989 年 4 月 5 日初诊。

主诉　下腹胀痛 3 年。

初诊　患者下腹胀痛 3 年，以左侧为甚，经期腹痛加剧，伴腰骶酸痛，带下多，月经先期，量少，色暗，经前乳房胀痛。患者下腹胀痛，以左侧为甚，伴腰骶酸痛，带下量多，舌质暗红，有瘀点瘀斑，苔薄白，脉涩。妇科检查：子宫后位，大小正常，活动欠佳，轻触痛，双侧附件增厚，压痛。B 超：直肠子宫陷凹积液 2cm。

西医诊断　慢性盆腔炎。

中医诊断　妇人腹痛；气滞血瘀。

治法　行气活血，化瘀止痛。

方药　当归 12 克，赤芍 15 克，丹皮 12 克，丹参 20 克，香附 12 克，枳壳 12 克，车前子 15 克，败酱草 15 克，红藤 20 克。

水煎服，日 1 剂分早晚 2 次服。

中药保留灌肠：夏枯草 30 克，败酱草 30 克，丹参 25 克，红藤 20 克，公英 20 克，桃仁 15 克，赤芍 15 克，茯苓 15 克，薏苡仁 30 克，皂角刺 15 克，路路通 15 克。

水煎，日 1 剂保留灌肠。

治疗 1 个月后减轻，继续巩固 2 个月后症状体征完全消失。

按语：《诸病源候论》云："若经水未尽而合阴阳，即令妇人血脉挛急，小腹重急支满，结牢恶血不除，月事不时，因生积聚。"先生认为慢性盆腔炎初起多损及胞宫，迁延日久，必累及于血，致瘀血内阻，气机阻滞，故确立活血化瘀的治疗大法，采用盆腔炎方加灌肠方综合治疗。

中药保留灌肠为先生所擅长之处，方以活血化瘀、清热解毒、散结止痛为治则，方中桃仁、丹参、赤芍活血化瘀、活血止痛，公英、皂刺、败酱草清热解毒，直达病所，吸收和发挥作用快。直肠黏膜吸收药液后，促使血液循环加速，降低毛细血管通透性，减少炎性渗出，有利于抑制结缔组织增生和包块的吸收，同时本给药法，可避免苦寒药物对胃肠的刺激。以利粘连分解和炎症消退，起到经脉气血通畅、消炎止痛散瘀之治疗目的。

案 3　姓名：张某，女，32 岁。1990 年 8 月 2 日初诊。

主诉　少腹灼痛不适 5 年。

初诊　患者有慢性盆腔炎 5 年，少腹灼痛不适，每逢劳累及情绪波动后小腹灼痛加重，平时腰骶酸痛，月经延长，淋漓 10 天方净，经间排卵期少腹疼痛加剧，带下量多，色黄。舌苔黄腻、根部尤甚，脉象细弦。

西医诊断　慢性盆腔炎。

中医诊断　妇人腹痛；湿热兼夹血瘀。

治法　清热利湿，活血化瘀。

方药　红藤 30 克，败酱草 20 克，当归 25 克，赤白芍各 25 克，延胡索 25 克，炒柴胡 15 克，陈皮 15 克，川断 25 克，桑寄生 25 克，薏苡仁 30 克。

水煎服，日 1 剂分早晚 2 次服。

略作化裁前后共服药 2 个月，病情基本控制。

按语： 王维昌先生认为，小腹痛是血瘀，带下量多是湿阻，湿热瘀阻、气血逆乱导致月经不调。女子经期、产后或宫腔术后，血室开放，胞脉空虚，湿邪易乘虚而入，形成盆腔炎性疾病。湿邪黏滞缠绵，因此其病程长，日久难愈；湿邪易从热化，阻滞气机，导致血瘀；妇女屡经、孕、产、乳，易使机体处于血常不足，气偏有余的状态，尤其在经产之时，血液易于耗失，易致阴血不足，阳必失制，气必逆乱。加之现代快节奏的生活，更易导致妇女的肝郁气滞，气滞则血瘀。故先生强调，湿瘀互结是本病的病机关键，湿热瘀结又常常使本病由实而虚。本例虽以湿热夹瘀血为主，但又兼肾虚，故以复方红藤败酱散为主方的同时，另伍入川断以补肾，并在经前期加入杜仲、菟丝子助阳，故收效良好。

案 4　姓名：刘某，女，40 岁，2011 年 12 月 7 日初诊。

主诉　小腹疼痛 1 月余，加重 1 周。

初诊　孕 1 流 1，2011 年 5 月行人工流产术。2011 年 11 月出现小腹疼痛，行盆腔 B 超提示：子宫结节，右输卵管积液，盆腔少量积液。近 1 周小腹疼痛加重。末次月经 2011 年 12 月 2 日。小腹胀痛，拒按，腰背酸痛，畏寒，经血色褐后鲜红再至褐色。舌淡暗，苔薄白，脉弦涩。

中医诊断　妇人腹痛；气滞血瘀。

治法　理气活血，化瘀止痛。

方药　舒展汤。

黄芪 50 克，肉桂 10 克，白芍 50 克，当归 20 克，延胡索 25 克，莪术 35 克，花粉 25 克，浙贝 25 克，通草 10 克，茅根 50 克，荔枝核 25 克，橘核 25 克，甘草 10 克，甲珠 15 克，没药 15 克，皂刺 15 克。

30 剂水煎，日 1 剂分早晚 2 次服。

二诊　2012 年 1 月 6 日。服药后腹痛消失，舌淡，苔薄白，脉沉弱。末次月经 2011 年 12 月 21 日，持续 7 日，经量正常，色红。

方药　天癸汤。

仙茅 15 克，巴戟 25 克，淫羊藿 15 克，首乌 25 克，熟地黄 25 克，菟丝子 50 克，枸杞 50 克，麦冬 15 克，五味子 15 克，当归 20 克，王不留行 10 克，覆盆子 15 克，阿胶 15 克，鹿角胶 10 克。

30 剂水煎，日 1 剂分早晚 2 次服。

按语： 此患曾施人工流产术，现小腹疼痛，多因术后正虚邪侵，搏结于此，气血津液皆因之聚而不行，故脉络瘀阻，不通则痛。先生据其多年临床经验，辨证施法，自拟舒展汤之方，恰合其证。先生以黄芪、肉桂温通助阳以疗正虚；邪结当散，先生散结喜用三核，今独取荔枝核、橘核，恐虑川楝子寒燥而伤正，并添甲珠、浙贝增其消散之力；此方又配白芍、当归、延胡索、莪术、没药等大队活血行气之品以化瘀止血；天花粉、皂刺解毒消痈以防邪聚久成毒；通草、茅根及甘草清热解毒；又兼调和、柔和各法而共奏疗病之效。

诸法皆备,故于此疾显效甚捷。此患邪侵日久,正气较虚,待以舒展汤攻散瘀结之后,二诊时先生以天癸汤治之,此方中加入大量补益之品,以滋补肝肾,调理天癸。

案 5 姓名:马某,女,34 岁,2011 年 5 月 4 日初诊。

主诉 小腹疼痛半年余。

初诊 结婚 10 年,2001 年药物流产一次,2006 年行经腹右侧巧克力囊肿剥离手术,2010 年 12 月行腔镜下左侧巧克力囊肿剥离术。曾经因痛经于我院住院,经住院治疗后痛经减轻。现检查发现双侧输卵管不通伴积液。末次月经 2011 年 4 月 27 日。平素小腹疼痛,喜温拒按,遇冷更甚,面色无华,畏寒便溏。舌质暗,苔白腻,脉沉弱。

中医诊断 妇人腹痛;寒凝血瘀。

治法 温经散寒,破瘀止痛,软坚散结。

方药 复位汤。

当归 20 克,赤芍 15 克,丹参 25 克,延胡索 25 克,没药 15 克,卷柏 25 克,马鞭草 25 克,苏土虫 15 克,制草乌 10 克,炙水蛭 5 克,三棱 15 克,莪术 25 克,麻黄 10 克,橘核 50 克,荔枝核 50 克,官桂 10 克,三七粉 3 克(冲服)。

14 剂水煎,日 1 剂分早晚 2 次服。

二诊 2011 年 5 月 18 日。药后诸症缓解,舌质淡红,苔薄白,脉沉滑。

方药 舒展汤。

黄芪 50 克,肉桂 10 克,白芍 50 克,当归 20 克,延胡索 25 克,莪术 35 克,花粉 25 克,浙贝 25 克,通草 10 克,茅根 50 克,荔枝核 25 克,橘核 25 克,甘草 10 克,甲珠 15 克,没药 15 克,皂刺 15 克。

30 剂水煎,日 1 剂分早晚 2 次服。

按语: 该患近十年内行数次手术,现双侧输卵管不通伴积液,并伴小腹疼痛。先生亦将此病责为正虚邪结,并以其自拟复位汤治之。此方以当归、赤芍、丹参、延胡索、没药、卷柏、马鞭草、苏土虫、炙水蛭、三棱、莪术、三七粉等大量活血化瘀行气之品为主,其中马鞭草又兼解毒散结之效,并配橘核、荔枝核以散邪结,总以通为要;制草乌、官桂、麻黄之用则仿阳和汤之意,以解正虚寒凝之机;全方以温散逐瘀为法,共奏通行之效。此患因得病较久,邪结较深,故以通散为先,先生施复位汤以治,药后症减,邪已稍开,又当虑及他变,大量通行之药虽可散邪,伤正亦当顾护,而气滞、痰凝、血瘀之证,也需兼治,故二诊时先生以自拟舒展汤治之。舒展汤诸法皆备,又兼具黄芪、肉桂以顾阳,花粉、甲珠以护阴,以此善后病可瘥。

【类 案】

案 1 姓名:刘某,女,35 岁。

主诉 1987 年 8 月 6 日。自觉下腹隐痛,喜温喜按,面色萎黄,自汗,神疲乏力,腹胀,情绪抑郁,善太息,大便溏。舌淡,苔薄白,脉弦细。

方药 当归 20 克,白芍 30 克,川芎 15 克,白术 15 克,泽泻 15 克,延胡索 15 克,柴胡 10 克,陈皮 10 克,薏苡仁 30 克,甘草 10 克。

水煎服。

案 2 姓名：叶某，女，46 岁。

主诉 1985 年 9 月 5 日。患者自觉下腹部胀痛，烦躁易怒，情绪抑郁，善太息，经前乳房胀痛，纳呆腹胀，口干口苦，目干，脱发，手足心热，大便干。舌暗淡，可见瘀斑，脉弦涩。

方药 当归 15 克，丹皮 20 克，丹参 20 克，香附 10 克，枳壳 10 克，车前子 15 克，败酱草 15 克，红藤 20 克，桂心 10 克，延胡索 15 克，牛膝 15 克，赤芍 10 克，甘草 10 克，柴胡 15 克。

水煎服。

夏枯草 30 克，败酱草 30 克，丹参 25 克，红藤 20 克，公英 20 克，桃仁 15 克，赤芍 15 克，茯苓 15 克，薏苡仁 30 克，皂角刺 15 克，路路通 15 克。

水煎保留灌肠。

案 3 姓名：梁某，女，46 岁。

主诉 1989 年 9 月 19 日。盆腔炎病史 7 年，近半月下腹疼痛加重，拒按，偶有低热，腰膝酸软，神疲乏力，腹胀，五心烦热，食欲欠佳，带下量多，色黄，有异味，小便黄，大便黏腻。舌红，苔黄腻，脉滑数。

方药 红藤 30 克，败酱草 15 克，当归 15 克，赤白芍各 25 克，延胡索 25 克，柴胡 15 克，陈皮 15 克，川断 15 克，桑寄生 15 克，薏苡仁 30 克，土茯苓 15 克，生地黄 15 克，甘草 10 克。

水煎服。

3. 癥瘕

案 1 姓名：姜某，女，32 岁，2002 年 4 月 18 日初诊。

主诉 子宫肌瘤术后复发 1 年余。

初诊 患者两年前因月经量增多 7 个月，于外院就诊，盆腔 B 超检查示：子宫后壁肌瘤 10cm×8.3cm×7.8cm，随后行子宫肌瘤剥除术，术后每 6 个月盆腔超声随访。2001 年 3 月，盆腔超声复查示：多发子宫肌瘤；子宫前后壁见回声不均区，较大者位于后壁，2.4cm×2.5cm×2.1cm，由于工作繁忙，未予治疗。患者面色无华，两颧色斑，易觉疲乏，下腹部时有刺痛及压迫感，劳累后频作，时有腰酸；平素带下正常，纳寐可，大便偏硬，小便调，舌暗，苔薄白，脉细。末次月经 2002 年 3 月 29 日，7 天净，量中，有血块，经行腹痛，经前乳胀。复查盆腔超声：子宫壁回声欠均匀，可见多个低回声团块，较大者位于后壁 4.2cm×2.4cm×3.5cm。

西医诊断 子宫肌瘤。

中医诊断 癥瘕；气虚血瘀证。

治法 益气活血，化瘀消癥。

方药 炒党参 20 克，炒白术 15 克，土鳖虫 15 克，莪术 25 克，夏枯草 25 克，牡蛎

（先煎）50 克，水蛭 5 克，鳖甲（先煎）15 克，杜仲 15 克，生地黄 15 克，当归 25 克，赤芍 15 克，牡丹皮 15 克，白芍 25 克，川芎 15 克，柴胡 10 克，广郁金 15 克，制香附 10 克，全瓜蒌 15 克，黄芩 10 克，山慈菇 30 克，土茯苓 30 克，女贞子 30 克，旱莲草 30 克。

水煎服，日 1 剂分早晚 2 次服，经期停用。

二诊　患者以上方随症加减坚持服用 3 个月，面部色斑减少色淡，情绪颇佳，无明显不适。B 超复查：肌瘤较前减小，子宫后壁见低回声区，大小 3.1cm×2.6cm×2.0cm，嘱继服原方 3 个月后复查 B 超，提示子宫肌瘤进一步缩小。

按语： 子宫肌瘤属于中医学"癥瘕"范畴，其病机正如《景岳全书·妇人规》所云："瘀血留滞作癥，惟妇人有之，其证则或由经期，或由产后，凡内伤生冷，或外受风寒，或恚怒伤肝，气逆而血留，或忧思伤脾，气虚而血滞，或积劳积弱，气弱而不行，总由血动之时，余血未净，而有所逆，则留滞日积而渐以成癥矣。"可见，瘀血为子宫肌瘤形成的主要因素。先生认为，瘀血是子宫肌瘤的重要致病因素，但并不是唯一因素，作为有形的病理产物，子宫肌瘤的产生亦与痰湿密切相关。子宫肌瘤之患者，多为气虚之体，气的推动作用减弱，易致气滞，又气为血帅，津赖气化，气滞则血行失畅，津不正化，终致瘀血、痰湿形成，瘀血、痰湿又常互结为患，蕴结成子宫肌瘤的邪实本体。同时，邪之所凑，其气必虚，子宫肌瘤作为有形病邪积滞在人体内，必耗伤正气，正虚又会导致瘀血、痰湿的进一步加重，因此子宫肌瘤之病机为邪实和正虚，往往虚实夹杂，或因虚致实，或因实致虚。

先生立活血破血、软坚化痰、利湿益气等法论治，除当归、川芎、白芍等常用的活血之品外，采用三类不同的祛邪消瘤药以达到控制肌瘤生长或缩小肌瘤之目的。其一，破血化瘀药，如水蛭与土鳖虫两味药均有破瘀血、消癥瘕之作用，两药同用最早见于《金匮要略》所载治疗虚劳干血之大黄䗪虫丸。所谓干血，即瘀血之日久者，此与子宫肌瘤的病理表现类似。其二，咸寒软坚之品，如鳖甲、生牡蛎。咸寒之品多有软坚之效，鳖甲又为血肉有情之品，《神农本草经》云其"主心腹癥瘕坚积"，故最善消散坚积肿块。其三，化痰利湿之品，如夏枯草、土茯苓。夏枯草辛而善散结消肿，又有化痰利湿之功。同时，"气弱则血不行"，另肌瘤日久必耗伤正气，故用药时宜顾护中焦脾胃，以助气血之化生，故伍用沙参等益气之品，使气行则血不滞，可助化瘀散结药改善病灶瘀痰湿互结之病理状态。

案 2　姓名：李某，女，48 岁，1980 年 10 月 2 日初诊。

主诉　发现子宫肌瘤半年。

初诊　子宫肌瘤半年，未予治疗。月经周期规律，经期 8 天，量多，色暗，有大血块，经期腹痛坠胀，腰酸乏力，时有小腹隐痛，舌质暗红，苔薄白，脉沉涩。末次月经 1980 年 9 月 20 日，10 天方净，前 6 天经量多，色暗伴紫色血块。10 月 2 日妇科超声检查示：子宫大小为 7.8cm×7.0cm×6.1cm 大小，子宫后壁可见两个低回声团块分别为 2.3cm×2.1cm×3.7cm；2.1cm×2.5cm×3.1cm。

西医诊断　子宫肌瘤。

中医诊断　癥瘕；肾虚血瘀证。

治法　补肾益气，活血祛瘀。

方药　桂枝 10 克，茯苓 15 克，芍药 25 克，桃仁 15 克，丹皮 15 克，杜仲 25 克，续断 25 克，党参 20 克，白术 15 克，牛膝 15 克，甘草 5 克。

7剂水煎服，日1剂分早晚2次服。

二诊 1980年10月9日。正值经期，下腹坠胀疼痛，腰酸乏力，纳可寐安，便溏，舌质暗红，苔薄白，脉沉涩。

方药 上方减桃仁，加山药25克、炒薏米15克、乳香10克、没药10克。

7剂，水煎服，日1剂分早晚2次服。

三诊 1980年10月16日。腰酸有缓解，无下腹不适，纳可寐安，二便调，舌质暗红，苔薄白，脉沉。

方药 上方减乳香、没药，加桑寄生15克。

14剂，水煎服，日1剂分早晚2次服。

四诊 1980年11月1日。腰酸明显缓解，纳可寐安，二便调，舌质淡红，苔薄白，脉沉。复查超声示子宫大小为6.2cm×5.1cm×4.1cm，子宫后壁可见两个低回声团块，1.3cm×1.0cm×2.3cm、1.0cm×1.5cm×2.2cm，提示子宫及肌瘤均已缩小。

方药 上方继续服3个月。

按语： 先生认为本案患者年近五旬，天癸将竭，肾气亏虚，气为血之帅，气虚则运血无力，血瘀不行，阻滞冲任胞宫，日久渐成癥瘕则致腰酸，经期延长，量多，色紫有块。瘀血阻滞则舌质暗红，脉沉涩。治宜补肾益气，活血化瘀。予桂枝、茯苓等活血化瘀消癥，并加补肾益气之品。方中桂枝温通血脉，以行瘀滞，为君药；桃仁活血祛瘀助君药以化瘀消癥瘕，用之为臣药；丹皮、芍药既可活血以散瘀又能凉血以清退瘀久所化之热，芍药并能缓急止痛；茯苓利湿祛痰以助消癥之功。

案3 姓名：姚某，女，42岁，2000年4月2日初诊。

主诉 痛经伴月经量多5年余。

初诊 患者自诉痛经伴月经量多5年余，近半年症状加重，经行时常口服止痛药，刻下行经前腹胀痛，月经量多伴有血块，面色略暗，经期8天，周期24～28天，伴有畏寒肢冷，胸闷不舒，纳可，睡眠、二便可，舌质紫暗有瘀斑，苔白，脉弦紧。B超检查发现子宫肌瘤3.2cm×3.0cm×2.1cm，1.3cm×1.2cm×2.0cm两个。

西医诊断 子宫肌瘤。

中医诊断 癥瘕；寒凝血瘀证。

治法 温经散寒，化瘀消癥。

方药 三棱15克，莪术20克，牡丹皮15克，肉桂5克，延胡索20克，乌药15克，刘寄奴15克，当归25克，赤芍25克，熟地黄15克，杜仲20克。

水煎服，日1剂分早晚2次服。

每于经前10天开始口服，至月经净后停止服药。连续用药3个月。

二诊 10个月后来复诊，告知服药后痛经症状消失，月经周期规律，经期5～6天，经量中。复查B超示：子宫大小形态正常，实质回声不均匀，可探及1.2cm×1.0cm×1.1cm，1.0cm×0.8cm×1.2cm两个低回声结节。

按语： 琥珀散方出于《医宗金鉴·妇科心法要诀》，其曰："血凝碍气疼过胀，本事琥珀散最良""石瘕带表吴茱萸，攻里琥散最宜""崩初胀痛琥珀攻"。原方主治痛经，痛甚于胀，腹痛如刺，属血滞碍气者。先生巧妙运用琥珀散治疗各种妇科疾病，治疗效果颇佳，方中三棱、莪术、丹皮、当归、赤芍、生地黄、刘寄奴破血逐瘀；肉桂温经散寒；乌药、延胡索行气止痛。治疗寒凝血瘀型痛经时加制附子，合肉桂以补火助阳、散寒止痛。

案4 姓名：孙某，女，29 岁，1990 年 10 月 2 日初诊。

主诉 主诉：经行腹痛逐渐加重。

初诊 患者以往有痛经史，并于婚前曾有多次人工流产史，此后痛经更为剧烈，就诊于外院确诊为子宫内膜异位症，以达那唑治疗数月，因药物不良反应，遂来寻求中医治疗。正值经期第 1 天，腹部疼痛难忍，四肢厥冷，面色青白，月经量少，色紫暗，夹血块，舌紫暗有瘀点，苔白，脉弦紧。B 超可见双侧附件区均探及囊性肿物，左侧 3.8cm×3.5cm，右侧 2.8cm×1.2cm，提示巧克力囊肿可能。妇科检查：子宫后位大小正常，活动受限，子宫直肠窝及子宫后壁可扪及多个小硬节，触痛明显，附件处可扪及与子宫相连的不活动包块，有压痛，阴道通畅有少量血污，阴道后穹窿可见数个紫蓝色结节。

西医诊断 巧克力囊肿。

中医诊断 癥瘕；寒凝血瘀证。

治法 温经散寒，活血祛瘀，行气止痛。

方药 延胡索 20 克，五灵脂 15 克，蒲黄 15 克，三棱 15 克，莪术 25 克，小茴香 10 克，乌药 15 克，香附 20 克，艾叶 15 克，当归 25 克，川芎 20 克，白芍 30 克，甘草 5 克，桃仁 15 克，红花 5 克。

7 剂水煎，日 1 剂分早晚 2 次服。

二诊 1990 年 10 月 9 日。月经已止，经行腹痛大减，自诉服药期间腹痛及血块均较以往减轻。

经后期继续调理，以调养气血，温补脾肾，祛瘀消癥。

方药 熟地黄 25 克，菟丝子 20 克，淫羊藿 15 克，补骨脂 20 克，白术 15 克，茯苓 15 克，当归 25 克，白芍 25 克，川芎 25 克，桃仁 10 克，红花 5 克，桂枝 10 克，牡丹皮 15 克，三棱 15 克，莪术 25 克，土鳖虫 15 克，穿山甲 10 克，香附 20 克，甘草 5 克。

14 剂水煎，日 1 剂分早晚 2 次服。

三诊 1990 年 10 月 23 日。服药 8 天后，腹部未见不适，为防其下次经痛的发作给予调理。

方药 桃仁 15 克，红花 10 克，当归 25 克，川芎 15 克，白芍 25 克，熟地黄 20 克，牡丹皮 15 克，柴胡 10 克，枳壳 25 克，香附 20 克，桂枝 10 克，艾叶 15 克，益母草 30 克，三棱 15 克，莪术 20 克，穿山甲 10 克，牛膝 15 克，茯苓 15 克。

14 剂水煎，日 1 剂分早晚 2 次服。

四诊 1990 年 11 月 4 日。月经来潮，较前痛经大减，唯有轻微隐痛，并夹有少量血块，按以上月经周期继续调治 4 个月。

2 年后随访，已产下一女婴，痛经并未复发。

按语： 先生认为患者曾多次人工流产，导致冲任损伤，气血不和，感受寒邪，寒凝血瘀阻滞于冲任、胞宫，不通则痛，日久则见痛经、癥瘕；瘀血不去，新血不得归经，故而月经不调，两精相合受阻，终致不孕。在治疗上应辨月经周期各阶段的不同，采取不同的治疗方法，遵循"经前血海充盛，勿滥补，宜予疏导；经后血海空虚，勿强攻，宜于调补"

的规律进行论治。在治疗中采用行血之法，体现通因通用之法，令瘀血得消，血行常道，则出血得止。

案 5　姓名：姜某，女，32 岁，2011 年 1 月 10 日初诊。

主诉　自觉少腹隐痛 4 月余，加重 2 周。

初诊　2008 年检查发现淋巴结核，孕 0，现欲求子。平素偶有少腹隐隐疼痛，劳累及感寒后加重，伴胸闷心烦，平素善太息，精神抑郁，面色晦暗。舌紫暗，苔白，脉沉涩。行盆腔 B 超提示：多发性子宫肌瘤，前壁 3.45mm×2.62mm，后壁 1.38mm×1.24mm，宫底 1.28mm×1.14mm，右壁 1.12mm×0.75mm。行子宫输卵管造影术提示：双侧输卵管不通。

中医诊断　癥瘕；气滞血瘀证。

治法　行气化瘀，散结消癥。

方药　猫爪草 50 克，莪术 25 克，王不留行 25 克，荔枝核 25 克，炙川楝子 15 克，通草 10 克，橘核 25 克，五灵脂 25 克，商陆 10 克，巴戟 25 克。

30 剂水煎，日 1 剂分早晚 2 次服。

二诊　2011 年 1 月 28 日。服药后两侧少腹疼痛有所减轻，胸闷亦见缓解，心烦症状消失，舌淡暗，苔白，脉沉微涩。

方药　继服上方 30 剂。

三诊　2011 年 3 月 16 日。诸症缓解，少腹偶尔仍隐隐疼痛，舌淡暗，苔白，脉沉弱无力。

方药　养血理气汤加三温、三核，猫爪草 50 克，象皮粉 3 克。

当归 20 克，白芍 25 克，熟地 25 克，川芎 20 克，乌药 20 克，鹿角霜 50 克，钩藤 50 克，莪术 35 克，延胡索 25 克，王不留行 20 克，商陆 10 克，青皮 35 克，皂刺 15 克等。

30 剂，水煎服。

四诊　2011 年 5 月 30 日。末次月经 2011 年 5 月 16 日，患者腹微痛，偶有乳胀，舌淡暗，苔白，脉沉弱。

方药　化阻汤 30 剂，水煎服。

五诊　2011 年 7 月 15 日。末次月经 2011 年 7 月 7 日，药后症减，乳胀消失，舌质淡，苔薄白，脉沉滑。

方药　舒展汤加减。

黄芪 50 克，肉桂 10 克，白芍 50 克，当归 20 克，延胡索 25 克，莪术 35 克，花粉 25 克，浙贝 25 克，通草 10 克，茅根 50 克，荔枝核 25 克，橘核 25 克，甘草 10 克，甲珠 15 克，没药 15 克，皂刺 15 克，猫爪草 50 克，象皮粉 3 克。

30 剂，水煎服。

六诊　2011 年 8 月 18 日。自述病症悉除。

按语：《景岳全书·癥瘕类》云："癥瘕之名，即积聚之别名。盖症者癥也，瘕者假也，癥者成形而坚硬不移是也，瘕者无形而可聚可散者是也。"由于妇女的生理特点，故此病多发于女性。癥瘕之病，多由情志不遂，肝郁气滞，阻碍血行而致。本案平素善太息，精神抑郁，肝气郁滞，疏泄失司，血循不畅，气滞血瘀，瘀积日久渐成癥瘕之疾，治当以行气化瘀、散结消癥为大法。先生自拟化阻汤，遵"气行则血行"的规律，用炙川楝子、莪术、王不留行、荔枝核、橘核、五灵脂等大量行气化瘀之品，其中莪术又可破瘀消癥散结。《本草图经》中云五灵脂："治伤冷积聚及小儿女子方中多用之。"并配猫爪草、通草、商陆以散邪结，同时佐以巴戟天温补肾阳，固护正气，以祛邪而不伤正。三诊时患者仍有少腹疼痛，先生以养血理气汤为主方，加三温、三核、猫爪草和象皮粉，乃因邪结日久，必伤及血分，故在四物汤的基础上加入活血行气之品疗正虚、化瘀血，再佐以象皮粉、皂刺解毒散结以防邪聚久成毒。五诊时诸症已明显减轻，然此乃顽疾，积病已久，故以舒展汤加减巩固治疗 1 个月以消散癥瘕积聚。

案 6 姓名：孙某，女，39 岁。

主诉 月经量多 5 个月。

初诊 2000 年 7 月，盆腔 B 超提示：子宫大小 7.6cm×6.9cm×6.0cm，子宫多发肌瘤，较大者于子宫后壁，大小为 2.0cm×2.3cm×1.5cm，刻诊面色晦暗，疲乏无力，多梦，舌淡暗，有点状瘀斑，苔薄，脉弦细。

方药 党参 25 克，白术 25 克，黄芪 50 克，土鳖虫 15 克，莪术 15 克，鳖甲（先煎）15 克，水蛭 5 克，丹皮 25 克，白芍 20 克，土茯苓 30 克，牡蛎 50 克，莪术 25 克。

水煎服。

案 7 姓名：张某，女，36 岁。

主诉 经期延长 3 个月，伴腰酸乏力。

初诊 1986 年 6 月，患者月经周期正常，经期 8～10 天，量中等，色暗，有小血块。盆腔超声显示：子宫大小 7.3cm×7.0cm×6.0cm，子宫前壁见两个低回声团，分别为 3.9cm×2.0cm×2.0cm；2.1cm×1.8cm×2.9cm，刻下患者腰酸无力，偶有小腹坠痛，舌暗红，苔薄白，脉弦涩。

方药 三棱 15 克，莪术 25 克，土鳖虫 15 克，穿山甲 10 克，桂枝 10 克，茯苓 15 克，白芍 25 克，丹皮 15 克，桃仁 15 克，牛膝 15 克。

水煎服。

二诊 上方服用 14 剂后，患者腰酸缓解，在上述方药基础上加川断、寄生水煎服。

案 8 姓名：秦某，女，30 岁。

主诉 经行腹痛 5 年余。

初诊 1992 年 7 月，患者经期小腹疼痛，遇寒加重，痛甚自服止痛药稍有缓解，未治疗，胸闷，舌紫暗，苔白，脉沉弦。盆腔超声提示：子宫大小 7.2cm×6.8cm×6.0cm，子宫后壁两个结节，分别为 3.0cm×1.9cm×2.0cm；2.1cm×1.8cm×2.9cm。

方药 牡蛎（先煎）50 克，水蛭 5 克，鳖甲（先煎）15 克，三棱 25 克，莪术 25 克，丹皮 15 克，桂枝 15 克，延胡索 25 克，乌药 15 克，赤芍 20 克，生地黄 15 克。

水煎服。经期加乳香、没药各 10 克。

案 9　姓名：姜某，女，32 岁。

主诉　经行腹痛 2 年。

初诊　1996 年 3 月，患者月经周期及经期正常，量少，色暗，有血块，经期腹痛剧烈难忍，腰痛，小腹坠胀感，手足冷，面白，口不渴，舌淡，苔白，脉弦。盆腔超声示：双侧附件区探及囊性肿物，左侧 2.9cm×3.0cm，右侧 3.0cm×1.8cm，提示巧克力囊肿可能。妇科检查：宫颈及子宫后壁触及多个触痛结节，附件处可触及包块。

方药　延胡索 20 克，五灵脂 15 克，蒲黄 15 克，三棱 15 克，莪术 25 克，小茴香 10克，乌药 15 克，香附 20 克，艾叶 15 克，当归 25 克，川芎 20 克，白芍 30 克，桃仁 15克，红花 5 克，甘草 5 克。

水煎服。

4. 脏躁

案 1　姓名：王某，女，34 岁，1985 年 8 月 15 日初诊。

主诉　产后情志异常。

初诊　病史：患者体质素来较弱，因产后 10 余日出现情志异常等症状，经当地某中医诊断为"脏躁"，予"甘麦大枣汤"治疗，未见明显效果。近期病情加重，遂寻余求诊。患者精神忧郁，烦躁不安，哭笑无常，喜怒不定，呵欠频作，不能自控，纳呆乏力，夜间少寐，大便秘结，小便如常。舌质淡，苔薄白，脉沉细。

西医诊断　产后抑郁症。

中医诊断　脏躁；气血两虚，心神失养证。

治法　气血双补，养心安神。

方药　党参 20 克，黄芪 50 克，白术 15 克，茯神 15 克，合欢皮 15 克，酸枣仁 20 克，首乌藤 20 克，当归 25 克，制首乌 15 克，川芎 15 克，白芍 20 克，熟地黄 25 克，炙甘草5 克。

7 剂水煎，日 1 剂分早晚 2 次服。

二诊　1985 年 8 月 23 日。服药 7 剂后，患者除大便仍较秘结外，其余诸症均有明显好转。舌质淡红，苔薄白，脉细弱。

方药　上方加麻子仁 15 克，以增强润肠通便之功。

7 剂水煎，日 1 剂分早晚 2 次服。

三诊　1985 年 8 月 30 日，患者诸症皆愈，嘱再按上方继服 7 剂以巩固疗效。

按语：本病是以情志异常为主的病证，本病之发生与患者的体质因素有关。先生认为"心为五脏六腑之大主""心主神志"，该患者素体虚弱，加之产后气血进一步耗伤，致使心失所养，神失所主，出现一系列情志方面的症状，其本质是气血两虚，心失所养，故当采取气血双补、养心安神的治疗方法。方中当归、制首乌、川芎、白芍、熟地黄、党参、黄芪、白术、炙甘草补益气血，茯神、合欢皮、酸枣仁、首乌藤养心安神。诸药合用，共奏气血双补、养心安神之功。药证相符，故收效满意。

案2 姓名：邓某，女，47岁，2001年11月1日就诊。

主诉 情绪不畅，悲忧喜哭2周。

初诊 因家庭纠纷情绪不畅，悲忧喜哭2周。沉默寡言，喜独处阴暗处，失眠梦多，食不甘味，体重减轻，胸闷气短，胸胁走窜胀痛，有时牵及左肩背疼痛，并有阵发性心悸，多次行心电图检查未见异常。表情悲伤，时时落泪，沉默少语，善叹息，乏力倦怠，胸胁胀闷不舒，纳呆眠差，小便正常，大便干，5～6日1次，舌淡红，边有齿痕，苔白微腻，脉弦细。

西医诊断 抑郁症。

中医诊断 脏躁；肝郁脾虚证。

治法 养心安神，疏肝健脾。

方药 甘草10克，小麦20克，大枣15克，醋柴胡15克，白芍25克，当归25克，薄荷（后下）10克，茯苓15克，香附15克，法半夏10克，白术15克，橘红15克，胆南星10克，酸枣仁20克，党参20克，生姜3片。

5剂水煎，日1剂分早晚2次服。

进1剂即觉心中舒畅，不再落泪，夜卧安稳，进2剂后精神状态明显好转，药进5剂，患者无胸胁胀满疼痛，诉心中悸动、胸中憋闷、气短汗出等症均缓解，病已去大半。

二诊 2001年11月6日。诉大便日1次，偏干，仍有倦怠乏力、纳呆，偶叹息，舌红，边有齿痕，苔薄微腻，脉细微弦。

方药 守前方加黄芪15克，黄芩15克。

5剂水煎，日1剂分早晚2次服。

药后患者情绪稳定，心情舒畅，对生活充满信心，食欲好，睡眠安稳，体重增加，大小便正常，舌红，苔薄白，边有齿痕脉滑。为巩固疗效，继服上方5剂后嘱服逍遥丸。随访2个月未复发。

按语： 脏躁，多因忧思过度，肝失疏泄，肝郁抑脾，脾失健运致营血暗耗、心神失养。心神失养则精神恍惚，夜卧不安；肝气失和，疏泄失常则悲伤喜哭，言行妄为，胸胁胀闷喜叹息；中焦失运，气血生化乏源，则有乏力倦怠，食不甘味等症；脾失健运，蕴湿生痰，气滞痰郁阻滞经络则有胸闷不舒、痛引肩背。先生治疗遵《素问·藏气法时论》"肝苦急，急食甘以缓之"及《灵枢·五味》"心病者，宜食麦"之旨，并按《证治汇补·郁证》"郁病虽多，皆因气不周流，法当顺气为先"，拟用甘麦大枣汤合逍遥散。甘麦大枣汤系《金匮要略》中治疗"妇人脏躁，喜悲伤欲哭，象如神灵所作，数欠伸"的名方。方中小麦养心除烦；甘草补养心气，和中缓急；大枣补益脾胃，和血养血。三药合用，共奏养心安神、和中缓急之功。逍遥散源自宋代《太平惠民和剂局方》。方中柴胡疏肝解郁；白芍养血柔肝；当归养血活血；茯苓、甘草健脾益气，使营血生化有源；薄荷疏散郁遏之气，透达肝经郁热；生姜和中降逆，且能辛散达郁。合而成方，使肝郁得疏，血虚得养，脾虚得复，气血兼顾，肝脾同调。另加酸枣仁宁心安神，橘红、胆南星、党参益气化痰。诸药配合，养心安神，疏肝解郁，调和脾胃，使心血充足，神有所归，其病遂愈。

案3 姓名：杨某，女，56岁，2011年1月3日初诊。

主诉 主诉：自觉心中烦乱，伴胸闷气短，自汗1年余。

初诊 该患1年前无明显诱因出现心中烦乱，在当地经中医治疗（具体药物不详）1个月后有所缓解，停药一段时间后复发，其间经过多方寻医诊治未见明显疗效，故来此求医。心悸，胸闷气短，烘热汗出，汗后时冷时热，无故悲伤喜哭，平素易感冒。舌淡暗，苔白，脉弦细。

中医诊断 脏躁；肝肾不足，心神失养证。

治法 滋补肝肾，调节阴阳。

方药 银柴胡25克，桂枝15克，龙骨50克，牡蛎50克，白芍25克，防风15克，生晒参15克，黄芩15克，浮小麦50克，麦冬15克，五味子15克，甘草10克，枣仁25克。

14剂水煎，日1剂分早晚2次服。

二诊 2011年3月30日。心悸气短好转，胸闷减轻，偶可见烘然汗出，精神趋于平稳，目干涩，舌淡暗，苔白，脉沉细。

方药 龙骨50克，牡蛎50克，焦术25克，黄芪50克，防风25克，银柴胡15克，清半夏15克，生晒参15克，甘草10克，元芩15克，姜枣为引。

14剂水煎，日1剂分早晚2次服。

三诊 2011年4月13日。药后症减，仍可见心烦，但无悲伤喜哭，舌淡，苔薄白，脉沉细。

方药 生晒参15克，苦参10克，太子参15克，丹参25克，沙参15克，黄芪50克，麦冬15克，五味子15克，酸枣仁25克，柏子仁15克，当归20克，茯苓15克，檀香15克，薤白10克，瓜蒌25克。

14剂水煎，日1剂分早晚2次服。

四诊 2011年4月27日。服药后胸闷、气短、心悸诸症均除，情绪平稳，然偶有汗出，伴心中烦闷，舌质淡，少苔，脉沉细微数。

方药 六味地黄汤加玉竹25克，黄精25克，石决明50克，钩藤25克，栀子50克。

14剂水煎，日1剂分早晚2次服。

五诊 2011年5月13日。诸症得愈。

按语：脏躁类似现代医学中的癔症，多由情志刺激引发，也可由气血亏虚，心神失养所致，其病变主要在心，以阴阳失调为主。《金匮要略》中云："妇人脏躁，喜悲伤，欲哭，象如神灵所作，数欠伸，甘麦大枣汤主之。"又《医宗金鉴》曰："脏，心脏也，心静则神藏，若为七情所伤，则心不得静，而神躁扰不宁也。故喜悲伤欲哭，是神不能主情也。"本案患者年八七，肝肾亏虚，阴阳失调。患者平素易感冒，先生在甘麦大枣汤基础上加入防风祛风卫护肌表，银柴胡和解表里；肝肾不足，气阴亏损，阴阳失调，故合生脉散加桂枝、龙骨、牡蛎以益气生津，敛阴止汗，又兼白芍养血敛阴；恐阴虚生热，并添黄芩以增清热之力。全方滋补肝肾，调节阴阳。此患已过七七之年，体质上阴阳偏于虚损，心神失养，故三诊时先生以益心汤益气养血，养心安神，方中并加檀香、薤白、瓜蒌行气以解郁。四诊时患者可见汗出、心中烦闷、少苔、脉沉细微数等阴虚之症，遂以滋补肾阴的基础方六味地黄汤主之，酌加养阴清热之品，使阴阳得以调和，疾病得愈。

案4　姓名：田某，女，57岁，2012年6月20日初诊。

主诉　心烦不寐，伴头晕反复发作9个月。

初诊　患者平素性格内向，不愿与人交往，因生活工作中不顺心之事积压日久，无人倾诉，于9个月前开始出现入睡困难，渐至夜不能寐，甚则彻夜不眠，昼夜思虑，伴有头晕，遂来就诊。心中烦乱，心悸胸闷，易惊，烦躁易怒，彻夜不眠，头晕。舌暗，苔白，脉弦数。

中医诊断　脏躁；阴虚内热证。

治法　补益肝肾，滋阴清热。

方药　玉竹25克，黄精25克，花粉25克，石斛25克，白芍50克，生地黄25克，麦冬15克，鳖甲25克，龟板25克，银柴胡15克，地骨皮25克，秦艽15克，木瓜25克，地龙25克，西洋参15克。

7剂水煎，日1剂分早晚2次服。

二诊　2012年6月27日。服药后心中烦乱可见好转，心悸胸闷、头晕亦有所缓解，每日睡眠时间可达5个小时左右，但仍有入睡困难，上身热，下肢凉，舌淡暗，苔白，脉弦数。

方药　桃仁10克，香附15克，青皮35克，柴胡25克，半夏10克，木通5克，陈皮15克，赤芍15克，桑枝10克，苏子15克，甘草20克，大腹皮15克。

7剂水煎，日1剂分早晚2次服。

三诊　2012年7月4日。药后诸症减轻，上身热，下肢凉症状消失，然仍入睡困难。

方药　首诊处方加炒枣仁50克、远志15克、白芷25克、川芎15克，并改玉竹30克、黄精50克、花粉30克、石斛50克。

7剂水煎，日1剂分早晚2次服。

四诊　2012年7月11日。诸症已除，睡眠安稳，每日睡眠时间6~8小时，嘱其多与人交流，毋多思虑。

按语：正如《丹溪心法》所云："气血冲和，百病不生，一有忧郁，诸病生焉。"故人生诸病，多生于郁。本案患者即因情志郁结，气郁化火，耗伤阴血，而致脏阴不足，阴虚内热。治宜补益肝肾，滋阴清热。"壮水之主，以制阳光"，方中应用了玉竹、黄精、花粉、石斛、白芍、生地黄、麦冬、西洋参等大队的养阴生津之品，并以鳖甲、龟板、银柴胡、地骨皮滋阴清热。此外，患者伴有头晕反复发作，病症合参，故佐以秦艽、木瓜、地龙通络止痛。患者服药1周后诸症减轻，但出现上身热、下肢凉的症状，故易前方而改用青皮、柴胡、半夏、陈皮、苏子、大腹皮等大量疏肝理气之品，加入桃仁、香附、赤芍活血以助血行，并佐以木通、桑枝疏通经络，以通为要。用药又一周后上身热、下肢凉症状消失，然患者仍有入睡困难，故在原方基础上加入炒枣仁、远志养心安神；白芷、川芎活血止痛；加大玉竹、黄精、花粉、石斛使用剂量，系因病越久阴伤越重，意在增强养阴之力，如此方能固本。

【类 案】

案 1　姓名：李某，女，41 岁。

初诊　2002 年 3 月 16 日，精神恍惚，无故自悲，甚则哭笑无常，神疲乏力，少气懒言，面色苍白，唇甲色淡，心悸气短，纳少，经色淡，量少，舌淡红，脉细无力。

方药　党参 20 克，黄芪 50 克，白术 15 克，茯苓 15 克，生地黄 20 克，百合 30 克，合欢皮 15 克，制首乌 15 克，白芍 20 克，郁金 15 克，炙甘草 5 克。

水煎服。

案 2　姓名：张某，女，43 岁。

初诊　1989 年 4 月 29 日，哭笑无常，胸闷气短，两胁胀痛，心烦易怒，心悸乏力，食少嗳气，睡眠欠佳，大便溏薄，小便正常，舌淡红，苔白微腻，脉弦细。

方药　当归 25 克，醋柴胡 15 克，白芍 25 克，薄荷（后下）10 克，茯苓 15 克，香附 15 克，法半夏 10 克，白术 15 克，橘红 15 克，胆南星 10 克，酸枣仁 20 克，党参 20 克，甘草 10 克，小麦 20 克，厚朴 15 克，枳壳 10 克，茯苓 15 克，生姜 3 片，大枣 5 枚。

水煎服。

五、前 阴 病

1. 阴痒

案 1　姓名：何某，55 岁，1993 年 4 月 5 日就诊。

主诉　外阴瘙痒 1 年余。

初诊　自述 1 年前开始阴痒，发病初期用淡醋水洗后痒可缓解，以后上法无效。半年前在某院诊为"外阴白色病损"，给予可的松软膏外用症不减。阴痒难忍，夜间加重，带下黄少，月经延至 40 天来潮一次，量不多，心烦口苦，手心发热。舌瘦红，苔少，脉细。妇科检查：大小阴唇及阴蒂色素减退变白，阴蒂萎缩明显。

西医诊断　外阴白色病变。

中医诊断　阴痒；肝肾阴亏，血燥生风。

治法　养阴润燥，祛风止痒。

方药　熟地黄 25 克，山药 25 克，山萸肉 15 克，麦冬 15 克，山药 25 克，石斛 15 克，五味子 15 克，女贞子 15 克，旱莲草 15 克，牡丹皮 10 克，茯苓 10 克，泽泻 10 克。

水煎服，日 1 剂分早晚 2 次服。

并加中药熏洗坐浴，每日 2 次，每次 15 分钟。

外洗方组成：苦参、蛇床子、白鲜皮各 20 克，蝉蜕 15 克，川椒 15 克，枯矾 10 克，补骨脂 30 克。

二诊　上药用后 2 个月阴唇脱皮 3 次，色素减退处渐正常，阴痒减轻明显。上方去泽泻、茯苓，加白芍、玄参、丹参各 15 克，服至 3 个月症状完全控制。

随访：嘱用药 3 个月，于 1992 年 1 月 20 日妇科检查，大小阴唇、阴蒂色泽正常，阴蒂稍萎缩，临床治愈。

按语："外阴白色病损"属中西医治疗都很棘手的顽固性阴痒证。先生认为本病发生的根本是肝肾阴亏，血虚不荣阴器，燥而生风致痒。该例患者天癸将竭，阴血已虚，故而阴痒难忍，绵缠不愈。先生用麦味地黄汤加减内服并辅以外治，共奏滋补肝肾、养血润燥、祛风止痒之效，阴痒得治。

案 2　姓名：张某，女，62 岁，绝经 10 年，2000 年 5 月 8 日初诊。

主诉　外阴瘙痒 10 余年。

初诊　患者自诉外阴瘙痒 10 余年，春、秋季节病情加重，多方求医，症状稍有改善，但反复发作。外阴瘙痒，带下量多色黄，有异味，舌质淡暗，舌体胖大，边有齿痕，舌苔厚腻，脉沉缓。妇科检查：大、小阴唇皮肤增生、肥厚，有硬痂，缺乏弹性，阴蒂局部色

素脱失，阴唇后联合处有破损。

西医诊断　外阴苔藓样病变。

中医诊断　阴痒；肝肾不足，肝经湿热。

治法　清肝利湿。

方药　熟地黄 25 克，山药 15 克，山茱萸 15 克，牡丹皮 10 克，泽泻 10 克，茯苓 10 克，黄芩 15 克，生地黄 15 克，当归 15 克，柴胡 10 克，栀子 15 克，车前子 10 克，龙胆草 15 克，甘草 5 克。

水煎服，日 1 剂分早晚 2 次服。

加中药熏洗坐浴，每日 2 次，每次 15 分钟。

外洗方　苦参、蛇床子、蒲公英、白头翁各 30 克，补骨脂 20 克，黄柏、枯矾、乌梅、艾叶各 15 克，甘草 10 克。

水煎，日 1 剂每日 2 次熏洗外阴。

用药 3 剂后瘙痒减轻，继用 6 剂后瘙痒消失，破损愈合，硬痂开始脱落，脱落处皮肤粉红，弹性恢复。继续用药半年后，外阴色素、弹性基本恢复正常，停药随访半年未再复发。

按语：先生认为本病多与肝、脾、肾三脏精血虚衰，功能失调及冲、任、督三脉气血运行失常有关，其中与肝经关系最为密切，肝脉绕阴器，又主藏血，为风木之脏，肝经湿热或肝郁脾虚化火生湿，湿热之邪，随经下注，蕴结阴器发为阴痒。本证又以本虚标实的病证为多。治疗方法，内服则重在调理肝肾，或清肝泻火，局部用药尤为重要，常用熏洗以清热祛湿，解毒止痒。

案 3　姓名：周某，女，28 岁，2011 年 4 月 27 日初诊。

主诉　外阴痒 2 年。

初诊　患者于 2 年前出现外阴瘙痒，于当地医院门诊就诊后诊断为外阴白斑，经多方治疗症状未见缓解。妇科检查：外阴红肿，皮肤干燥，大阴唇内侧、小阴唇可见界限清楚的片状浅白色皮肤损害，边缘形态不规则，间有皮损，皮肤增厚，质硬。月经周期正常，经量少，外阴白斑处瘙痒，甚至难以入眠，有溃疡，阴道分泌物量少，精神萎靡，头晕目眩，伴心烦，尿赤。舌红少苔，脉弦细数。

中医诊断　阴痒；肝肾阴虚。

治法　补益肝肾，滋阴润燥，养血祛风。

方药　熟地黄 40 克，当归 20 克，白芍 25 克，何首乌 25 克，山萸肉 25 克，枸杞子 50 克，女贞子 25 克，酸枣仁 25 克，阿胶 15 克，旱莲草 50 克，炙鱼鳔 15 克，菟丝子 50 克，怀牛膝 15 克。

熏剂　大黄 10 克，苦参 15 克，白花蛇舌草 35 克，芒硝 15 克，硼砂 15 克，儿茶 15 克，鹤虱子 15 克，地肤子 25 克，白芷 15 克，白鲜皮 25 克。

粉剂　人中白 20 克，青黛 25 克，儿茶 25 克，冰片 5 克，薄荷冰 10 克，三七粉 15 克，地肤子 25 克，蛇床子 25 克，白鲜皮 25 克，血竭 10 克。

膏剂　炉甘石 30 克，硼砂 20 克，儿茶 100 克，冰片 10 克，珍珠 25 克，人中白 15 克，青黛 25 克，寒水石 25 克，黄连 20 克，三七 10 克，血竭 10 克，炙象皮 15 克，芦荟

20 克，五倍子 100 克。

用法　白斑汤，14 剂，水煎，日 1 剂，早晚分服。白斑熏剂，5 剂，水煎，外阴局部熏洗，每日睡前 1 次，一剂用 3 天。纱布浸白斑熏剂，表面撒白斑粉，敷于外阴部熏蒸后局部上白斑膏。

二诊　2011 年 5 月 13 日。患者经上述治疗半月后，外阴白斑皮损范围缩小，质地变软，瘙痒减轻，溃疡面愈合，余症均减。效不更方，继以上述方法治疗 2 个月后外阴白斑消失，外阴局部皮肤恢复正常，余症均除。随诊 1 年未复发。

按语：外阴白斑属于中医"阴疳""阴痒""阴疮"范畴，目前其病因尚不明确，可能与体质因素或全身性疾病有关。本病的病变部位虽局限于外阴局部，但肾司二阴，肝脉过阴器，肾精不足，肝血虚损，阴器失养，则可致外阴局部失于濡养而萎缩变白，血虚生风，则可见外阴瘙痒。由于病变部位主要在前阴局部，故在治疗上常口服中药并结合外治法。白斑汤中应用大量滋补肝肾、养血滋阴之品，重在补虚以治疗本虚之证；白斑熏剂中投以清热燥湿、消肿止痒之品，白斑粉和白斑膏中应用大队活血化瘀、破瘀止血之品，此三方重在祛邪以治疗标实之证。攻补兼施，扶正祛邪，内外兼治，使久治不愈之顽疾得以痊愈。

案 4　姓名：杨某，女，34 岁，2011 年 2 月 21 日初诊。

主诉　外阴瘙痒 10 余天，伴带下量多。

初诊　患者外阴瘙痒，带下连绵 10 余天，自行外用药膏 5 天后症状未缓解，故来就诊。外阴瘙痒，伴灼热感，痒甚坐卧不安，带下量多，色黄质黏，臭秽难闻，口苦咽干，心烦失眠，尿黄，尿不尽，小腹胀。舌红，苔黄腻，脉滑数。

中医诊断　阴痒；湿热下注。

治法　清热泻肝，除湿止痒。

方药　龙胆草 20 克，黄芩（酒炒）20 克，山栀 20 克，泽泻 15 克，木通 15 克，车前子 15 克，当归 15 克，生地黄 20 克，柴胡 10 克，土茯苓 15 克，甘草 6 克。

14 剂，水煎，日 1 剂，早晚分服。服药同时，外用康妇消炎栓，每日睡前 1 次。

二诊　2011 年 3 月 8 日。经上法调治后外阴瘙痒程度减轻，但仍有灼热感，带下量有所减少，口苦咽干，心烦失眠症状缓解，小腹不胀，出现尿频、尿急，便秘，舌淡红，苔黄，脉滑稍数。

方药　慢特灵加益母草 50 克，麻子仁 25 克，白茅根 50 克，马齿苋 50 克，白花蛇舌草 35 克。

14 剂水煎，日 1 剂分早晚 2 次服。

三诊　2011 年 3 月 22 日。药后症减明显，瘙痒明显减轻，白带已止，小便正常，大便 1～2 日一行，睡眠较佳，舌淡，苔薄，脉滑。

方药　继服上方 14 剂，水煎服。

四诊　2011 年 4 月 6 日。阴痒已愈，余症均除，二便、睡眠俱佳。

按语：此案阴痒系湿热下注所致，湿热浸渍，则外阴瘙痒，伴灼热；湿热下注，损伤冲任，则带下量多，色黄质黏，臭秽难闻；湿热熏蒸，可见口苦咽干，心烦失眠；湿热中阻，气机不畅，则致小腹胀。舌红，苔黄腻，脉滑数，此均为湿热之征。本病虽非重笃，然瘙痒难忍，得热尤甚，且带下反复刺激外阴局部，又可引起瘙痒，二者相互影响，故难痊愈。本案治疗上选用龙胆泻肝汤化裁，以清热泻肝，除湿止痒。此方源自《医方集解》，书中论述："此足厥阴、少阳药也。龙胆泻厥阴之热，柴胡平少阳之热，黄芩、栀子清肺与三焦之热以佐之，泽泻泻肾经之湿，木通、车前泻小肠、膀胱之湿以佐之，然皆苦寒下泻之药，故用归、地以养血而补肝，用甘草以缓中而不伤肠胃，为臣使也。"药后取效。二诊患者仍有外阴灼热，并出现尿频、尿急和便秘，先生改用慢特灵加入清热解毒之品，清热泻火，杀虫制菌，药后湿热得除，疾病得愈。

【 类 案 】

案1　姓名：张某，女，56 岁。

主诉　外阴瘙痒 10 余年，夜间加重。

初诊　1987 年 4 月，患者绝经 8 年，阴部干涩，瘙痒难忍，五心烦热，时有烘热汗出，舌红，苔少，脉沉细而数。妇科检查：大小阴唇萎缩，色素严重脱失，有抓痕，会阴连及肛门处发白，阴道少量透明分泌物。

方药　熟地黄 25 克，山药 25 克，山萸肉 15 克，麦冬 15 克，石斛 15 克，五味子 15 克，女贞子 15 克，旱莲草 15 克，牡丹皮 10 克，茯苓 10 克，防风 15 克，荆芥 15 克。

水煎服。

外洗方　蛇床子 30 克，苦参 30 克，白鲜皮 25 克，荆芥 15 克，补骨脂 25 克，何首乌 25 克，菟丝子 25 克。

熏洗坐浴。

案2　姓名：金某，女，45 岁。

主诉　外阴瘙痒 3 个月，伴带下量多，色黄。

初诊　1992 年 2 月，口苦咽干，心烦易怒，舌淡红，苔黄腻，脉沉弦。妇科检查：大阴唇皮肤增厚，右侧大阴唇处皮损，略有色素脱失，质硬；阴道多量黄色分泌物，色黄，质黏稠，有异味。

方药　熟地黄 25 克，山药 15 克，山茱萸 15 克，牡丹皮 10 克，泽泻 10 克，茯苓 10 克，黄芩 15 克，生地黄 15 克，当归 15 克，柴胡 10 克，栀子 15 克，车前子 10 克，龙胆草 30 克，甘草 5 克。

水煎服。

外洗方　蛇床子 30 克，苦参 25 克，白鲜皮 50 克，紫草 20 克，荆芥 15 克，防风 15 克，红花 10 克，菟丝子 15 克。

熏洗坐浴。

2. 阴痛

案1　姓名：张某，女，42 岁，1990 年 8 月 21 日就诊。

主诉　阴道疼痛 3 天。

初诊　患者自诉阴道疼痛 3 天，呈阵发性，每次疼痛发作持续 10 分钟左右。现患者阴道中灼痛难忍，每于小便后疼痛加重，带下量多，色白，胸闷不舒，善太息，心悸，纳差，腰酸倦怠，神疲乏力，尿黄，舌质红苔黄，脉象弦数。

中医诊断　阴痛；肝郁气滞。

治法　疏肝清热利湿法。

方药　柴胡15克，龙胆草15克，当归25克，黄芩15克，延胡索20克，陈皮15克，黄柏20克，苍术15克，车前子10克，丹参20克。

3剂水煎，日1剂分早晚2次服。

二诊　1990年8月24日。服药后阴中灼痛大减，可以耐受，疼痛持续时间亦缩短至几分钟，脉弦稍数。

方药　继以上方加香附20克。3剂水煎，日1剂分早晚2次服。

三诊　1990年8月27日。经服3剂药后，胸闷不舒、太息、带下量多、尿黄诸症悉除，阴痛证亦随之告愈。

按语：先生认为本案属肝经湿热下注所致，木郁乘土，脾失健运，湿困脾阳，蕴湿化热，湿热互结随肝之经脉流注于下，是故阴中灼痛，故用龙胆泻肝汤治疗而获效。

案2　姓名：王某，女，48岁，1980年12月3日初诊。

主诉　阵发性阴道抽痛3月余。

初诊　同年9月底发病，无明显诱因出现阴道阵发性抽痛，疼痛剧烈，牵扯小腹外阴，难以忍受。重时伴恶心呕吐，足不温，全身颤抖，肢体抽动。先后在地县社各级医院诊疗。西医妇科检查外阴无异常所见，阴道黏膜干燥，宫颈光滑，宫体前位大小正常，附件无异常。宫颈活检病理报告仅见炎细胞浸润，无癌变，心电图正常，心肺胸透正常。诊为更年期综合征，给予己烯雌酚、柴胡加龙骨牡蛎汤等治疗。曾住院4次，医治无效。因发作渐频，痛苦难忍，不堪折磨，病者欲寻短见，被人阻止。现患者阴道阵发性抽痛，疼痛剧烈，牵扯小腹外阴，难以忍受。形体瘦弱，面色晦暗，精神萎靡，表情抑郁，近期月经紊乱，多为提前，有时错后，约20天至2月不等，色黑有块，食少眠差，二便尚可，舌质暗红有瘀斑，苔少薄白，脉沉细弦。

中医诊断　阴痛；肝郁肾虚，气滞血瘀。

治法　疏肝理气，活血化瘀，滋补肝肾，佐助肾阳。

方药　红花15克，桃仁15克，当归25克，赤芍15克，白芍25克，丹参20克，延胡索20克，牛膝15克，寄生25克，枸杞子20克，熟地黄25克，香附20克，肉桂5克，生蒲黄15克，乳香10克，没药10克。

3剂水煎，日1剂分早晚2次服。

二诊　1980年12月6日。痛势略减，情绪安定。

方药　上方去寄生、枸杞子、熟地黄，加麦冬15克、黄精15克、五味子15克。

3剂水煎，日1剂分早晚2次服。

三诊　1980年12月10日。痛势大减，发作渐稀，食欲略增，舌质暗红瘀斑稍退。

方药　上方去肉桂、麦冬，加全蝎5克、蜈蚣2条，以增强镇痉息风、通络止痛之效。

7剂水煎，日1剂分早晚2次服。

四诊　1980年12月17日。疼痛缓解，停止发作，精神转佳。舌质暗红，瘀斑全退。

方药 上方去全蝎、蜈蚣、五味子、香附，加百合 15 克、柴胡 15 克、石菖蒲 15 克以疏肝理气，养血安神。

7 剂水煎，日 1 剂分早晚 2 次服。

按语： 阴道抽痛剧烈，日趋加重，患者不堪折磨，几寻短见，妇科检查异常，西药疗效不佳，此案实属少见。先生按其疼痛固定不移，舌质暗红有瘀点，脉象沉弦，辨证为气滞血瘀肝郁肾虚。以活血化瘀、滋补肝肾为主，佐以助肾阳，疏肝郁，疗效显著。更年期综合征属于特殊的血分病，《金匮要略》有"妇人之病，因虚、积冷、结气，为诸经水断绝"之说，认为年老肾衰，久积冷气，气血郁结，为本病的病机，应从气血郁结所致的瘀血来辨证，故活血化瘀是治疗本病的重要治则之一。

案 3　姓名：王某，女，37 岁，2012 年 4 月 18 日初诊。

主诉 性交后阴中疼痛 3 月余，加重 1 周。

初诊 自诉 3 个多月前性交后出现阴中疼痛，痛势较缓，未予以重视，1 周前疼痛突然加剧，持续至今未缓解，遂来就诊。阴中抽掣作痛，阴道干涩，带下量少，周身乏力，倦怠萎靡，双下肢无力，腰背酸痛，头晕目涩。舌淡，苔薄，脉沉细无力。末次月经 2012 年 3 月 11 日，否认妊娠。

中医诊断 阴痛；肝肾亏损。

治法 滋补肝肾，缓急止痛。

方药 熟地黄 30 克，山茱萸 20 克，山药 15 克，枸杞子 15 克，杜仲 15 克，肉桂 15 克，制附子 10 克，甘草 10 克。

14 剂水煎，日 1 剂分早晚 2 次服。

二诊 2012 年 5 月 7 日。服上药后仍有阴中疼痛，周身疼痛，腰酸减轻，余症均未见明显减轻。

方药 左归饮加吴茱萸 10 克，当归 25 克，甘草 10 克，延胡索 25 克，熟地黄 25 克，山药 15 克，枸杞子 15 克，茯苓 10 克，山茱萸 20 克。

14 剂水煎，日 1 剂分早晚 2 次服。

三诊 2012 年 5 月 21 日。诸症均除，阴中疼痛消除，精神见振。宗原法继服 14 剂以巩固前效。

按语： 阴痛又名"阴户痛""小户嫁痛"等，其最早始见于葛洪的《肘后备急方》，该书记载："若阴中痛，矾石二分（煎），大黄一分，甘草半分，末，绵裹如枣，以导之，取瘥。"《诸病源候论》中阴痛的病因病机论述如下："阴痛之病，由胞络伤损，致脏虚受风邪……其风邪乘气冲击而痛者，无疮但痛而已。"前阴为宗筋所聚之处，肝藏血，主筋，肝经循阴器；肾司二阴，足少阴之筋，结于阴器。故而阴痛的发生与肝肾二脏有密切的关系。不荣则痛，本案患者伴见阴道干涩，带下量少，乏力，腰酸头晕目涩等肝肾亏损的表现，脉沉细无力亦为肝肾不足之征。脉症结合，取右归饮来温补肾阳，然未取效，观其症候表现多偏于肝肾阴血不足，故易前方为左归饮化裁以滋补肝肾，缓急止痛，因症施治，故而取效。

案 4　姓名：李某，女，39 岁，2012 年 4 月 13 日初诊。

主诉 性交时阴中疼痛 5 月余。

初诊　病史：患者合房时阴中疼痛，合房后疼痛消失，如此反复持续 5 个多月，经盆腔 B 超和宫颈 TCT、HPV 检查排除宫颈器质性病变。其间经多方诊治，效果不显，故来我院门诊就诊。末次月经 2012 年 3 月 30 日。性交时阴中掣痛，连及少腹，难以继续，性交后疼痛缓解，平时无阴中疼痛，烦躁易怒，胸闷不舒。舌淡暗，有瘀斑，脉弦涩。

中医诊断　阴痛；气滞血瘀。

治法　行气活血，化瘀止痛。

方药　小茴香（炒）15 克，干姜 15 克，延胡索 15 克，没药 15 克，当归 20 克，川芎 20 克，官桂 15 克，赤芍 15 克，蒲黄 15 克，五灵脂 12 克。

7 剂水煎，日 1 剂分早晚 2 次服。

二诊　2012 年 4 月 22 日。服上药后性交疼痛缓解，胸闷减轻，出现下腹酸胀，矢气，舌淡暗，脉弦。

方药　乌药 15 克，木香 15 克，延胡索 15 克，香附 20 克，莪术 15 克，青皮 15 克，甘草 10 克。

14 剂水煎，日 1 剂分早晚 2 次服。

三诊　2012 年 5 月 4 日。服上药后下腹酸胀缓解，矢气消失，舌淡暗，脉沉。末次月经 2012 年 4 月 28 日，量多，色红，持续至今。

方药　海螵蛸 50 克，桑螵蛸 25 克，龟板 10 克，诃子 15 克，芡实 15 克，五倍子 15 克，白及 25 克，白果 15 克，锁阳 25 克，花蕊石 25 克，禹余粮 25 克。

14 剂水煎，日 1 剂分早晚 2 次服。

四诊　2012 年 5 月 13 日。药后血仍未止，无明显不适，舌淡暗，脉沉细。

方药　黄芪 25 克，白术 15 克，陈皮 15 克，生晒参 15 克，茯苓 15 克，炒枣仁 25 克，甘草 10 克，当归 20 克，木香 5 克，阿胶 15 克，旱莲草 50 克，海螵蛸 50 克，炙鱼鳔 15 克，诃子 15 克，五倍子 5 克。

7 剂水煎，日 1 剂分早晚 2 次服。

五诊　2012 年 6 月 13 日。2012 年 5 月 22 日行诊断性刮宫，刮宫后血仍未止，色褐，小腹坠痛，腰骶酸痛，舌淡暗，脉沉弱。

方药　慢特灵加三温，14 剂，水煎服。

六诊　2012 年 7 月 1 日。药后小腹坠痛得以缓解，腰骶酸痛消失，然血仍未止，舌淡暗，脉沉涩。

方药　丹参 25 克，当归 20 克，赤芍 15 克，桃仁 25 克，红花 15 克，全蝎 15 克，川芎 15 克，川牛膝 15 克，益母草 50 克，官桂 10 克，泽兰 25 克。

7 剂水煎，日 1 剂分早晚 2 次服。

七诊　2012 年 7 月 10 日。药后血止，诸症均除。

按语： 本案系情志郁结，气机不畅，气滞血瘀，而致阴部气血运行不畅，不通则痛，治疗上以少腹逐瘀汤化裁行气活血，化瘀止痛。此方源自《医林改错》，方中小茴香、干姜、官桂温经散寒；当归、川芎、赤芍养血活血行瘀；没药、蒲黄、五灵脂、延胡索活血化瘀止痛。二诊出现下腹酸胀、矢气等气滞的表现，故投以加味乌药汤加乌药散，加大行气活血之力，药后气机通畅则症消。三诊出现阴中下血，淋漓不断，先生分别用二蛸散、补气止血汤固胞脉、摄血止血，均未收效。后以诊断性刮宫希望止血的同时明确诊断，然亦未收效，终以过期饮活血化瘀，通经活络之法而止血。至此，观此病案，血瘀胞脉贯穿始终，旧血不去，新血不生，血不循经，故阴中下血数日不止。

【类　案】

案1　姓名：潘某，女，62岁。

主诉　阵发性阴中疼痛2年。

初诊　2年前患者开始出现阴中疼痛，辗转各大医院口服雌激素类药物及静脉滴注营养类药物未见明显缓解，后就诊于先生处，刻诊见患者阴中掣痛，连及少腹，烦躁易怒，善太息，舌红，苔薄，脉弦。

方药　柴胡15克，当归25克，黄芩15克，延胡索20克，陈皮15克，苍术15克，车前子10克，丹参20克，五灵脂15克，炒蒲黄15克，甘草10克。

水煎服。

二诊　服上方5剂后，患者阴痛缓解，在上述方药基础上加白芍15克，水煎服。

三诊　服5剂后，患者阴痛大减。

案2　姓名：葛某，女，48岁。

主诉　阵发性阴中抽痛5月余。

初诊　阴中刺痛，头晕，烦躁，多语，月经20天～3个月一至，腰酸乏力，少寐，口干不欲饮，痛甚烦躁不宁，坐卧不安，舌暗红，有瘀斑，苔少，脉沉弦。

方药　当归15克，生地黄15克，桃仁15克，红花10克，枳壳15克，牛膝15克，乳香10克，没药10克，寄生20克，枸杞子15克，赤芍15克，川芎10克。

水煎服。

3. 阴疮

案1　姓名：李某，女，38岁，1989年7月2日初诊。

主诉　患外阴溃疡4年。

初诊　患外阴部溃疡4年，初时因羞与人言，未及时诊治，后因局部疼痛，行走困难，给予西药治疗，但反复发作，且越来越重。阴部有米粒大小水泡，灼热疼痛，口干烦渴，心烦焦虑，带下量多，色黄，恶臭难闻，舌红苔黄，脉象弦数。妇科检查：外阴黏膜潮红，两侧小阴唇各有一个黄豆大小的溃疡面，边缘不齐，上覆一层淡黄色脓性分泌物。

西医诊断　外阴溃疡。

中医诊断　阴疮；湿热蕴结。

治法　清热解毒，理气和血。

方药　龙胆草15克，当归25克，生地黄25克，野菊花20克，生栀子15克，茯苓12克，黄芩15克，生山药15克，薏苡仁30克，金银花20克，车前子10克，柴胡15克，甘草5克。

5剂水煎，日1剂分早晚2次服。

服 5 剂后烦痛大减，效不更方，续用 5 剂，诸证若失，3 年随访，再无复发。

按语： 先生认为该病多为脾虚湿盛，肝胆郁热，挟湿下注，致阴部浸淫、破溃、痒痛难忍，甚者行走困难。或忽视卫生，感染病虫，虫蚀阴中，致阴部瘙痒、破溃，带下量多。湿热内蕴，阻于中焦，则口苦、目赤、胸闷。运用清热解毒的中药如龙胆草、野菊花、金银花清热解毒、泻火；应用扶正固本的中药如当归、生地黄补血养阴；茯苓、车前子、薏苡仁清热健脾、利湿；黄芩、栀子配柴胡清热坚阴，引入肝胆经，效果更佳；甘草解毒。

案 2　姓名：孙某，女，38 岁，1987 年 3 月 18 日初诊。

主诉　外阴干涩不适 3 天，疼痛 1 天。

初诊　患者 1 周前因家务事恼怒，3 天前感外阴部干涩不适，下坠，昨日下午出现外阴疼痛，自觉恶寒发热，晚间自测体温 37.6℃，未服药。外阴涩痛严重，排尿时加剧，行走不便，无恶寒发热，纳差，小便量少、色黄，大便秘结，3 至 4 日一行，舌暗红，苔薄黄，脉弦滑。以往月经规律，白带正常，无口腔及外阴溃疡病史。妇科检查：双侧小阴唇肿胀，内侧面共有 5 处溃疡，大者约 1cm×0.5cm，小者约 0.5cm×0.2cm，表面有许多灰黄色脓苔，不易剥离，触痛甚；阴道：分泌物不多，阴道黏膜无充血及溃疡；宫颈、子宫、附件未见异常。查血、尿常规正常。

西医诊断　外阴溃疡。

中医诊断　阴疮；热毒。

治法　清热解毒利湿。

方药　金银花 30 克，菊花 15 克，蒲公英 15 克，地丁 15 克，栀子 15 克，车前草 15 克，泽泻 15 克，生地黄 25 克，柴胡 10 克，丹皮 15 克，生麦芽 3 克，白芷 15 克，浙贝 10 克，生甘草 6 克。

7 剂水煎，日 1 剂分早晚 2 次服。

外洗方　金银花 30 克，连翘 20 克，败酱草 30 克，赤芍 25 克，丹皮 25 克，紫草 20 克，黄柏 15 克，土茯苓 30 克，蒲公英 20 克。

7 剂水煎，日 1 剂每晚 1 次坐浴。

二诊　1987 年 3 月 25 日。胃纳转佳，小便不黄，外阴疼痛明显减较，小阴唇肿胀已消，溃疡面积缩小、变浅。因大便仍干，内服方中加入大黄 10 克以泻热通便。3 剂水煎，日 1 剂分早晚 2 次服。

溃疡已愈合，随访未复发。

按语： 该案病起于暴怒之后，肝火横逆，木乘脾土，肝热脾湿，循肝经下注阴户，进而化为热毒。热毒炽盛，腐蚀血肉而致阴部溃烂。此时以热毒炽盛为主，湿热之瘀尚存，而肝火之证尚少。故方中以清热解毒泻火的金银花、连翘、蒲公英、野菊花、栀子为主药，辅以泽泻、车前草清利肝经湿热，用一味柴胡疏肝理气，治疗重在清热解毒疏肝，内服汤药，使全身症状很快得以改善，中药水煎坐浴使局部溃疡迅速得到控制。

案 3　姓名：王某，女，25 岁，2009 年 10 月 21 日初诊。

主诉　阴户红肿生疮 1 个月，加重 5 日，伴溃烂流脓。

初诊　患者 1 个月前外阴红肿生疮，形成脓腔，脓液积聚，就诊后诊断为前庭大腺肿，

遵医嘱进行保守治疗，取效甚缓，5 日前因剧烈运动后脓疡破溃，脓液淋漓，遂来就诊。阴户红肿热痛，伴瘙痒，溃烂流脓，脓液黏稠，淋漓不断，其气臭秽，伴见身热心烦，头晕目眩，便结尿赤。舌红，苔黄，脉滑数。

　　中医诊断　阴疮；湿热蕴结。

　　治法　清热解毒，除湿止痒，敛疮止痛。

　　方药　金银花 25 克，防风 15 克，白芷 15 克，血参 25 克，陈皮 15 克，甘草 10 克，赤芍 15 克，天花粉 25 克，浙贝 25 克，制乳香 10 克，制没药 10 克，皂角刺 15 克，土茯苓 50 克，石菖蒲 50 克，白花蛇舌草 35 克，蚤休 25 克，黄芪 25 克。

　　14 剂水煎，日 1 剂分早晚 2 次服。

　　二诊　2009 年 11 月 6 日。服药后阴户红肿瘙痒减轻，脓液量减少，溃烂面范围变小，全身伴随症状亦有所缓解，舌淡红，苔黄，脉滑稍数。

　　方药　继服上方 14 剂，水煎服。

　　三诊　2009 年 11 月 23 日。服药后阴户红肿瘙痒大减，脓液亦减，溃疡见愈合之势，身热不甚，余症均减，舌淡红，苔薄黄，脉滑稍数。

　　方药　龙胆草 35 克，土茯苓 50 克，石菖蒲 50 克，蒲公英 25 克，地丁 25 克，紫草 15 克，败酱草 35 克，焦栀子 15 克，黄芩 15 克，苦参 15 克，莪术 35 克。

　　14 剂水煎，日 1 剂分早晚 2 次服。

　　四诊　2009 年 12 月 10 日。服上药后阴户红肿痒痛均除，溃疡愈合，精神振奋，二便正常，余症均除。

　　按语：阴疮又名"阴蚀"，《疡医大全》书中云："妇人之性多偏而多郁，若有不遂，则心、肝、肾三经之火，勃然而起，遂致阴内生疮……阴中极痒，名疮，又名阴蚀疮。"可见本病多由情志损伤，肝郁犯脾，脾运失司而生内湿，湿郁化热，或外感寒热之邪，而致湿热蕴结，或寒湿凝滞，久则生疮。本病在辨证上应首辨寒热阴阳，治疗上遵循热者清之、寒者温之，湿者化之，坚者削之，虚者补之，下陷者托之的原则。本案结合患者症候表现和舌脉，辨为湿热蕴结之证，蕴结成毒，腐肉化脓，故阴户红肿热痛，溃烂流脓，脓液黏稠，淋漓不断，其气臭秽。治以清热解毒，除湿止痒，敛疮止痛，方选《校注妇人良方》中仙方活命饮加减化裁。方中金银花、白花蛇舌草、蚤休清热解毒；防风、白芷祛湿散风；陈皮、浙贝理气化痰；血参、赤芍、制乳香、制没药活血化瘀消肿；皂角刺活血软坚散结；土茯苓清热除湿；石菖蒲化湿行气，消肿止痛；黄芪益气固托；天花粉养阴清热；甘草解毒和中。效不更方，二诊继服前方，三诊时热毒之势已减，脓液亦减，治疗上易前方而以清热为主，佐以活血凉血，病终得愈。

【类　案】

案 1　姓名：李某，女，42 岁。

　　初诊　1988 年 6 月 5 日。因外阴红肿 3 天疼痛 1 天，行动不便就诊，妇科检查：双侧小阴唇肿胀，内侧面共有 2 处溃疡，表面有许多淡黄色脓苔，不易剥离，触痛甚，宫颈、子宫及附件无异常。壮热恶寒，纳差，小便量少，色黄，大便干，舌暗红，苔黄，脉滑数。辨证属热毒之证，治宜清热解毒利湿，内治与外治相结合。

方药 金银花 30 克，野菊花 15 克，蒲公英 15 克，地丁 15 克，栀子 10 克，夏枯草 15 克，泽泻 15 克，生地黄 15 克，柴胡 10 克，升麻 10 克，生麦芽 30 克，白芷 15 克，丹皮 15 克，生甘草 10 克。

水煎服。

金银花 30 克，连翘 20 克，败酱草 20 克，赤芍 15 克，丹皮 15 克，紫草 15 克，黄柏 10 克，土茯苓 30 克，蒲公英 15 克，红藤 10 克，柴胡 10 克。

纱布包裹后水煎熏洗。

案 2 姓名：陈某，女，47 岁。

初诊 1983 年 4 月 18 日。外阴瘙痒，抓之痒甚，小阴唇内侧见多个米粒大小水泡，灼热疼痛，破溃后有黄水流出，带下量多，色黄质稠，异味明显，恶寒发热，神疲倦怠，食少纳呆，舌红，苔黄腻，脉滑数。辨证属湿热蕴结之证。治宜清热解毒，理气和血。

方药 龙胆草 30 克，枳实 20 克，金银花 10 克，黄芩 15 克，泽泻 15 克，车前草 15 克，天花粉 15 克，茯苓 15 克，柴胡 15 克，赤芍 15 克，生甘草 10 克。

水煎服。

金银花 30 克，连翘 20 克，败酱草 30 克，赤芍 25 克，丹皮 25 克，紫草 20 克，黄柏 15 克，土茯苓 30 克，蒲公英 20 克。

水煎坐浴。

4. 阴吹

案 1 姓名：孙某，女，27 岁，1990 年 2 月 21 日初诊。

主诉 阴中有气排出 10 月余。

初诊 患者自 1988 年 10 月产后，自觉阴中有气排出，簌簌有声 10 余月，生育 1 胎，分娩时产程较长，产时出血较多。初起自觉阴中簌簌有声，状如矢气，每次持续 2 分钟左右，因难以启齿，又无其他不适，故不作理会。近半年每于劳累或精神紧张时，发作频繁，响声亦较前大。经朋友介绍而求治于先生。见患者面色萎黄，神疲乏力，声低气短，经行色淡，经血量略少，腰酸膝软，带下量多，质清稀。舌质淡，苔薄白，脉弦缓。妇科检查：外阴：已婚，可见阴道口约鸡卵大小阴道前壁膨出；阴道：通；宫颈：光滑；宫体：水平位，常大，常硬，活动可，无压痛；附件：未触及明显异常。

中医诊断 阴吹；中气下陷。

治法 升阳举陷。

方药 黄芪 60 克，党参 20 克，白术 15 克，当归 25 克，陈皮 15 克，升麻 10 克，柴胡 10 克，枳壳 15 克，炒川断 20 克，广木香 5 克，茯苓 15 克，炙甘草 6 克，金樱子 15 克，芡实 10 克，红枣 3 枚，生姜 3 片。

7 剂水煎，日 1 剂分早晚 2 次服。嘱避免劳累及情志刺激，节房事。

二诊 1990 年 3 月 1 日。药后阴吹发作持续时间及发作次数减少，唯觉脐周疼痛早晚及受凉后尤甚，舌淡苔薄白，脉弦紧。

方药 治守原方加小茴香 10 克，炮姜 10 克，艾叶 10 克，以温经散寒止痛。

7 剂水煎，日 1 剂分早晚 2 次服。

药后带下明显减少，腰不酸，脐周疼痛消失，阴吹已愈。考虑该产妇虽为初产，但产时出血耗气，故继以浓缩补中益气丸 8 粒，每日 2 次，连服 1 个月以调理善后。

按语： 妇人阴吹，首见于《金匮要略》，以后各家均宗是说，着重在腑实胃燥之阴吹。至明清时《医学发明》《医宗金鉴·妇科心法》提出中虚气陷，着重在脾气虚的阴吹。如《医宗金鉴·妇科心法》说："若气血大虚，中气下陷者，宜十全大补汤加升麻、柴胡以升提之。"先生认为本案是以脾虚气陷之阴吹，病位在下焦、冲任，与脾肾关系密切。方中黄芪为主药补中益气：党参、白术、炙甘草益气健脾，合主药补中益气；佐以陈皮理气和胃，当归养血；用升麻、柴胡、枳壳、木香协主药以升提下陷之阳气；另取川断补肾，水陆二仙丹（金樱子、芡实）固肾止带。全方共奏益气升提、健脾壮肾之功。

案 2　姓名：姜某，女，23 岁，1992 年 3 月 9 日初诊。

主诉　阴道排气 1 年多。

初诊　患者自诉阴道排气 1 年多，如矢气之状，频频作响。现患者阴道排气，如矢气之状，频频作响，略有乏力，心烦时有，白带量多，行经前胸胁胀痛，口干纳差，多梦易醒，二便可，舌苔薄白，舌质淡红，脉弦数。妇科检查：外阴：已婚；阴道：通；宫颈：轻度糜烂；宫体：水平位，常大，常硬，活动可，无压痛；附件：未触及明显异常。

中医诊断　阴吹；肝气不舒，肝经郁热。

治法　疏肝解郁，健脾理气。

方药　柴胡 15 克，白芍 20 克，当归 25 克，赤芍 15 克，牡丹皮 15 克，白术 10 克，郁金 15 克，香附 20 克，党参 20 克，甘草 5 克。

7 剂水煎，日 1 剂分早晚 2 次服。

二诊　1992 年 3 月 16 日。仍有阴道排气，但明显减轻，仍多梦易惊。

方药　原方加酸枣仁 20 克，龙骨 30 克。

7 剂水煎，日 1 剂分早晚 2 次服。

诸症悉除。

按语：《灵枢·经筋》云："足厥阴之筋……上循阴股，结于阴器，络诸筋。"肝喜条达，恶忧郁。肝气不疏，郁而化热，影响气机升降，清气不升，反成浊气，或肝木妄行，横侮脾土，脾气虚弱，不能化水谷精微为血，而下陷浊气，遁走前阴。《金匮要略》认为是"谷气之实"，《温病条辨》认为是"饮家阴吹"。先生从肝脾入手，故疏肝解郁，兼清郁热，健脾实土，使诸证得消。

案 3　姓名：姚某，26 岁，1984 年 4 月 26 日初诊。

主诉　阴中矢气频作，簌簌有声 3 个月。

初诊　患者 3 个月来阴中矢气频作，时有中脘胀痛，便后缓解。烦躁易怒，中脘胀痛时有，时轻时重，于便后腹胀缓解，胃纳尚可，大便结，三、五日一行，舌质红，苔白，脉沉缓。

中医诊断　阴吹；谷气之实。

方药　火麻仁 15 克，川厚朴 10 克，枳实 15 克，大黄（后下）5 克，杏仁 10 克，麦

芽 15 克，神曲 15 克，广木香 5 克，陈皮 15 克。

3 剂水煎，日 1 剂分早晚 2 次服。

服药后阴吹即止。一年后又发作一次，仍用上法治疗未再发。

按语：《金匮要略·妇人杂病脉证并治》中指出："胃气下泄，阴吹而正喧，此谷气之实也，膏发煎导之。"尤在泾释云："谷气实者，大便结而不通，是以阳明下行之气，不得从其故道而乃别走旁窍也。"先生认为本病例乃由于大便干结，闭而不通以致阳明之气，在下不能从后阴出出，在上又噫嗳不能，于是气不得泄，积于肠中，故采用了通下行气的治法一次治愈。

【类 案】

案 1　姓名：王某，女，26 岁。

初诊　1982 年 8 月 30 日。自觉阴中有气排出，声音低沉，犹如矢气之状，神疲乏力，自汗严重，胸闷气短，纳呆腹胀，小便可，大便总有便不净之感。舌淡，苔薄白，脉缓。辨证属中气下陷。治以升阳举陷。

方药　黄芪 60 克，党参 20 克，白术 15 克，当归 25 克，陈皮 15 克，升麻 10 克，柴胡 10 克，枳壳 15 克，山药 15 克，炙甘草 6 克，生姜 3 片，大枣 10 枚。

水煎服。

案 2　姓名：吴某，女，21 岁。

初诊　1989 年 5 月 2 日。阴中排气，如矢气之状，时作时止。急躁易怒，偶有乳胀，食少纳呆，嗳腐吞酸，善太息，大便先干后稀。舌淡红，苔薄黄，脉弦涩。

方药　柴胡 15 克，党参 25 克，山药 15 克，白芍 15 克，当归 15 克，白术 10 克，郁金 15 克，香附 20 克，枳壳 10 克，川芎 15 克，甘草 5 克。

水煎服。

案 3　姓名：赵某，女，22 岁。

初诊　1988 年 2 月 4 日。患者阴中排气，簌簌有声，口干口渴，多食易饥，口中黏腻、异味，急躁易怒，大便干，小便黄。舌红，苔黄，脉滑数。

方药　火麻仁 25 克，厚朴 10 克，枳实 15 克，大黄（后下）5 克，杏仁 10 克，芍药 15 克，麦芽 15 克，山楂 15 克，陈皮 15 克。

水煎服。

5. 阴肿

案 1　姓名：丁某，女，37 岁，1980 年 5 月 19 日就诊。

主诉　右侧外阴肿痛 4 个月。

初诊　患者流产后 1 个月，出现右侧外阴红肿，瘙痒，带下量多色黄黏稠、有腥臭味。在当地医院住院治疗 2 月余，病无好转。阴肿如初，黄带多，日渐消瘦，每于夜间发热，咽干口燥，心烦失眠，大便秘结。现患者右侧外阴肿痛，面色潮红，形体瘦削，呼吸气粗。肌肤触之灼热。舌质淡红苔薄黄，脉弦数。

中医诊断　阴肿；湿毒未尽，湿热下注。

治法　清热利湿，解毒。

方药　龙胆草15克，栀子15克，黄芩15克，柴胡15克，生地黄15克，车前子10克，泽泻15克，木通5克，连翘15克，当归25克，甘草5克。

4剂水煎，日1剂分早晚2次服。

外洗方　蒲公英30克，地丁30克，土茯苓30克，黄柏15克，鸡血藤20克，苦参15克。

4剂水煎，日1剂分早晚外洗。

二诊　1980年5月23日。服药4剂后，诉黄带减少，白带增多。

方药　原方加党参20克，黄芪30克。

水煎，日1剂分早晚2次服。

20余剂后病告痊愈。

按语： 先生认为阴户为宗筋之所会，宗筋肿痛者，多为肝经湿热郁滞所致，多用龙胆泻肝汤化裁，使湿热自去，加之外用洗药，直达病所，故能取效。

案2　姓名：李某，32岁，1980年3月10日初诊。

主诉　右侧外阴肿痛伴行动不便4天。

初诊　患者4天来右侧外阴肿痛伴行动不便，随即在门诊给予抗生素静脉滴注，治疗3天后无效，有逐渐加重之势，且肿胀疼痛明显，微痒。患者畏寒高热，口干欲饮但饮水不多，饮食减少，面色萎黄，神疲乏力倦怠，小便涩赤，大便干燥，舌淡，苔黄略腻，脉细数。妇科检查：右侧阴唇微红，肿胀，按之痛甚但无波动感，余未见异常。

西医诊断　前庭大腺囊肿。

中医诊断　阴肿；湿热蕴结，营血亏虚。

治法　清热利湿，活血养血。

方药　苍术15克，黄柏15克，牛膝15克，黄芩20克，茯苓20克，当归25克，生地黄25克，赤芍15克，红花10克，陈皮15克，甘草5克。

3剂水煎，日1剂分早晚2次服。

二诊　1980年3月13日。自诉无畏寒高热，精神较佳，口已不干，饮食有所增加，二便如常。查见肿胀消退，略有压痛感，继进上方3剂而愈。

按语： 先生认为该患是因湿热下注会阴，瘀血阻滞，营血亏虚受邪，热毒凝聚阴唇而成。三妙丸出自《医学正传》，是《丹溪心法》中二妙散加味而成。凉血四物汤出自《医宗金鉴》取其凉血清热，选方选三妙丸以治其标，合用凉血四物汤以治其本。从而体现了标本兼治之法，使湿除、瘀血去，热毒散、营血和，正盛邪衰，故病能速愈。同时，本病如在未成脓之前，单以内服治疗亦收捷效。

案3　姓名：陆某，女，34岁，2010年11月15日初诊。

主诉　外阴红肿胀痛17天，伴瘙痒。

初诊　孕 1 产 1，月经稀发，33~60 天一行，持续 2~3 天，量少，有血块，经前乳胀，经行小腹胀痛，腰骶酸痛。末次月经 2010 年 10 月 29 日。患者自 10 月 30 日出现外阴红肿胀痛，伴瘙痒，就诊于当地医院，查盆腔 B 超提示盆腔积液，遵医嘱局部上药（具体药物不详）后症状未见缓解，持续至今，遂来就诊。双侧阴门红肿胀痛，自觉灼热感，瘙痒，白带量多，色黄臭秽，口干心烦，尿频，尿黄，大便干结。舌淡红，苔薄黄，脉弦数。

中医诊断　阴肿；肝经湿热。

治法　清肝利湿，消肿止痛。

方药　龙胆草 20 克，黄芩（酒炒）20 克，山栀 20 克，泽泻 15 克，木通 15 克，车前子 15 克，当归 15 克，生地黄 20 克，柴胡 10 克，土茯苓 15 克，甘草 6 克。

14 剂水煎，日 1 剂分早晚 2 次服。服药同时，外用康妇消炎栓，每日睡前 1 次。

二诊　2010 年 12 月 1 日。服药后阴肿见消退之势，自诉无灼热感，仍有瘙痒，白带减少，色转白，口干、心烦有所缓解，二便趋于正常，舌淡红，苔转白，脉沉细。

方药　黄芪 50 克，肉桂 10 克，白芍 50 克，甘草 10 克，莪术 35 克，延胡索 25 克，橘核 25 克，荔枝核 25 克，青皮 25 克，当归 20 克，甲珠 15 克，龙胆草 25 克。

7 剂水煎，日 1 剂分早晚 2 次服。

三诊　2010 年 12 月 9 日。服药后阴痒消失，白带恢复正常，二便正常，余症均除，病告痊愈。

按语：阴肿又称"阴户肿痛"，该病始见于《诸病源候论》，该书云："夫妇人阴肿者，是虚损受风邪所为，胞经虚而有风邪客之，风气乘于阴，与血气相搏，令气血否涩，腠理壅闭，不得泄越，故令阴肿也。"临证时需根据外阴局部病象和全身症状综合辨证，本案肝经郁而生热，肝木乘脾，脾虚湿盛，湿热互结而下注冲任，壅滞于前阴，经脉失畅，而致阴肿，先生选用《医宗金鉴》中清泻肝胆湿热的经典方剂龙胆泻肝汤加味，方中龙胆草泻肝胆实火，清下焦湿热；黄芩、山栀清肝泻火；当归、柴胡、生地黄疏肝养血，兼以活血凉血；泽泻、木通、车前子利水渗湿；土茯苓清热除湿；甘草调和诸药，兼以解毒。二诊，改加龙胆草，意在清泻肝热的同时偏重益气养血，滋补肝肾，缓急止痛，因病久气血必当虚耗，故以补虚为主，终以告捷。

案 4　姓名：徐某，女，41 岁，2010 年 10 月 18 日初诊。

主诉　外阴红肿 20 日。

初诊　患者近日来劳累过度，于 20 日前出现外阴红肿，查盆腔 B 超提示盆腔未见异常，持续至今，故来就诊。该患月经周期规律，量中等，色暗有块，现外阴红肿疼痛，肿势不甚，皮色稍暗，伴乏力倦怠，腰背酸痛。舌淡暗，苔薄白，脉沉涩。

中医诊断　阴肿；气虚血瘀。

治法　补气逐瘀，消肿散结。

方药　参芪失笑散。

黄芪 50 克，党参 25 克，蒲黄 25 克，五灵脂 15 克，海螵蛸 50 克，诃子 15 克，锁阳 25 克，三七粉 3 克，五倍子 10 克。

14 剂水煎，日 1 剂分早晚 2 次服。

二诊 2010年11月3日。服上药14剂后肿势消退，腰背酸痛缓解，余症均减，舌淡暗，苔薄白，脉沉。效不更方，续服10剂而愈。

按语：本案患者系因劳累过度，正气虚损，气虚鼓动无力，血行不畅，而致冲任瘀阻，阴部经脉瘀滞。治宜补气逐瘀，消肿散结。先生以失笑散为基础方，加减化裁。失笑散是治疗瘀血所致多种疼痛的基础方，原书主治见《太平惠民和剂局方》："治产后心腹痛欲死，百药不效，服此顿愈。"《医宗金鉴·删补名医方论》中录吴于宣云："凡兹者，由寒凝不消散，气滞不流行，恶露停留，小腹结痛，迷闷欲绝，非纯用甘温破血行血之剂，不能攻逐荡平也。是方用灵脂之甘温走肝，生用则行血；蒲黄甘平入肝，生用则破血；佐酒煎以行其力，庶可直抉厥阴之滞，而有推陈致新之功。甘不伤脾，辛能散瘀，不觉诸症悉除，直可以一笑而置之矣。"提出该方可应用于气滞或寒凝等所致气血瘀滞导致的各种疾病。先生在该方基础上加入参、芪益气固脱；海螵蛸、诃子、锁阳、五倍子收敛固涩，敛疮生肌；三七粉活血止血，消肿散瘀。全方合用，使瘀血得去，脉道通畅，则诸症自解。

【类 案】

案1 姓名：黄某，女，39岁。

初诊 1999年3月18日。外阴部明显红肿，疼痛，伴发热，两胁胀痛，口苦咽干，带下量多，色黄，有臭味，小便短赤，大便不爽，舌红，苔黄腻或黄厚，脉弦数或濡数。

方药 白芷20克，防风15克，龙胆草15克，栀子15克，黄芩15克，柴胡15克，生地黄15克，车前子10克，泽泻15克，木通5克，连翘15克，当归25克，甘草5克。

水煎服。

案2 姓名：张某，女，37岁。

初诊 外阴肿胀，潮红灼痛，形体肥胖，带下量多，黏稠臭秽，头晕目眩，口苦咽干，身热心烦，大便干结，舌红，苔黄，脉滑数。

方药 金银花20克，蒲公英20克，苍术15克，黄柏15克，牛膝15克，黄芩20克，茯苓20克，当归25克，生地黄25克，赤芍15克，红花10克，陈皮15克，龙胆草15克，甘草5克。

水煎服。

桂枝15克，防风15克，紫花地丁25克，生地黄15克，苦参15克，荆芥10克，苍术10克，蒲公英30克，黄柏15克。

水煎，局部熏洗坐浴。

6. 阴挺

案1 姓名：郑某，女，62岁，1992年11月22日初诊。

主诉 阴中有物突出1年。

初诊 绝经10年，近1年自觉阴中有物突出外阴，阴道坠胀不适，劳累后加重。现症见自觉阴中有物突出，腰酸乏力，双侧下肢浮肿，晨起腹泻，舌体胖大有裂纹，苔白腻，脉细沉。

西医诊断　子宫脱垂。

中医诊断　阴挺；脾肾两虚，中气下陷。

治法　补益脾肾，托举固脱。

方药　黄芪 50 克，白术 15 克，升麻 10 克，当归 25 克，木香 5 克，枳壳 15 克，桑寄生 20 克，川续断 20 克，淫羊藿 15 克，菟丝子 10 克，山茱萸 15 克，茯苓 10 克，乌药 10 克，陈皮 10 克，厚朴 15 克，炙甘草 10 克。

14 剂水煎，日 1 剂分早晚 2 次服。

二诊　1992 年 12 月 5 日。服药后自觉子宫脱垂明显好转，晨起腹泻减轻，乏力好转。

方药　继服前方，经上方加减治疗 1 个月，患者诸证痊愈，诸恙未呈。

按语：《医宗金鉴·妇科心法要诀》云："少妇人阴挺，或因包络伤损，或因分娩用力太过，或因气虚下陷，湿热下注……"。患者子宫脱垂伴五更泻，病程较长，脾肾不足，先生在治疗上注重"治病必求其本"，遵循"虚则补之，陷则升之"的原则，用黄芪补气升阳，黄芪甘温，长于补气，又能升发脾胃清阳之气，最适于中气下陷之证。桑寄生、川续断补益肝肾，通利血脉。菟丝子、山茱萸补肾固脱，菟丝子为补脾肾肝三经要药，补不足，益气力。白术健脾益气，升麻升阳举陷。木香、枳壳、乌药行气固脱。甘草益气且能调和诸药。诸药合用，集补益肝肾、补中益气、升阳举陷于一方，故取效明显。

案 2　姓名：刘某，女，39 岁，1980 年 10 月 20 日就诊。

主诉　主诉：少腹重坠两个月。

初诊　少腹重坠，每久立、远行、劳累后加重，历时已两个月。现患者少腹重坠，神疲乏力，口渴心烦，带下量多，尿赤便秘，唇干舌赤，苔白稍腻微黄，脉弦略数。经妇科检查诊断为子宫脱垂Ⅱ度。

西医诊断　子宫脱垂。

中医诊断　阴挺；肝经郁热，湿热下注。

治法　清肝泻火，升阳举陷。

方药　益母草 30 克，龙胆草 15 克，栀子 15 克，黄芩 15 克，生龙牡（捣）各 30 克，荔枝核 15 克，泽泻 10 克，枳壳 20 克，车前子（布包）10 克，知母 10 克，黄柏 10 克，柴胡 10 克，升麻 10 克。

7 剂水煎，日 1 剂分早晚 2 次服。

二诊　1980 年 10 月 27 日。药后小便赤色已去，口渴心烦均减，舌无黄苔，脉来略弦，它症亦大有转机。

方药　前方枳壳减半，去车前子、知母、黄柏，加桑寄生 25 克，当归 25 克，苍白术各 15 克。

7 剂水煎，日 1 剂分早晚 2 次服。

三诊　1980 年 11 月 3 日。服药后，经妇科检查已正常，余证亦随之除。

按语：先生根据《医宗金鉴·妇人心法要诀》中说："妇人阴挺……属热者，必肿痛，小便赤数，宜龙胆泻肝汤。"脉证合参，而投龙胆泻肝汤治者，以清肝泻火为主，寓举陷于清泻之中。

案 3 姓名：刘某，女，47 岁，2010 年 12 月 22 日初诊。

主诉 子宫脱出 5 月余，加重 1 周。

初诊 患者 5 个多月前进行体力劳动后自觉阴中有物下坠，前往当地医院就诊，经检查诊断为子宫脱垂Ⅱ度，遵医嘱口服中成药（具体药物不详）后获效，然停药或劳累后病情如故。1 周前因劳累病情加重，故来就诊。妇科检查：外阴发育正常，阴道通畅，宫颈Ⅱ度脱垂，余未查。阴中有物脱出，经久不收，伴腰酸，小腹畏寒，疲惫乏力，气短懒言，面色㿠白，小便频数。舌淡，少苔，脉沉弱。

西医诊断 子宫脱垂。

中医诊断 阴挺；脾肾虚寒，中气下陷。

治法 益气温阳，升阳举陷。

方药 补中益气汤加枳壳 25 克，肉桂 10 克，锁阳 25 克，刺猬皮 25 克，小茴香 15 克。

14 剂水煎，日 1 剂分早晚 2 次服。

二诊 2011 年 1 月 9 日。服药 14 剂后，自觉阴中之物回返，腰酸缓解，精神状态良好，余症皆减，仍以上方治疗 1 个月，诸症均除，随访 1 年未见复发，且可进行轻度的体力劳动。嘱其增强体质，加强营养，规律作息时间，保持大便通畅，避免增加腹压和重体力劳动。

按语： 子宫脱出又名阴挺，正如《景岳全书》所载："妇人阴中突出如菌如芝，或挺出数寸，谓之阴挺。"其中对于其病因论述为："此或因胞络伤损，或因分娩过劳，或因郁热下坠，或因气虚下脱，大都此证。"脾为后天之本，气血生化之源，脾虚则纳运不健，中气虚衰；肾为先天之本，元气之根，系于胞脉，肾气受损，则胞络松弛，因而可脱垂。本案患者在过劳后发病，并且可见疲惫乏力，气短懒言等中气不足之症，伴见腰酸，小腹畏寒，面色㿠白，小便频数等阳虚失于温煦的表现，故治疗上以益气温阳、升阳举陷为大法，方用补中益气汤化裁。本案在该方基础上加入枳壳理气宽中；肉桂、小茴香温补脾肾之阳；锁阳、刺猬皮收敛固涩。该方取自李东垣所著的《脾胃论》一书，被后世医家推崇至极，该方旨在"升补元气"，根据"虚者补之，陷者举之，脱者固之"的原则，在升提收涩的同时，以益气升提，升阳固脱为主。

【类　案】

案 1 姓名：徐某，女，36 岁。

初诊 2008 年 5 月 29 日。已婚，生育两胎，自述 3 个月前去外地打工，过度劳累，渐觉阴中似有物脱出，坠胀不适，劳则加剧，四肢无力，少气懒言，伴带下量多，质稀色白，形体消瘦，面色无华，舌淡苔薄，脉虚细。

方药 黄芪 30 克，党参 15 克，白术 10 克，陈皮 15 克，升麻 10 克，柴胡 15 克，炙当归 10 克，枳壳 10 克，金樱子 10 克，乌梅 10 克，甘草 10 克。

水煎服。

案 2　姓名：段某，女，47 岁。

初诊　2005 年 8 月 22 日，子宫下移，劳则加剧，小腹下坠，神疲乏力，少气懒言，带下量多，色白质稀，面色少华，舌淡，苔薄，脉缓弱。

方药　黄芪 30 克，党参 15 克，当归 15 克，陈皮 15 克，升麻 10 克，柴胡 15 克，白术 15 克，枳壳 20 克，肉苁蓉 10 克，炙甘草 10 克。

水煎服。

黄芪 50 克，枳壳 30 克，乌梅 15 克，升麻 15 克，柴胡 15 克，蛇床子 30 克。

水煎趁热熏洗，每天熏洗 2 次。

案 3　姓名：李某，女，39 岁。

初诊　2004 年 5 月 16 日，自觉阴部有物脱出，小腹下坠，胸胁胀痛，有灼热感，带下量多，有臭味，口苦咽干，小便短黄，舌红，苔黄腻，脉弦滑而数。

方药　黄芪 30 克，龙胆草 15 克，黄芩 15 克，生龙牡各 30 克，知母 10 克，枳壳 20克，黄柏 10 克，柴胡 15 克，升麻 10 克，茯苓 15 克，香附 10 克。

水煎服。

7. 阴枯

姓名：崔某，女，55 岁，2011 年 1 月 19 日初诊。

主诉　自觉阴道干涩不适 2 年余，伴性交疼痛。

初诊　自绝经 2 年后出现阴道干涩不适，性交疼痛，性欲低下，经多方治疗症状未见缓解，遂来就诊。妇科检查：外阴阴毛脆，容易脱落，大阴唇干瘪萎缩，小阴唇和阴蒂萎缩变小，皮肤失去弹性，阴道松弛，余未查。自觉阴道内涸枯感，性交疼痛，性欲低下，阴道分泌物量少，头晕耳鸣，腰酸腿软，手足心热，尿频。舌淡红，少苔，脉沉弱。

中医诊断　阴枯；肾阴亏耗。

治法　滋补肾阴，生津润燥。

方药　加减复脉汤加减。

熟地黄 20 克，山茱萸 15 克，当归 20 克，枸杞子 15 克，生地黄 30 克，白芍 20 克，阿胶 15 克，火麻仁 20 克，麦冬 25 克，甘草 10 克。

14 剂水煎，日 1 剂分早晚 2 次服。

二诊　2011 年 2 月 4 日。自诉在公共浴池洗澡后出现外阴瘙痒，尿道灼热感，尿痛，舌淡红，苔薄黄，脉沉。

方药　慢特灵加土茯苓 50 克，石菖蒲 50 克，紫草 25 克，败酱草 50 克，重楼 25 克，白花蛇舌草 35 克，穿心莲 15 克。

14 剂水煎，日 1 剂分早晚 2 次服。

三诊　2011 年 2 月 18 日。服上药后外阴瘙痒消失，尿道不适感亦消失，舌淡，苔薄白，脉沉。

方药 嘱其继服加减复脉汤加味 14 剂，诸症均除，疾病得愈。

按语： 阴枯是指女性外阴、阴道腺体分泌不足，干燥枯涩，甚者绝无，致使外阴、阴道内津液不足，湿润不够，同时，由于尿道和膀胱黏膜也多伴有萎缩，使尿道缩短，膀胱肌张力减弱，可出现尿频、尿失禁等排尿困难。绝经后受卵巢分泌雌激素水平降低的影响，阴道壁萎缩，黏膜变薄，上皮细胞内糖原含量减少，阴道内 pH 上升，局部抵抗力降低，致病菌易入侵繁殖引起炎症，导致老年性阴道炎的发生。《医学正传》中记载："夫两肾固为真元之根本，性命之所关，虽为水藏，而实为相火寓乎其中，象水中之龙头，因其动而发也。"根据中医理论，肾主水，藏精，阴部主赖阴精津液的滋养，本案患者已过七七之年，肾虚而天癸竭，肾阴不足，则阴精津液亏少，不能润泽阴户，因而出现阴道内干涸枯涩。加减复脉汤以生地黄化血填阴濡润筋脉；麦冬泌血中之清气以滋液，火麻仁泌血中之浊气以续脉；阿胶、白芍滋血之源；又加入熟地黄、山茱萸、当归、枸杞子滋补肾阴。二诊，由于外邪入侵，患者出现外阴瘙痒，尿道灼热感，尿痛等证候表现，遵循急则治其标、缓则治其本的原则，先生先以慢特灵加大量清热之品清热解毒，利湿止痒，待上述症状缓解后，续以加减复脉汤加味滋补肾阴，生津润燥，使顽疾终愈。

8. 白驳风

姓名： 徐某，女，33 岁，2010 年 5 月 18 日初诊。

主诉 两侧腹股沟处白斑 1 个月余，外阴囊肿伴瘙痒 5 日。

初诊 1 个月前两侧腹股沟处出现白斑，无痛痒，未予重视，1 周前在当地医院诊断为白癜风，故来就诊。两侧腹股沟处约 4cm×3cm 大小白斑，境界清楚，无痛无痒，外阴囊肿，局部瘙痒，腰酸耳鸣，目涩寐差，饮食二便可。舌红，少苔，脉细数。

中医诊断 白驳风；肝肾不足，湿热下注。

治法 滋补肝肾，清利下焦湿热。

方药 龙胆泻肝汤加浙贝 25 克，白及 25 克，花粉 25 克。

龙胆草 20 克，黄芩（酒炒）20 克，山栀 20 克，泽泻 15 克，木通 15 克，车前子 15 克，当归 15 克，生地黄 20 克，柴胡 10 克，甘草 6 克。

14 剂水煎，日 1 剂分早晚 2 次服。同服白驳丸，每日 1 次，每次 1 丸。

二诊 2010 年 6 月 3 日。服上药后白斑中央出现褐色斑点，外阴囊肿消退，余症均减，舌淡红，苔薄白，脉细。此后继服白驳丸，3 个月后白斑变为浅褐色，皮色基本恢复正常。嘱其慎起居，畅情志，饮食均衡，忌辛辣刺激之物。

按语： 白驳风是一种原发性色素脱失性皮肤病，又名"白癜"，相当于西医的白癜风，多发于青年女性。白癜之名首见于隋代《诸病源候论》："白癜风者，面及颈项身体皮肉色变白，与肉不同，亦不痒痛，谓之白癜风。"其发病原因尚不明确，中医认为，该病总由气血失和所致。结合舌脉和症候表现本案可辨为肝肾不足之证，其外阴囊肿，局部瘙痒又由湿热下注所致。治疗上分而治之，以白驳丸内服滋补肝肾，主疗白驳风，以龙胆泻肝汤加味水煎服清利下焦湿热，主疗外阴囊肿。丸者"缓"也，白驳丸起效较缓，但疗效持久，尤宜于正虚体弱者。攻补兼施，疾病得愈。

9. 硬下疳

姓名：黄某，女，33 岁，2010 年 10 月 25 日初诊。

主诉 外阴疳疮反复发作 1 年余。

初诊 1 年多前体检时发现外阴疳疮，无明显不适症状，一段时间后可自愈，但反复发作，在当地医院检查，提示：梅毒螺旋体抗原血清试验（＋），诊断为梅毒，经西医治疗后未效，故来就诊。妇科检查：大小阴唇处可见单个丘疹，直径 1cm 左右，境界清楚，边缘稍隆起，呈肉红色，上有少量渗出物，边缘及基底部呈软骨样硬度，余未查。病变局部不痛不痒，伴口苦口干，心烦易怒，小便黄赤，大便秘结。舌红，苔黄，脉细数。

中医诊断 硬下疳；热毒蕴结。

治法 清热解毒，去腐生肌。

方药 三仙丹 5 克，轻粉 5 克，玄明粉 10 克，天麻 25 克，僵蚕 25 克，珍珠粉 15 克，麝香 5 克，枣肉 25 克，冰片 10 克。

20 剂，共为细末，入胶囊，一次 4 粒，每日二次，外用，治疗期间禁止性生活。

二诊 2010 年 11 月 8 日。服上药后外阴疳疮质变软，口苦口干，心烦易怒症状缓解，二便正常，舌淡红，苔薄黄，脉滑。

方药 效不更方，宗原法续服上方 4 个月后查梅毒螺旋体抗原血清试验（－）。

按语：梅毒属于中医"硬下疳""疳疮""霉疮""花柳病"等范畴，其最早记载见于《岭南卫生方》，《本草纲目》中记载用水银、土茯苓等治疗本病，《霉疮秘录》中有使用砒剂治疗梅毒的记载。本案患者病属一期梅毒，表现为硬下疳。先生认为本病是由感受淫秽邪毒，热毒相互蕴结而致病，治疗上应以清热解毒、去腐生肌为大法。方中三仙丹、轻粉拔毒去腐，生肌敛疮；玄明粉、珍珠粉清热解毒，泻热通便，软坚散结；麝香、冰片活血去腐，消肿散结。诸药合用而奏全功，邪去正安则病愈。

六、乳房疾病

1. 乳癖

案 1 姓名：牟某，女，30 岁，未婚，2010 年 11 月 19 日初诊。

主诉 双侧乳房胀痛、压痛 5 月余。

初诊 既往月经周期规律，月经量稍少，色暗，有血块。患者平素性情急躁，5 个多月前无明显诱因出现双侧乳房胀痛、压痛，每于经前期加重，经期后疼痛稍有缓解，持续至今，前来就诊。末次月经 2010 年 11 月 12 日。触诊：两乳内上象限可触及散在豆粒样肿物，边界清，轻压痛，表面皮肤无红肿，腋下淋巴结无肿大。现经期结束，两乳胀痛、压痛均有所缓解。舌淡暗，苔白，脉弦涩。

中医诊断 乳癖；肝郁血瘀。

治法 疏肝理气，活血破瘀，软坚散结。

方药 化核汤。

鹿角霜 50 克，甲珠 15 克，王不留行 25 克，延胡索 25 克，莪术 25 克，青皮 35 克，乌药 25 克，钩藤 25 克，商陆 10 克，皂刺 15 克，路路通 15 克，漏芦 50 克。

14 剂水煎，日 1 剂分早晚 2 次服。化乳癖贴，20 贴，每日 1 次，每次 1 贴，外用。

二诊 2010 年 12 月 3 日。自觉疼痛有所减轻，舌淡，苔白，脉滑。

方药 继服上方 14 剂，水煎服。

三诊 2010 年 12 月 22 日。末次月经 2010 年 12 月 13 日，月经量有所增多，色暗，有血块。服药后经前乳房胀痛、压痛均明显减轻，舌淡，苔白，脉滑。

方药 继服上方 14 剂，水煎服。化乳癖贴，30 贴，每日 1 次，每次 1 贴，外用。

四诊 2011 年 1 月 22 日。末次月经 2011 年 1 月 13 日，月经量恢复正常，色红，无血块。药后疼痛消失，查乳房内肿物消失。嘱其平日注意调节心情，随访 1 年，未再复发。

按语：乳癖病名最早见于汉代《中藏经》，清代《疡科心得集》对该病有具体描述："乳中结核，形如丸卵，不疼痛，不发寒热，皮色不变，其核随喜怒为消长，此名乳癖。"《疡医大全·乳癖门主论》言："乳癖……多由思虑伤脾，怒恼伤肝，郁结而成也。"乳癖之为病，多由肝郁、气滞、痰凝、血瘀蕴结成块。该患平素性情急躁而致肝气郁滞；肝经循行过乳房，故肝气郁滞易致两乳房胀痛、压痛，气滞日久而致血瘀，瘀血结于乳房，故双乳可及肿物。治宜疏肝理气，活血破瘀，软坚散结。先生选用自拟经验方化核汤，方中鹿角霜温壮命门之火，温通血行；延胡索、甲珠行气散结，化瘀消积；王不留行、路路通、漏芦通络消肿而收功；莪术行气破血，消积止痛；青皮、乌药疏肝理气，消积化滞，引药直入肝经。诸药合用，顾合气滞、血瘀之乳癖病机，所以有效。治疗上先生还辅以外治之药，外治之法，即内治之理；外治之药，亦即内治之药，所异者法耳。局部贴敷用药，可减少和缩短体内循环过程，使药效直达病所，与内治之药合用，可达到事半功倍的效果。

案 2　姓名：觉某，女，22 岁，2011 年 5 月 13 日初诊。

主诉　双乳胀痛，反复发作半年余，加重 1 周。

初诊　既往月经周期规律，月经量多，色略黑，夹有血块。半年多前因过度劳累，熬夜，饮食、起居不规律，出现双侧乳房隐隐胀痛，每于月经干净后发作或加重，未予系统治疗，持续至今，于 1 周前疼痛加剧，故来就诊。末次月经 2011 年 5 月 3 日。触诊：左乳 3 点处可触及一结节，约鸽蛋大，边缘光滑，活动度佳，压痛不明显。右乳 6 点处触及结节，9 点处触及约指甲大小结节，活动度佳，压痛不显，腋下淋巴结无肿大。双侧乳房胀痛甚，皮色不变，腋下淋巴结胀痛，触之更甚，双臂伸举不便，伴少气懒言，倦怠乏力，爪甲不荣，面色无华，纳差，睡眠欠佳。舌淡，苔薄白，脉沉细，寸脉尤弱。

中医诊断　乳癖；气血两虚，肾虚血瘀。

治法　益气养血，滋肾活血。

方药　补血汤。

黄芪 50 克，生晒参 15 克，枸杞 25 克，龟板胶 15 克，当归 20 克，酸枣仁 25 克，桑椹子 25 克，阿胶 15 克，炙鱼鳔 15 克，旱莲草 50 克，鹿茸粉 4 克（冲服）。

14 剂水煎，日 1 剂分早晚 2 次服。

二诊　2011 年 5 月 30 日。药后双乳胀痛减轻，自觉较药前精力充足，乏力倦怠症状均改善，面色红润，爪甲颜色恢复正常，饮食、睡眠尚可，舌淡，苔薄白，脉沉。

方药　继服上方 14 剂，水煎服。

三诊　2011 年 6 月 14 日。末次月经 2011 年 6 月 4 日，月经量中等，色略暗，无血块。服药后，此次经净后双乳胀痛未发作，结节明显减小，余症均除，睡眠正常，舌脉正常。继服 1 个月，双乳胀痛消失，双侧结节消失。嘱其避免过度劳累，合理膳食，规律作息。随访 1 年未复发。

按语： 该型患者仍为乳癖之证，但病起因虚而来。劳逸过度损伤脾气，脾虚气弱则气血运化无权，不能生血、行血。且久病伤肾，肾藏精，肾虚则精不能化血，而致气血愈虚。血虚则乳络失养，气虚推动无力不能行血易致血瘀，瘀结乳络，气血通行不畅而生肿块，为本虚标实之证，治当益气养血，滋肾活血，方用自拟经验方补血汤。方中黄芪、生晒参甘温补气；龟板胶、枸杞、鹿茸粉、旱莲草滋肾养血；阿胶、当归、桑椹子补血滋阴，兼以养血活血，使活血而不伤阴；酸枣仁养血安神。诸药合用，直达病所，亦即治病求本之义。

案 3　姓名：杨某，女，47 岁，已婚，2011 年 7 月 22 日初诊。

主诉　经前左侧乳房胀痛反复发作 2 年。

初诊　患者既往月经周期 30～40 日，持续 2～4 日，量少，色暗，偶有血块。甲状腺功能减退病史 5 年，2 年前患者出现经前左侧乳房胀痛，查乳腺钼靶提示：左乳小叶增生。其间曾口服逍遥丸、柴胡舒肝丸等中成药，未见明显改善，遂来就诊。末次月经 2011 年 7 月 20 日。触诊：左侧乳房 3 点处可触及结节，大如鸡卵结块，边缘清楚，表面光滑，活

动度佳，压痛不明显，皮色不变，腋下淋巴结无肿大。经前左侧乳房胀痛，伴腰膝酸软，两目昏花，睡眠不佳。舌质红，少苔，脉细微数。

中医诊断 乳癖；肝肾不足，冲任失调。

治法 滋补肝肾，调补冲任。

方药 龟鹿二仙胶加角霜 50 克，青皮 35 克。

龟板胶 15 克，鹿角胶 15 克，黄芪 50 克，生晒参 15 克，枸杞 25 克，巴戟天 25 克，仙茅 15 克，沙苑子 25 克，五味子 15 克。

14 剂水煎，日 1 剂分早晚 2 次服。

二诊 2011 年 8 月 5 日。药后胀痛减轻，余症均减，睡眠转佳。效不更方，继投 14 剂，结节消退，乳癖痊愈。随访 1 年未见复发。

按语：该患为乳癖之证，同时兼见月经后期伴量少。本案患者已近七七之年，肾气渐衰、天癸将竭，气血亏虚，肝肾不足，冲任失调，则气血行滞，积瘀于乳房，而成乳癖故生乳癖之证。先生以龟鹿二仙胶化裁滋补肝肾，调补冲任。方中黄芪、生晒参、龟板胶、鹿角胶、巴戟天、枸杞补益气血，滋养肝肾，益冲任之源，源盛则流自畅，血旺则病自愈；仙茅温肾壮阳；沙苑子、五味子补肝益肾，生津固精。滋水涵木，上濡以泽，遂归平复。

2. 乳痈

案 1 姓名：觉某，女，23 岁，2011 年 5 月 13 日初诊。

主诉 左侧乳房肿胀、疼痛 10 天，破溃 1 天。

初诊 既往月经周期规律，月经量中等，色红，无血块。10 天前左侧乳房出现肿胀，有痒感，周围皮肤焮红，伴疼痛。于当地社区医院就诊，诊断为"乳痈"，保守治疗效果不佳，肿胀未见消退。于昨日肿胀处破溃，遂来就诊。末次月经 2011 年 5 月 3 日。触诊：左侧乳房 3 点处见皮肤破溃，周围红，皮湿，皮温增高，腋下淋巴结无肿大。疮口疼痛，手足发热，便秘溲赤，饮食尚可。舌红苔薄，脉滑数。

中医诊断 乳痈；热毒炽盛。

治法 清热解毒，消肿止痛。

方药 浙贝 25 克，白及 25 克，花粉 50 克，公英 25 克，地丁 25 克，紫草 35 克，败酱草 50 克，漏芦 50 克，黄芪 25 克，皂刺 10 克，芦根 50 克。

14 剂水煎，日 1 剂分早晚 2 次服。

二诊 2011 年 5 月 30 日。药后破溃处即流脓，疮口较前变小，疼痛减轻，仍有痒感，手足稍热，二便及饮食尚可，舌略红，脉数。

方药 上方加黄连 10 克，苦参 15 克，14 剂，水煎服。

三诊 2011 年 6 月 17 日。末次月经 2011 年 6 月 4 日，月经量中等，色红，无血块。服药后，左乳红肿痛痒全消，疮口愈合，二便及饮食正常，舌脉如平。

按语：乳痈相当于西医的急性化脓性乳腺炎，是常见的乳房急性化脓性疾病。中医对本病的记载，最早见于《针灸甲乙经》。本案患者发病原因可由感邪之后，邪伏热郁而致热毒炽盛，发于局部而成乳痈。治疗上宜清热解毒，消肿止痛。组方中应用大队清热解毒之品，公英甘寒清解，苦以开泄，功专解毒消肿，为治乳痈之要药；地丁、紫草、败酱草、漏芦清热解毒，凉血消肿，其中败酱草兼有消痈排脓，活血行瘀之效，漏芦还可通乳；花粉、芦根清热泻火，排脓消肿；皂刺消肿排脓之力强，可消毒透脓外出；浙贝清热散结；白及化瘀止血、生肌；黄芪补气固表之余，还可托毒排脓、生肌。二诊，患者疮口仍有痒感，手足稍热，先生又加入黄连、苦参，其性苦寒，可清热燥湿止痒。

案2　姓名：张某，女，31岁，2011年3月16日初诊。

主诉　右乳痈破溃行切开术后1月余，左乳下痈起2日。

初诊　既往月经周期规律，月经量稍多，色红，无血块。患者于2011年2月末因右侧乳痈破溃后，于当地医院诊断为乳管病，遵医嘱行乳痈切开术，2日前左乳下见痈起，故来就诊。末次月经2011年2月23日。触诊：左乳房左下象限微肿，无波动感，皮色微红，腋下淋巴结无肿大。局部疼痛，手足心热，小便短赤，纳可。舌质红，苔薄黄，脉滑数。

中医诊断　乳痈；气滞热壅。

治法　清热消肿，活络行郁。

方药　浙贝25克，花粉25克，白及25克，甲珠10克，王不留行25克，黄芪50克，陈皮15克，白芷15克，银柴胡15克，漏芦50克。

14剂水煎，日1剂分早晚2次服。

二诊　2011年4月1日。末次月经2011年3月20日，月经量中等，色红，无血块。药后肿胀可见消退之势，皮色不红，余症均减，遵上方继服7剂后，肿胀消退，余症均除而愈。

按语：此案患者右侧乳痈已行切开术1月余，则脓排净后即可愈，此次就诊主因左侧乳痈初起，此时脓未成，故不可切开排脓，应消散痈结，用药上不可过于寒凉，否则易导致肿硬不消之变。正如明代医家杨清叟在《仙传外科秘方》一书中所言："初发之时，切不可凉药冰之，盖乳者，血化所成，不能漏泄，遂结实肿核。其性清寒，若为冷药一冰，凝结不散，积久而外血不能化乳者，方作热痛，蒸逼乳核而成脓，其苦异常，必烂尽而后已，故病乳痈者，既愈则失其乳矣。盖乳性最寒，而又滞以凉剂，则阴烂宜也。"本案中患者可见手足心热、小便短赤等热象，舌脉亦有热象，然先生并未以清热解毒为主，而是以消肿散结、理气行郁为主，兼以清热，以防过寒而致肿硬不消。方中以黄芪补气生肌，托毒排脓；陈皮理气行郁；甲珠软坚散结；王不留行活血消肿；浙贝、花粉、银柴胡、漏芦清热散结；白及化瘀生肌；白芷消肿止痛。全方共奏清热消肿、活络行郁之功，使结滞得解，肿胀平复而愈。

3. 乳核

案1　姓名：陈某，女，30岁，2010年9月10日初诊。

主诉　发现左侧乳房肿块近1年，出现左乳胀痛1月余。

初诊　2009年体检发现左侧乳房5cm×3cm大小肿块，无明显不适，诊断为乳腺纤维瘤，1个月前与他人吵架后出现左乳胀痛，于当地医院经抗生素治疗后自觉肿块减小，症状改善不明显，遂来就诊。触诊：左乳外上象限扁圆形肿块，中等硬度，活动良好，触痛、压痛明显，皮色微红，与周围组织无粘连，无腋下淋巴结肿大。平素情绪抑郁，不善与他人交流，现左乳胀痛，左侧胁肋部胀闷不舒，纳差，大便秘结，小便黄。舌淡，苔薄黄，脉弦数。

中医诊断 乳核；肝经郁热。

治法 疏肝解郁，清热散结，消肿止痛。

方药 青皮 35 克，白芷 15 克，当归 20 克，柴胡 15 克，浙贝 25 克，花粉 50 克，金银花 20 克，甘草 10 克，蝉蜕 15 克，甲珠 10 克，漏芦 50 克，公英 25 克，地丁 25 克。

14 剂水煎，日 1 剂分早晚 2 次服。

二诊 2010 年 9 月 24 日。药后左乳肿胀消失，疼痛缓解，肿块变软，左侧胁肋部胀闷减轻，精神状态良好，进食转佳，二便正常，舌脉正常。效不更方，继以上方口服 1 个月后左乳疼痛消失，自觉肿块消退，余症均除，病愈。随诊 1 年后未见复发。

按语： 本案患者因情志不舒，肝气郁结致气滞血瘀，气血不通则经脉阻塞，凝聚而成肿块，伴乳房胀痛，胁肋部胀闷不舒；肝郁乘脾，脾虚运化无力，则纳差；气郁化热，则大便秘结，小便黄；舌脉亦为肝经郁热之象。治疗应以疏肝解郁，清热散结，消肿止痛为主。方中青皮、柴胡疏肝解郁，理气散结；金银花、浙贝、花粉、蝉蜕、漏芦、公英、地丁清热散结，通经活络；白芷消肿止痛；甲珠软坚散结，祛瘀生新；甘草调和诸药。气行郁解，郁解则疏泄正常，气机通畅，气血调和，则经脉通利，肿块消散，收效甚捷。

案 2 **姓名：白某，女，26 岁，2011 年 12 月 14 日初诊。**

主诉 自述双侧乳房肿块 1 年。

初诊 既往月经周期规律，月经量少，色黑，有血块。自诉于 1 年前发现双侧乳房多发性肿块，素无痛苦，未予重视。数日前自觉肿块略有增大，行乳腺钼靶检查提示：双侧乳腺多发性纤维瘤并小叶增生，遂来就诊。末次月经 2011 年 11 月 28 日。触诊：双侧乳房多发性肿块，大者如鸽蛋大，皮色如常，硬度中等，边清光滑，活动良好，无压痛、触痛，无腋下淋巴结肿大。平素情志抑郁，偶有经前双侧乳房胀满不舒，伴胁肋疼痛，面色暗淡。舌质紫暗，苔白，脉沉涩。

中医诊断 乳核；肝郁血瘀。

治法 疏肝理气，活血祛瘀。

方药 生地黄 25 克，红花 25 克，郁金 15 克，枸杞 50 克，香附 25 克，川楝子 15 克，延胡索 25 克，青皮 15 克，商陆 10 克，王不留行 25 克。

14 剂水煎，日 1 剂分早晚 2 次服。

二诊 2011 年 12 月 24 日。药后肿块质地变软，出现双乳胀满，胁肋疼痛，舌质淡暗，苔白，脉弦。

方药 上方去延胡索，加白芍 50 克，20 剂，水煎服。

三诊 2012 年 1 月 14 日。末次月经 2011 年 12 月 29 日，月经量有所增加，色红，无血块。药后诸症减轻，又进 14 剂肿块消散而愈。随访 1 年，未发。

按语：《疡医大全》云："郁结而……气血衰败，当时郁闷，乳中结核，天阴作痛，名曰乳核。"本案平素情志抑郁，肝郁不疏，则肝血不行，血行迟滞，遂成血瘀，积于乳房，而成积块肿物。遂以川楝子、延胡索、青皮理气疏肝，行气以助血行；郁金、香附疏肝解郁，行气活血；红花活血通经，祛瘀生新；生地黄、枸杞滋阴养血，使祛瘀而不伤血；王不留行活血消肿；商陆散结消肿。全方共奏疏肝理气，活血祛瘀之功效。二诊，患者双乳胀满，胁肋疼痛，加白芍疏肝缓急止痛。药后诸症减轻，又进14剂以巩固疗效，终收显效。

4. 乳泣

案1　姓名：冯某，女，35岁，2011年5月6日初诊。

主诉　乳汁自行溢出半年余，量多3日。

初诊　患者既往月经周期正常，于半年前开始出现月经周期延长，30～36日一行，经量时多时少，双侧乳头自行溢乳，量时多时少，多时可浸湿胸前衬衣，乳汁溢出量随情绪变化而波动，劳累后溢出增多。近3日工作压力增大，心情烦躁，溢乳增多，遂来就诊。末次月经2011年4月6日。触诊：双侧乳房饱满，无包块，有少量乳汁流出，色褐，质稠，皮色红，皮温增高，无触痛、压痛，无腋下淋巴结肿大。双侧乳胀，口苦咽干，急躁易怒，小便短赤，频急灼热，大便秘结。舌红，苔黄，脉弦滑数。

中医诊断　乳泣；肝经郁热。

治法　疏肝解郁，养阴清热，凉血止血。

方药　水牛角50克，丹皮25克，生地黄25克，甲珠10克，王不留行50克，皂刺10克，炒麦芽50克，黄芩15克，栀子15克，地榆炭50克，蒲黄50克（包煎）。

14剂水煎，日1剂分早晚2次服。

二诊　2011年5月20日。经水未至，药后乳汁溢出减少，色转白，余症均有改善，然乳房仍胀痛，舌淡红，苔薄白，脉弦滑。

方药　上方加角霜50克，青皮35克，白芍50克，30剂，水煎服。

三诊　2011年6月21日。末次月经2011年5月22日，月经量中等，色红，无血块。药后诸症均除，二便自调，乳汁自溢已止。

按语　乳泣，亦名乳胎、鬼泣，其病名最早见于宋代陈选《妇科秘兰》："妊娠乳自流出者，谓之乳泣。"指孕妇气血失于统摄而致乳汁自出。明代陈自明在《妇人大全良方》中提出非孕期的乳泣："亦有未产前乳汁自出者，谓之乳泣。"此案纵观其脉症，再求其病史，乃因情志异常，肝气郁结，郁而生热，热扰冲任，热伤乳络，迫乳外溢，而致乳汁外出。以部位而论，乳房为肝经循行路线，症状及舌脉均为肝经郁热之象，故治疗以疏肝解郁、养阴清热、凉血止血为大法。方中水牛角、生地黄、栀子、地榆炭滋阴清热，凉血止血；丹皮清热凉血，活血散瘀；甲珠、王不留行活血通经，下乳散结；皂刺辛散温通，性极锐利，能攻走血脉，直达病所，攻散之力强；炒麦芽行气固涩回乳；蒲黄活血止血，行血散瘀。诸药合用，有清有散，兼用固涩而效。

案2　姓名：曲某，女，50岁，2011年12月30日初诊。

主诉　垂体瘤术后复发，乳汁自流1年余，闭经4个月。

初诊　患者于2005年在当地医院行脑垂体肿瘤切除术，于2010年末出现乳汁自流，月经周期延长，2～3个月一行，于当地医院检查后诊断为垂体瘤术后复发，闭经溢乳综合征，住院治疗后疗效不显，乳汁自流持续至今，现停经 4 个月，遂来就诊。触诊：双侧乳房丰满，中等硬度，可触及多处结节，皮色不变，无触痛、压痛，无腋下淋巴结肿大。双侧乳房乳汁自流，色白，质清稀，左侧为著，左侧乳房胀痛，偶可放射至左胁肋部。伴乏力，倦怠，嗜睡，腋毛脱落。舌淡暗，苔白，脉弦涩。

中医诊断　乳泣；肝郁血瘀。

治法　疏肝散结，活血祛瘀。

方药　加味补肝汤。

甲珠 5 克，王不留行 25 克，生麦芽 50 克，钩藤 50 克，青皮 35 克，莪术 35 克，白芍 50 克，延胡索 25 克，银柴胡 25 克，海藻 50 克，昆布 50 克。

14 剂水煎，日 1 剂分早晚 2 次服。

二诊　2012 年 1 月 14 日。经水复潮，末次月经 2012 年 1 月 10 日，月经量正常，色紫暗，有血块。药后乳汁溢出十减七八，左乳胀痛缓解，左胁肋部疼痛消失，诸症大减，精神状态良好，腋毛脱落亦明显减少。效不更方，守上方 14 剂，乳泣已止，诸症悉除。

按语：闭经溢乳综合征是指停止哺乳后半年，仍长期持续溢乳，并伴有闭经；或非妊娠却见到乳房分泌乳汁样液体，并有闭经。本案患者是由于垂体肿瘤导致，因此在治疗时应严密监测垂体瘤术后复发情况，根据病情需要，选择保守或手术治疗。中医认为，经乳同源，均由气血所化，冲任所司。《经脉别论》云："食气入胃，其清纯津液之气归于心，入于脉，变赤而为血。血有余，则注于冲任而为经水。经水者，阴水也。阴必从阳，故其色赤，禀火之色也。冲为血海，任主胞胎。若男子媾精，阴阳和合而成孕，则其血皆移荫于胎矣。胎既产，则胃中清纯津液之气，归于肺，朝于脉，流入乳房，变白为乳，是禀肺金之色也。或儿不自哺，则阳明之窍不通，其胃中津液，仍归于脉，变赤而复为月水矣。"脏腑功能正常，气血运行通畅，冲任调顺，则经乳正常转化。若肝失疏泄，冲脉逆乱，气血瘀阻，则经乳转化异常，造成闭经、泌乳的表现。治疗以疏肝散结，活血祛瘀为主。方中甲珠、王不留行、钩藤清热平肝，活血通经，软坚散结；青皮理气疏肝，行气散结；莪术、延胡索活血破瘀，使瘀血去，新血生，血行通畅；白芍疏肝缓急止痛；海藻、昆布清热散结之力强；生麦芽固涩回乳；银柴胡清瘀久内生的虚热。服药后，肝疏泄复常，血脉流畅，冲任调和，气血下行而溢乳止，气血旺盛，血海充盈而经血来潮。随诊 1 年未见复发，顽疾沉疴起于一朝。

5. 乳岩

姓名　李某，女，65 岁，2010 年 5 月 9 日初诊。

主诉　左乳腺癌改良根治术后 2 年，自汗 1 个月。

初诊　患者自诉于 2008 年 5 月在外院行左乳腺癌改良根治术，术后未行化疗。1 个月前出现自汗，持续至今，遂来就诊。自汗乏力，少气懒言，腰酸耳鸣，头晕目涩，面色萎黄，眠差，不易入睡，纳差，二便尚可。舌淡，苔薄白，脉沉细无力。

中医诊断　乳岩；肝肾不足，气血亏虚。

治法　滋补肝肾，益气养血，化浊抗癌。

方药　老七七汤。

银柴胡 25 克，桂枝 15 克，龙骨 50 克，牡蛎 50 克，白芍 25 克，防风 15 克，生晒参 15 克，黄芩 15 克，浮小麦 50 克，麦冬 15 克，五味子 15 克，甘草 10 克，枣仁 25 克。

14 剂水煎，日 1 剂分早晚 2 次服。

升白灵：蛤蚧 3 对，西洋参 150 克，虫草 25 克，紫河车 3 具，山药 50 克，半枝莲 100 克，徐长卿 100 克，干蟾衣 50 克，麝香 5 克，旱莲草 100 克，黄芪 100 克，龟板胶 50 克，砂仁 25 克，全虫 25 克，炙鱼鳔 50 克，首乌 50 克，熟地黄 50 克，鹿角胶 50 克。

14 剂，共为细末，炼蜜为丸，每丸 9 克，每日 1 次，每次 1 丸，忌食葱。

二诊　2010 年 5 月 24 日。药后患者自汗乏力，少气懒言，腰酸较前改善，稍有头晕目涩，耳鸣未发作，睡眠转佳，舌淡，苔薄白，脉沉。嘱患者继服上方 14 剂，自汗未再出现，余症明显改善。

按语：乳腺癌是女性最常见的恶性肿瘤之一，中医称之为"乳岩"。从中医学的角度来讲，乳腺癌患者术后、放化疗后邪气虽减，但气血已亏，阴阳失调，脏腑功能减退，加之本案患者年迈体弱，肾气衰败。所谓"正虚邪侵"，体内残留的癌灶、毒素在机体虚弱的情况下随时可复发，同时病理代谢产物在体内有不同程度的蓄积，造成瘀滞，有待清除，"余毒未清"表现为这一阶段的另一特点。因此，此时的中医治疗应从整体出发，根据不同临床证候，遵循"扶正为主，祛邪为辅，病证结合，标本兼治"的原则，调整患者机体阴阳、气血、脏腑功能，治疗以滋补肝肾、益气养血、化浊抗癌为主。先生以老七七汤滋补肝肾，调节阴阳，该方为桂枝加龙骨牡蛎汤合玉屏风散化裁，调阴阳，和营卫，益气固表止汗，又加入银柴胡清虚热；麦冬、五味子滋阴固涩敛汗；枣仁宁心安神。又以升白灵益气养血，化浊抗癌，方中投入蛤蚧、西洋参、虫草、紫河车、山药、黄芪、龟板胶、炙鱼鳔、首乌、熟地黄、鹿角胶大量补益之品，益气养阴，以疗正虚；又以半枝莲、徐长卿、干蟾衣、全虫清热解毒，化浊抗癌；砂仁行气健脾，以助脾运；麝香、旱莲草活血通窍，开窍醒神。药后邪毒去，正气复而诸症愈。

七、其他疾病

案1　姓名：李某，女，17岁，2011年8月2日初诊。

主诉　喉部异常声响，频繁眨眼、挤眉，嘴角不自主抽动反复发作，伴情绪不稳1个月。

初诊　患者于1个月前因惊吓出现上述症状，曾于西医院就诊，诊断为抽动秽语综合征。喉部不自主发出异常声响，伴眨眼、挤眉和嘴角不自主抽动，反复发作，情绪不稳，心烦意乱，坐立不安，无故自言自语，情绪激动及紧张时症状加重，发作频率增高，睡眠时症状消失。舌暗，苔白，脉沉弱。

中医诊断　癫证；肝风内动，痰浊上扰。

治法　疏肝理气，涤痰开窍。

方药　麻黄10克，细辛5克，半夏15克，款冬花15克，五味子15克，白芥子10克，川楝子10克，苏子10克。

7剂水煎，日1剂分早晚2次服。同时配合心理疏导。

二诊　2011年8月11日。喉中声响有所好转，不自主抽动发作频率减少，自言自语亦好转，情绪较服药前稳定，但仍有心烦躁动的表现。

方药　逍遥散加钩藤50克，沉香10克，地龙25克。

14剂水煎，日1剂分早晚2次服。

三诊　2011年8月25日。诸症皆愈，症状消失。

按语：抽动秽语综合征是一种多发于儿童及青少年的行为及精神异常疾病，本病虽是一种慢性疾病，但预后良好。先生认为此类疾病的病因病机主要以肝风内动，痰浊上扰为主，肝主筋，肝风内动则抽动不能自主，痰浊上扰蒙蔽清窍则情绪异常，无故自言自语。故在治疗上以疏肝理气，涤痰开窍为大法，以川楝子疏肝理气；半夏、款冬花、白芥子、五味子、苏子化痰降气；麻黄、细辛疏风解表，诸药合用而奏全功。二诊时患者诸症减轻，但仍有心烦躁动，故方用逍遥散以疏肝解郁，调和肝脾，再佐以钩藤、沉香、地龙平肝息风，通行经络。肝风得息，痰浊得除则诸症自除。

案2　姓名：陈某，女，43岁，2011年12月18日初诊。

主诉　后背窜痛反复发作3月余，加重1周。

初诊　患者于3个月前无明显诱因出现后背行窜作痛，在当地医院经CT及MRI检查后均无异常，于1周前因事受刺激后疼痛加重，每次发作持续时间延长。末次月经2011年12月5日，孕2产1流1。查体：血压140/90 mmHg。面色晦暗无光泽，爪甲不荣，自诉胸中郁闷不舒，项强，头痛，心中悸动不安，平素善太息。舌质紫暗，有瘀斑瘀点，苔白微腻，脉弦涩。

中医诊断　背痛；肝郁血瘀。

治法　疏肝解郁，活血化瘀。

方药　血府逐瘀汤加瓜蒌 50 克，薤白 10 克，半夏 15 克，葛根 25 克，地龙 15 克，钩藤 25 克，丹参 25 克。

14 剂水煎，日 1 剂分早晚 2 次服。

二诊　2012 年 1 月 3 日。患者服药后疼痛明显减轻，胸闷、项强、头晕症状亦有所缓解，但仍有心悸。

方药　继续上方 14 剂。

三诊　2012 年 1 月 17 日。诸症均除，面色由晦暗转红润，舌质淡，苔薄白，脉缓滑。嘱其舒畅情志，保持心情愉悦。

按语：此患后背窜痛 3 月余，反复发作，经检查未发现器质性病变。患者后背行窜作痛，胸闷不舒，项强，头晕，平素善太息，为肝气郁滞之证，气滞日久，血行迟滞，而致血瘀，故可见面色晦暗无光泽，爪甲不荣，心悸，舌质紫暗，有瘀斑瘀点，苔白微腻，脉弦涩。故证属肝郁血瘀，以血府逐瘀汤佐以理气化瘀之品而取效。血府逐瘀汤出自清代王清任的《医林改错》，乃为其诸多祛瘀汤中治疗症目最多的一方，此方用桃仁、红花、赤芍、川芎等大队活血化瘀之品；佐以枳壳、柴胡疏肝理气；同时配以牛膝活血通经，引血下行。先生在该方的基础上再佐以瓜蒌、薤白、半夏行胸中之气；葛根解肌发表；钩藤祛风止痛；丹参活血止痛；久痛入络，故又加入地龙活血通络止痛。诸法皆备，诸症自除。

案 3　姓名：盖某，女，45 岁，2010 年 12 月 31 日初诊。

主诉　胃脘胀痛 3 周。

初诊　该患平素饮食不规律，于 3 周前出现胃脘胀满，伴阵发性灼痛。于当地医院就诊后，遵医嘱口服中成药（具体药物不详）1 周后症状缓解，待停药数日后复发，遂来求医。胃脘胀满、灼痛，心下痞满，反酸，嘈杂，偶可见恶心呕吐，食少纳呆，乏力。舌暗，苔腻微黄，脉弦滑。

中医诊断　胃脘痛；寒热错杂，气机不畅。

治法　平调寒热，和胃止痛。

方药　川连 15 克，黄芩 15 克，干姜 15 克，甘草 10 克，生晒参 15 克，大枣 5 枚，内金 25 克，炒麦芽 50 克，沉香 10 克，砂仁 15 克，白豆蔻 15 克。

14 剂水煎，日 1 剂分早晚 2 次服。

二诊　2011 年 4 月 13 日。患者服上药后食欲恢复，乏力大有好转，胃痛、反酸、嘈杂、恶心呕吐症状缓解，但仍有胃脘部胀满不舒，舌暗，苔厚腻，脉弦滑。

方药　前方加枳实 15 克，厚朴 15 克，14 剂。

三诊　2011 年 5 月 4 日。药后症减不明显，仍有胃脘胀满，舌暗，苔厚微腻，脉弦微涩。

方药　理气逐瘀汤 14 剂，水煎服。

四诊　2011 年 5 月 28 日。患者服药后，自觉身体轻松，诸症消失，未见不适。

按语：本案患者平素饮食不规律，脾胃虚弱，功能受损，日久可致脾胃不和，升降失司。脾喜燥恶湿，湿邪困脾则伤阳，阳虚而生内寒，胃喜润恶燥，阳明经多气多血，易于化热，脾气升清，胃主降浊，脾湿则清阳不升，胃热则浊阴不降，寒热互结，清浊混淆，气机不畅，而见痞满胀痛。先生以半夏泻心汤为基础，去半夏，加入内金、炒麦芽，健脾胃，消积滞；沉香、砂仁、白豆蔻，行气宽中，和胃醒脾。全方寒热互用以和阴阳，辛苦并进以调升降，补泻兼施以顾虚实。半夏泻心汤为《伤寒论》五泻心汤之一，主之心下痞证，是辛开苦降法的代表方剂。吴昆在《医方考》中云："泻心者，泻心下之邪也。姜、夏之辛，所以散痞气；芩、连之苦，所以泻痞热；已下之后，脾气必虚，人参、甘草、大枣所以补脾之虚。"二诊，患者仍胃脘胀满，先生以枳朴入之，行中焦之气，增强辛散苦泻之力，然药后症减不明显，可见舌暗，脉弦微涩。皆因邪结气阻，血行瘀滞，遂以理气逐瘀汤易之，行气散结，活血逐瘀。服药14剂后患者痊愈，无任何不良主诉。

案 4 姓名：鲍某，女，56 岁，2011 年 2 月 28 日初诊。

主诉 手足心起丘疱疹，伴流水结痂 1 年余。

初诊 患者 1 年前无明显诱因，双侧手心出现数个丘疱疹，伴瘙痒，抓破后流水、结黄痂，未予重视，半个月后双侧足心出现同样丘疱疹，瘙痒甚，自行用药后虽有好转，但仍反复发作，且皮损面积增大，搔抓后皮肤出现轻度潮红、汁水淋漓，旧疹未下，新疹复出，患者难以忍受病痛，遂于 1 周前于先生处就诊。手足心多发性丘疱疹，搔抓后轻度潮红，渗出液较多，结黄痂，倦怠乏力，纳差，小便黄，大便黏腻。舌淡润，苔黄腻，脉濡数。

中医诊断 湿疮；脾虚湿滞。

治法 益气健脾除湿。

方药 当归拈痛汤加地肤子 25 克，白鲜皮 50 克，地龙 15 克。

14 剂水煎，日 1 剂分早晚 2 次服。

二诊 2011 年 3 月 14 日。服药后未见好转，仍不断有新出丘疱疹，瘙痒重，抓破后渗出液多，余症未见明显减轻，舌淡润，苔黄腻，脉濡数。

方药 苍术 50 克，陈皮 25 克，甘草 10 克，厚朴 15 克，白鲜皮 50 克，地骨皮 25 克，丹皮 15 克，桑白皮 25 克，大毛 15 克，榔片 25 克。

7 剂水煎，日 1 剂分早晚 2 次服。

三诊 2011 年 3 月 21 日。患者手足心新出丘疱疹明显减少，无流水，瘙痒减轻，饮食尚可，二便正常，舌淡润，苔黄微腻，脉濡数。

方药 继服上方 14 剂。

四诊 2011 年 4 月 10 日。药后手部皮疹几乎完全消退，仅足心部仍有少量皮损，瘙痒较重，饮食如常，二便正常，舌质淡，苔白微腻，脉弱。

方药 前方加川牛膝 25 克，独活 15 克，14 剂。

五诊 2011 年 4 月 25 日。手足心湿疹皆去，局部皮肤色暗，余症均除，嘱其多饮水，饮食以清淡为主，忌食辛辣、油腻、鱼腥等发物，避免湿疹复发。

按语： 本案患者手足心发为湿疮，考虑为湿热互结，故投以当归拈痛汤化裁，以利湿清热，疏风止痛，然未收效。结合患者伴随症状，倦怠乏力，纳差，大便黏腻，可见脾虚的征象，结合舌苔脉象综合考虑，此证应辨为脾虚湿滞之证，故易前方为自拟方，方中厚朴、陈皮、苍术共用理气燥湿健脾；大腹皮、桑白皮行气利水渗湿；地骨皮清热除；白鲜皮祛风止痒；槟片行气利水，杀虫止痒；牡丹皮凉血解毒止痒。诸药合用，共奏益气健脾、行气化湿之功。药后症减，考虑到病久正气受损，四诊中加入牛膝、独活补肝肾，祛风湿，扶正祛邪兼顾治疗。此患经反复周折，最终获愈，可见临床应结合舌苔脉象仔细辨证，方能药中肯綮而收效。

案 5　姓名：谢某，女，48 岁，2011 年 5 月 6 日初诊。

主诉　寐差时轻时重持续 10 余年，加重 10 天。

初诊　患者平素起居时间不规律，喜熬夜，出现寐差后自行口服药物（具体药物不详），病情缓解，然起居习惯未予改善，故寐差时轻时重，反复发作，持续至今，期间未至医院予以正规治疗，近 10 天病情加重，故来先生处就诊。入睡困难，寐而易醒，醒后难眠，严重时彻夜难眠，平均每日睡眠时间仅 3～4 小时，伴多梦，乏力倦怠，心悸，心烦，头晕，两目干涩，视物疲劳，面色淡白，月经量少点滴，每次持续 1～2 日。舌质红，苔薄黄，脉弦细数。

中医诊断　不寐；肝血不足，虚热内扰。

治法　养血安神，清热除烦。

方药　酸枣仁汤加旱莲草 50 克，女贞子 25 克，合欢花 25 克，夜交藤 25 克，白芍 50 克，阿胶 15 克，黄连 25 克，鸡子黄 25 克。

14 剂水煎，日 1 剂分早晚 2 次服。

二诊　2011 年 9 月 6 日。服上方后睡眠时间增加至 4～5 小时，多梦好转，精神状态有所恢复，头晕、心烦缓解，目涩、视物疲劳亦有所缓解，现仍有乏力，月经量少，心中悸动不安，舌质淡，苔薄白，脉弦细。

方药　归脾汤加龟板胶 15 克，鹿角胶 15 克。

7 剂水煎，日 1 剂分早晚 2 次服。

三诊　2011 年 9 月 16 日。药后症减，睡眠时间可达 4～6 小时，月经量稍有增多，色红，夹有血块，手足心热，气短，口干，偶有心烦，舌质淡暗，苔薄白，脉弦。

方药　血府逐瘀汤 14 剂，水煎服。

四诊　2011 年 10 月 5 日。服上方 14 剂，患者夜寐 6 小时以上，余症已愈，精神状态良好，遂停药观察。

按语：先生认为此患者属肝血不足，虚热内扰。肝藏血，血舍魂，肝血不足，则魂不守舍，加之阴虚生内热，虚热内扰，故心烦、心悸，入睡困难，寐而易醒，醒后难眠；血虚无以荣润于上，故头晕，两目干涩，视物疲劳，面色淡白；血虚气弱，则可见乏力倦怠；冲任血少，故月经量少点滴；舌质红，苔薄黄，脉弦细数乃血虚肝旺之征。《金匮要略·血痹虚劳病脉证并治》中云："虚烦虚劳不得眠，酸枣仁汤主之。"《伤寒论》中记载黄连阿胶汤主治："少阴病，得之二三日，心中烦，不得卧。"故以酸枣仁汤合黄连阿胶汤化裁，去黄芩防清热苦燥太过而伤阴，再加入旱莲草、女贞子滋补肝肾、清虚热；合欢花、夜交藤养心安神、益肝血。诸药相伍，标本兼治，养中兼清，补中有行，共奏养血安神、清热除烦之效。二诊患者服药后睡眠及多梦明显好转，余症亦有所减轻，然仍有乏力，月经量少及心悸等气血两虚和心血虚的表现，因而改用益气补血，健脾养心的归脾汤，并酌加补肾之品。三诊服药后睡眠时间接近正常，月经量亦有所增加，然病久瘀热内生，因而出现手足心热，气短，口干和心烦等症状，故投以血府逐瘀汤行气活血化瘀，瘀去则诸症自除。

案 6 姓名：李某，男，73 岁，2011 年 5 月 22 日初诊。

主诉 右侧手足麻木不仁 6 个月。

初诊 患者于 6 个月前中风后出现半身不遂，于当地医院就诊，诊断为腔隙性脑梗死，住院治疗 15 天后患者病情好转，但仍可见右侧手足麻木不仁，右上肢肌力Ⅱ级，右下肢肌力Ⅲ级。查体：血压 140/80mmHg。右侧手足麻木不仁，肢体末端针刺感，肢体无力，肌肉瘦削，神疲倦怠，舌强语謇，表情淡漠，面色晦暗。舌质紫暗，苔薄白，脉弦涩。

中医诊断 中风后遗症；气滞血瘀，脉络瘀阻。

治法 理气逐瘀，通经活络。

方药 补阳还五汤加水蛭 5 克，虻虫 5 克，苏木 15 克，苏土虫 15 克，沉香 10 克，檀香 15 克，白芷 15 克。

14 剂水煎，日 1 剂分早晚 2 次服。

二诊 2011 年 6 月 8 日。诸症稍减，但偶有发作。舌淡红，苔薄，脉弦，寸略弱。

方药 地黄饮子加地龙 25 克，黄芪 100 克。

14 剂水煎，日 1 剂分早晚 2 次服。

三诊 2011 年 7 月 4 日。服药后右侧手足麻木减轻，肌力有所恢复，言语清晰，面色渐有光泽，仍有倦怠，头晕，舌淡红，苔薄，脉弦滑。

方药 党参 50 克，赤芍 15 克，川芎 25 克，地龙 25 克，桃仁 20 克，红花 15 克，天麻 15 克，钩藤 50 克，苏木 15 克，苏土虫 15 克，檀香 15 克，白芷 15 克，黄精 50 克，石斛 25 克。

14 剂水煎，日 1 剂分早晚 2 次服。

四诊 2011 年 7 月 27 日。服上方 14 剂后右侧手足已能自我活动，神清语畅，面色红润，从而痊愈。

按语： 中风后遗症属难治病症，治疗上以中药、针灸和康复训练为主，治疗期间还应注重对患者的护理，使患者最大限度恢复肢体功能。本案患病半年，久病体虚，血行迟滞，先生选用清代医家王清任治疗气虚血瘀所致中风后遗症的经典方剂补阳还五汤加减，原书主治《医林改错》卷下："此方治半身不遂，口眼㖞斜，语言謇涩，口角流涎，下肢痿废，小便频数，遗尿不禁。""邪之所凑，其气必虚"。方中重用生黄芪为君药，以大补脾胃之元气，使气旺血行，瘀去络通；当归为臣药，活血养血，化瘀而不伤血；佐以赤芍、川芎、桃仁、红花，助当归活血化瘀，地龙通经活络。全方将大量补气药与少量活血药相配，气旺则血行，活血而又不伤正，共奏补气活血通络之功。先生在此方基础上又加入水蛭、虻虫、苏木、苏土虫、白芷增强祛瘀之力；沉香、檀香理气以助血行。二诊，诸症减，舌淡红，苔薄，脉弦，寸略弱，为防祛邪太过损伤正气，方用地黄饮子加地龙、黄芪补益气血阴阳之不足。三诊诸症基本消除，正气始复，用药则以补为主，补活结合，在补益药的基础上加入活血之品，以扶正祛邪，病久易损伤阴津，故加入黄精、石斛维护阴津。

案 7　姓名：释某，女，38 岁，2012 年 3 月 15 日初诊。

主诉　右头痛反复发作 2 年余，加重 5 日。

初诊　该患 2 年多前出现右头痛，曾于当地中医院就诊，遵医嘱口服中药（具体药物不详）后症状缓解，停药后反复发作，时轻时重。近 5 日疼痛加重，自行口服中成药（具体药物不详）后效果不显，遂来就诊。头部痛在右侧，劳则疼痛加重，伴胸闷气短，两侧少腹刺痛。近 5 日疼痛加剧，有时甚至于睡梦中疼醒，偶有烦热、盗汗，面色晦暗无光泽。舌紫暗，少苔，脉沉涩。

中医诊断　头痛；气滞血瘀。

治法　行气活血，化瘀止痛。

方药　熟地黄 40 克，麦冬 15 克，山萸 50 克，枸杞子 25 克，当归 25 克，川楝子 15 克，延胡索 25 克，青皮 25 克，角霜 25 克，白芍 50 克，木瓜 25 克，枣仁 25 克，五味子 15 克，钩藤 50 克。

7 剂水煎，日 1 剂分早晚 2 次服。

二诊　2012 年 3 月 22 日。服上药 7 剂，头痛明显减轻，仅微痛不适，烦热、盗汗消失，但仍有两侧少腹刺痛，面色晦暗，舌淡暗，少苔，脉沉涩。

方药　鹿角霜 50 克，甲珠 15 克，王不留行 25 克，延胡索 25 克，莪术 25 克，青皮 35 克，乌药 25 克，钩藤 25 克，商陆 10 克，皂刺 15 克，路路通 15 克，漏芦 50 克。

14 剂水煎，日 1 剂分早晚 2 次服。

三诊　2012 年 4 月 5 日。服上药 14 剂，症再减，头痛未作，无少腹刺痛，睡眠转佳，面色转润，现有轻度右胁下痛，舌淡暗，苔薄白，脉滑。嘱服上方 7 剂以巩固疗效，1 年后随访未复发。

按语：此例属中医的少阳经头痛，系由气滞血瘀所致，头痛日久，面色晦暗无光泽，舌紫暗，脉沉涩。方中川楝子、青皮理气宽中，行气止痛；延胡索、角霜、钩藤、木瓜活血通络止痛；因病程 2 年，其气血必虚，故以当归、枣仁补血养血，缓急止痛；白芍酸寒，养血敛阴，柔肝止痛；熟地黄、麦冬、山萸、枸杞子、五味子滋补阴血，养阴固本，防活血行气太过，损伤阴液。诸药合力，行气活血，化瘀止痛。二诊，仍有两侧少腹刺痛，面色晦暗，舌淡暗，脉沉涩等血瘀之象，先生施以自拟方化核汤，增强活血化瘀之力，遵循"初病在经，久病入络"之旨，并加入活血通络之品，药后收效甚捷，14 剂头痛即止，再加 7 剂巩固疗效，以防其复发。

案 8　姓名：祖某，男，45 岁，2010 年 10 月 25 日初诊。

主诉　精神抑郁，情绪不宁 3 个月。

初诊　该患 3 个月前出现精神抑郁，伴乏力，经某西医院诊断为丙型病毒性肝炎，经治疗无明显效果，遂来我院中医门诊求治。实验室检查：肝功能：谷丙转氨酶 189U/L，谷草转氨酶 126U/L；血脂：三酰甘油 2.63mmol/L。精神抑郁，平素善太息，肝区隐隐胀痛，痞满不舒，食欲不振，时有泛恶，观其面色尚可，平时嗜酒。舌淡胖，苔薄白，脉滑数。

中医诊断　郁证；肝郁化热。

治法　疏肝解郁，清热解毒。

方药　姜黄40克，郁金35克，板蓝根50克，大青叶25克，羚羊角5克，黄芩15克，椒片15克，白芍25克，延胡索25克，金钱草50克，海金沙50克，内金25克。

14剂水煎，日1剂分早晚2次服。

二诊　2010年11月12日。药后化验肝功能：谷丙转氨酶129.4U/L，谷草转氨酶90.9U/L，谷氨酰转肽酶：107.8U/L；血脂：三酰甘油2.06mmol/L。服药后肝区隐痛，痞满不舒均见减轻，精神体力白天俱佳，饮食亦佳，舌淡，苔薄白，脉滑数。

方药　继服上方，姜黄改50克，五味子15克。

三诊　2010年12月8日。药后化验肝功能：谷丙转氨酶86U/L，谷草转氨酶71U/L，谷氨酰转肽酶：91U/L；血脂：三酰甘油1.4mmol/L。连续服用上方后肝区隐痛，痞满不舒均除，精神体力佳，食欲佳，舌润苔薄，脉滑稍数。

方药　麝香5克，姜黄100克，郁金50克，白芍50克，内金100克，金钱草100克，海金砂100克，熊胆粉30克，龟板50克，人工牛黄15克，鳖甲50克，地龙100克，五谷虫50克，十大功劳叶50克，虎杖50克，水蛭25克，二丑50克，虫草20克，三七粉50克，山萸肉50克，首乌100克，枸杞100克，生地黄50克，珍珠粉25克，五味子核100克，甲珠50克，延胡索50克，西洋参100克，莪术100克，三棱50克。

共为细末，炼蜜为丸，每丸9克，180丸，每次一丸，每日两次，温开水送服。

四诊　2011年4月24日。服上药180丸后，复查肝功能和血脂恢复至正常范围，诸症均除，纳可，精神状态佳，仅过劳后出现肝区隐痛，嘱其继服上方6个月以巩固疗效，服药期间忌酒。

按语：先生认为慢性肝病多系肝郁所致，肝郁则症见精神抑郁，平素善太息，肝区隐隐胀痛，痞满不舒。肝气不疏，郁而化热，邪热内伏，加之该患平素嗜酒，湿热蕴结，碍于脾运，故而食欲不振，时有泛恶。湿热蕴结，则见转氨酶升高。故治疗以疏肝解郁，清热解毒为大法。方中姜黄去黄利湿；板蓝根、金钱草、大青叶、海金沙、黄芩性寒，入肝经，清肝热；羚羊角咸寒，入肝经，平肝息风，清热解毒；白芍酸寒养阴，养血敛阴，柔肝止痛，防苦寒伤津；椒片味辛，性热，归脾、胃经，有芳香健胃、除湿止痛之功；湿热之邪清除不彻，伏于肝络，营血煎熬成瘀，故以郁金、延胡索活血化瘀；肝旺则脾虚，"见肝之病，当实之于脾"，故投以内金消积滞，健脾胃。诸药合用而奏全功。二诊，此方显效，病情缓解，各项指标均见好转，继以此方化裁施之。三诊后，先生易前方为将军丸，虽丸剂效缓，但方便长期服用，且增强活血破瘀之力，还加入麝香、牛黄芳香化浊。现代药理研究也表明麝香中有降低谷丙转氨酶和胆固醇絮状值的成分。古人云"用药如用兵"，大将讨贼，需内顾无忧，慢性病的治疗，如此是为上计。

案9　姓名：蒋某，女，60岁，2011年9月5日初诊。

主诉　喘咳，伴喉间哮鸣4年，加重1个月。

初诊　4年前因受寒而发哮喘，自此之后，每年季节交替之时发作，常用气雾剂以缓解症状，取暂时之效，停药即发。曾诊断为支气管哮喘。近月来，由于气温骤降，哮喘复发，迄今未解，故来就诊。喘息气逆，喉间哮鸣，遇寒加重，夜间尤甚，严重时不能平卧，咳痰，痰白不易咳出，晨起痰多，伴前额胀痛，胃胀，畏寒，口苦，咽痛，喑哑，夜尿频，尿黄，尿不尽，不寐。舌淡，苔白厚腻，脉沉紧。

中医诊断　喘证；痰饮郁结。

治法　宣肺祛痰，下气止咳平喘。

方药　射干 15 克，细辛 5 克，半夏 15 克，款冬 15 克，海浮石 50 克，百合 25 克，百部 25 克，川椒 15 克，五味子 15 克，紫菀 15 克，生姜 5 克，大枣 5 克，蛤蚧粉 3 克，河车粉 3 克，麻黄 10 克。

14 剂水煎，日 1 剂分早晚 2 次服。

二诊　2011 年 10 月 21 日。服药后哮喘渐平，夜能平卧，发作频率降低，持续时间缩短，仅晨起咳痰，余症均减，小便正常，睡眠转佳，舌淡，腻苔减少，脉沉。

方药　定喘丸，90 丸，每次两丸，每日两次，温开水送服。

三诊　2011 年 11 月 20 日。哮喘控制，诸症悉除，随访 1 年余未发。多年沉疴，终以告愈。

按语：《金匮要略·肺痿肺痈咳嗽上气病脉证治》中记载："咳而上气，喉中水鸡声，射干麻黄汤主之。"本案为阳气虚弱，肺气虚损，痰饮伏肺，而见咳逆上气，喉间哮鸣。所谓选方立法，唯辨证论治是从，故先生以射干麻黄汤化裁，表里同治，又加入海浮石清肺化痰；百合、百部润肺下气止咳；川椒温中散寒；蛤蚧粉、河车粉益气养血，补肺益肾，纳气平喘。外以散寒宣肺，内以降逆化痰，全方共奏宣肺祛痰、下气止咳平喘之效。二诊，寒去饮蠲，上方取效，疾病向愈，哮喘得到一定程度的控制，然喘哮日久必损及肺气，加之患者年老体衰，应正邪兼顾治疗，故予以补益肺气、固护卫阳、止嗽平喘的定喘丸调服，巩固治疗。

案 10　姓名：崔某，男，25 岁，2011 年 8 月 19 日初诊。

主诉　口腔溃烂反复发作半年余，加重 1 周。

初诊　2011 年初始发口腔溃烂，反复发作，伴发眼部虹膜炎，曾诊断为白塞病，其间寻医多处而未取效，近 1 周复发，口腔溃烂加重，故来我院门诊就诊。口腔溃疡，口舌生疮，口苦口干，眼睛发红，偶有疼痛，潮热心烦，身热不甚，便秘尿赤。舌红，苔黄，脉滑数。

中医诊断　狐惑病；肺胃阴虚。

治法　养阴，清虚热。

方药　百合 50 克，黄芪 50 克，生地黄 50 克，浙贝 35 克，白及 35 克，花粉 50 克，公英 25 克，地丁 25 克，紫草 35 克，败酱草 50 克，舌草 30 克。

14 剂水煎，日 1 剂分早晚 2 次服。

二诊　2011 年 9 月 5 日。亲人代述，服上药后口腔溃疡好转，口苦口干，眼红眼痛亦有所缓解，现偶有潮热心烦，体温较前降低，二便正常，舌边红，苔薄黄，脉滑稍数。

方药　继服上方加入五磨粉 20 克，30 剂，水煎服。

三诊　2011 年 10 月 5 日。亲人代述，服上药后已无口腔溃疡，口苦口干，潮热心烦等症亦消除，体温恢复正常，舌淡，苔薄白，脉滑。嘱患者调摄起居，规律作息，加强运动。随访 1 年未复发。

按语：白塞病又称贝赫切特综合征，是一种全身性免疫系统疾病，属于血管炎的一种。

其可侵害人体多个器官，包括口腔、皮肤、关节肌肉、眼睛、血管、心脏、肺和神经系统等，主要表现为反复口腔和会阴部溃疡、皮疹、下肢结节红斑、眼部虹膜炎、食管溃疡、小肠或结肠溃疡及关节肿痛等。该病从青少年到老人都可患病，中青年更为多见。本病尚无根治方法，现代医学对本病治疗上主要在于缓解不适症状，减轻对脏器的损害。中医上大多学者将本病归于狐惑病，《医宗金鉴·伤寒心法要诀·狐惑》记载："古名狐惑近名疳，狐蚀肛阴惑唇咽。"其症状表现古人亦有明确描述，在《金匮要略·百合狐惑阴阳毒病证治》中有云："状如伤寒，默默欲眠，目不得闭，卧起不安。蚀于喉为惑，蚀于阴为狐。不欲饮食，恶闻食臭，其面目乍赤、乍黑、乍白。蚀于上部则声喝，甘草泻心汤主之；蚀于下部则咽干，苦参汤洗之。蚀于肛者，雄黄熏之。"中医认为，其发病初期多由感染虫毒，湿热不化所致，本案中患者还可见潮热心烦，身热不甚等虚火内炽之证，皆因湿热烁伤阴津所致。先生用大队清热解毒之品公英、地丁、紫草、白及、败酱草、舌草以解瘟毒，再用百合、浙贝、花粉以滋补肺胃之阴津，生地黄凉血滋阴，黄芪补益虚损的肺胃之气，攻补兼施，邪去正安，故而取效。